生物类似药的研究设计和统计分析

Biosimilars：Design and Analysis of Follow-on Biologics

原　著　Shein-Chung Chow

主　译　姚　晨　北京大学第一医院　北京大学临床研究所
　　　　阎小妍　北京大学临床研究所

主　审　夏结来　解放军空军军医大学
　　　　白　鹤　国家药品监督管理局

副主译　于永沛　北京大学临床研究所

译　者　（按姓氏笔画排序）
　　　　朱赛楠　北京大学第一医院
　　　　李　翔　解放军总医院第四医学中心
　　　　李雪迎　北京大学第一医院
　　　　尚美霞　北京大学第一医院
　　　　袁延楠　北京大学肿瘤医院
　　　　高灵灵　北京大学临床研究所
　　　　董冲亚　北京大学临床研究所
　　　　曾　新　国家药品监督管理局药品审评中心

北京大学医学出版社

SHENGWU LEISIYAO DE YANJIU SHEJI HE TONGJI FENXI

图书在版编目（CIP）数据

生物类似药的研究设计和统计分析/（美）周贤忠
（Shein-Chung Chow）原著；姚晨，阎小妍主译．—北京：
北京大学医学出版社，2019.9

书名原文：Biosimilars：Design and Analysis of
Follow-on Biologics

ISBN 978-7-5659-2008-0

Ⅰ．①生… Ⅱ．①周…②姚…③阎… Ⅲ．①生物制品—
类似物—研究 Ⅳ．①R977

中国版本图书馆 CIP 数据核字（2019）第 127105 号

北京市版权局著作权登记号：图字：01-2018-0213

Biosimilars：Design and Analysis of Follow-on Biologics / Shein-Chung Chow.
ISBN 978-1-4665-7969-9
ⓒ 2014 by Taylor & Francis Group，LLC

生物类似药的研究设计和统计分析

主　　译：姚　晨　阎小妍
出版发行：北京大学医学出版社
地　　址：（100191）北京市海淀区学院路 38 号　北京大学医学部院内
电　　话：发行部 010-82802230；图书邮购 010-82802495
网　　址：http://www.pumpress.com.cn
E - mail：booksale@bjmu.edu.cn
印　　刷：北京瑞达方舟印务有限公司
经　　销：新华书店
责任编辑：董采萱　责任校对：靳新强　责任印制：李　啸
开　　本：787mm×1092mm　1/16　印张：19.75　字数：500 千字
版　　次：2019 年 9 月第 1 版　2019 年 9 月第 1 次印刷
书　　号：ISBN 978-7-5659-2008-0
定　　价：110.00 元
版权所有，违者必究
（凡属质量问题请与本社发行部联系退换）

中文版序一

"南橘北枳""川芎秦皮",植物药材的属地效应在中国的医书药典中屡见不鲜,宋本草更以产地加药名来标记药材的质量。这种属地效应,在生物药的生产中则体现在生产工艺的各环节之中。也就是说,即使生物药的结构相同,其临床效果也可能存在明显的差异。

生物药是指治疗用生物制品,其作用机制、生产过程不同。与合成的小分子化学药相比,生物药在分子大小上要大一百至上千倍。此外,两者的区别不仅仅是分子大小的差别,生物药的分子结构要远比化学药复杂。

生物类似药,也被称为生物仿制药,是指在质量、安全性和有效性方面与已获准注册的原研药(参比药)具有相似性的治疗用生物制品。生物类似药候选药物的氨基酸序列原则上应与原研药相同。

对于如何评价生物类似药的安全性和有效性,欧洲药品管理局(European Medicines Agency,EMA)、美国食品药品监督管理局(Food and Drug Administration,FDA)、日本医药品医疗器械综合机构(Pharmaceuticals and Medical Devices Agency,PMDA)和中国国家药品监督管理局(National Medical Products Administration,NMPA)都发布相应的指导原则。评价过程是系统性的,从分子结构、关键质量参数(critical quality attributes,CQA)、药动学和药效学到关键临床试验进行全方位评价。我国正在进行的"十三五"国家重大科技专项"生物类似药的评价技术指南"研究中,结合阿达木单抗的生物类似药的研发经历,探讨与相似性评价相关的统计学设计与分析方法。

生物统计学在生物类似药的评价中不可或缺,评价过程中通常采用等效性检验。CQA、药动学及药效学和关键临床试验主要终点指标的等效性检验的等效界值和置信区间的信度,随原研制品和适应证的不同而异。生物统计学自始至终参与其中是确保生物类似药的科学评价得以实施的关键所在。

原著作者周贤忠教授是生物统计学领域的知名专家,姚晨教授带领的翻译团队有长期从事临床试验评价的丰富经验。译著忠实地再现了原著,从各个侧面和不同评价环节详细介绍了生物类似药的统计学评价策略和方法,为生物类似药的评价提供了重要的方法学参考。

夏结来

2019 年 5 月

中文版序二

前些天，北京大学的姚晨教授与我通话，告诉我《生物类似药的研究设计和统计分析》中文版就要出版了，我感到非常高兴。我撰写的原著 *Biosimilars：Design and Analysis of Follow-on Biologics* 由 Chapman and Hall/CRC 出版社于 2012 年出版。在当时说来，这是第一本介绍生物类似药研究过程中统计学方法的专著，涵盖了生物相似性评价的各个方面。我在这本著作中，探讨了生物类似药研发的试验设计、生物相似性评价方法以及药物的可替换性评价等生物类似药研发中的重要科学问题。同时，特别指出生物相似性与小分子化学药中的生物等效性在概念上存在区别，因此相应的统计方法也需要进行适当的调整。

姚晨教授是国内最著名的生物统计学家之一。在工作实践中，他敏锐地觉察到了国内生物类似药研发和评价相关研究的学术空白。当他看到我的专著后，第一时间就表达了希望翻译出版的意向，我也很愿意看到我的学术研究成果能够帮助到更多的同道。2015 年前后，国家药品监督管理局相继发布了《生物类似药研发和评价技术指导原则》征求意见稿和试行版。我预见到未来几年，随着越来越多的原研生物药专利到期，生物类似药的研发将受到越来越多的关注，因此在相关领域投入了更多精力。

2016 年，我利用来北京授课的时机，与姚晨教授及其团队就本书中文版的翻译出版进行了深入的交流，详细介绍了本书起草的背景、框架设计、章节间的逻辑关系以及一些值得注意的细节问题，并解答了翻译团队的一些困惑，希望能为本书中文版的尽早出版提供一些助力。同时，我也很期待本书中文版的出版能够为生物类似药研发中的诸多问题提供科学的方法学规范，同时提供一些思想性指引。

目前，国内仿制药和生物类似药相关的临床试验正在大量开展，方法学研究需求迫切。本书中文版的绝大部分篇幅都是介绍生物类似药研究方法学内容，主要面向制药公司、合同研究组织以及高校和科研院所的研究人员，作为开展生物类似药研究时的参考书，同时也是生物统计专业人员进行试验设计、数据分析和方法学研究的重要文献。

Shein-Chung Chow
2019 年 7 月于美国杜克大学

中文版前言

　　本书原作者周贤忠教授自 1995 年起，就在美国出版了新药临床试验设计与分析相关的学术专著。随着周教授研究的进展，他逐步出版了一系列在临床研究领域具有指导价值和意义的学术专著。目前国内的新药临床研究处于蓬勃发展期，伴随中国新药审评审批改革与全球新药加速上市，参与全球药物临床试验日益成为中国医生的重要工作。医药院校是临床研究行业的人才来源，但目前中国的医药院校缺乏关于临床试验行业人才培养的学历教育和职业教育建设，缺少能够与企业良好对接的临床研究人才培养机制。我就职的北京大学于 2013 年 11 月设立"临床研究（方法）学"，该学科为临床医学一级学科下的二级学科，经国务院学位委员会批准获硕士及博士学位授予权。但比较尴尬的是，在国内并没有找到非常适合于本学科教学的书籍，而周教授的专著弥补了此不足。2010 年 8 月 1 日北京大学医学出版社引进出版了周贤忠（Shein-Chung Chow）、刘仁沛（Jen-Pei Liu）两位教授主笔的《临床试验的设计与分析：概念与方法学》译著，成为很多业内从业人员的宝典。

　　生物类似药在中国刚刚起步，随着一些销售份额高的生物药专利逐渐到期以及中国相关政策的快速完善，近些年国内诸多企业在此领域也有了巨大进展。但遗憾的是，尚无一本具有指导意义的、通俗易懂的中文版专业书籍在售。本书的作者周贤忠教授是统计学家，但撰写角度又是从生物制品和化学药品的区别出发，详细阐述政策监管要求、生物药特征，在此基础上再引入相似性判定准则等统计概念，深入浅出。周教授在 2017 年 10 月 1 日至 2019 年 3 月 31 日期间，担任美国食品药品监督管理局（Food and Drug Administration，FDA）药物评价和研究中心生物统计学办公室副主任，主要负责监督与生物仿制品提交有关的所有审查；担任仿制药生物统计协调委员会的联席主席，负责监督与仿制药提交相关的所有审查、研究和指导开发；作为特别政府雇员（special government employee，SGE）担任咨询委员会投票成员和 FDA 统计顾问。所以本书虽然是统计学家所著，但是在撰写过程中兼顾各个方面，无论是政策监管人员，还是制药企业中的药物研发人员、设计临床试验的统计学人员、临床试验具体执行人员，均可以在阅读本书中有所收获。

　　在本书组织翻译的过程中，注重译者结构多元化，人员涉及监管、审评、统计和药学等多个维度，并在过程中与原著者多次沟通。希望本书可以为生物类似药的临床试验方案设计、过程执行和最终分析提供指导。

姚晨　阎小妍

2019 年 7 月

英文版前言

生物制品药是由生物源性材料制备的具有治疗效用的成分。对于治疗需求尚未得到满足的患者，此类药物在拯救生命方面具有重要意义。同时，生物制品药在制药业中所占比重也越来越大。2007 年，生物制品在世界范围内的销售额达到 940 亿美元，占制药业总销售额的 15%。而由于生物制品药的价格高昂，在未来十年内，许多生物制品将面临患者流失的情况。鉴于此，药政机构尝试针对生物类似药建立简化的监管路径，以降低生物制品药的费用。生物类似药也称为生物仿制药（或后上市生物制品药），与之相对的是原研生物制品药。然而由于分子结构和生产工艺方面的复杂性，生物制品药与传统的小分子（化学）药存在较大的差异。由于生物类似药有其独有的特性，尽管生物等效性和可替换性（interchangeability）的概念及原则对化学药物仿制药和生物类似药均适用，要建立生物类似药的简化评审路径仍面临着许多科学挑战。

本书旨在首次系统地介绍生物相似性和药物可替换性评价的试验设计和分析方法，以及生物制品药生产过程中关键技术环节的关键质量属性（important quality attributes）的相似性评价。本书涵盖了生物类似药研发过程中不同阶段、不同设计类型的研究中可能遇到的大多数统计学问题。本书旨在为制药业和临床研究领域中从事生物制品药研发的技术人员，监管机构中从事生物制品药相关审评的管理人员，以及为生物类似药的相似性和互换性评价提供统计学支持的统计分析人员，提供最新的、全面的专业参考。希望本书可以在制药/生物技术行业、监管机构以及学术机构之间建立起沟通的桥梁。

本书介绍了生物类似药研发过程中在试验设计和统计分析方面的科学性考虑和实践中的常见问题。由于欧洲药品管理局（European Medicines Agency，EMA）和美国食品药品监督管理局（Food and Drug Administration，FDA）对生物类似药相似性评价的监管要求不同，本书将主要关注 FDA 的监管要求。本书共分 17 章。第 1 章介绍了生物类似药研发的背景以及生物类似药临床研究中常见的科学问题。第 2 章回顾了小分子仿制药的研发经验。第 3 章归纳了生物类似药（后上市生物制品）评价的监管要求，并回顾了 FDA 近期发布的生物类似药指导原则（草案）。第 4 章介绍了不同指导原则/指南和（或）文献中的生物相似性评价标准。第 5 章介绍了基于相对距离的平均生物等效性评估方法，即通过比较受试制剂与参比制剂间的距离和参比制剂自身的距离来进行平均生物等效性判定。第 6 章中提出了一种基于生物相似性指数（重复性概率）的生物相似性评价通用方法。第 7 章分析了生物相似性评价中的非劣效性检验和等效性检验。第 8 章探讨了生物类似药变异性的相似性评价方法。第 9 章介绍了交叉设计或重复/非重复平行组设计下变异性分析的样本量计算方法。第 10 章分析了在生物类似药评估中变异性对等效性界值的影响。第 11 章探讨了药物互换性（包括可互换用药和替换选择用药）评价的可行性和适用性，并介绍了常用的研究设计。第 12 章介绍了生物类似药免疫原性研究中的若干问题。第 13 章讨论了生物制品药上市申请的 CMC 要求①。第 14 章介绍了生物类似药生产过程关键技术环节中关键质量属性的可比性研究的统计方法。第 15 章介绍了生物类似药的稳定性研究的设计和分析。第 16 章探讨了利用生物标志物数据进行生物相似性评价的统计方法。第 17 章探讨了生物类似药的生物相似性和可替换性研究的现状。

感谢 Taylor & Francis 出版集团的 David Grubbs 为我提供出版本书的机会。感激我的夫人 Annpey Pong 博士，在本书编写过程中不断给予我理解、鼓励和支持。感谢多伦多大学的 Laszlo Endrenyi 博士为本书提出的建设性意见和修正，使本书有了明显的改进。我还希望向生物类似药统计科学顾问委员会（Statistical Scientific Advisory Board，SSAB；由安进公司资助）、安进公司（Amgen，Inc.）、杜克大学生物统计和生物信息学系、杜克临床研究所（Duke Clinical Research Institute，DCRI）、杜克临床研究部（Duke Clinical Research Unit，DCRU）及杜克大学医学院艾滋病研究中心（Center of AIDS Research，CFAR）的工作人员表示感谢。此外，衷心感谢学术界、制药业及监管机构的朋友们对本书的支持和建议。

最后要说的是，本书仅代表作者观点，不代表杜克大学医学院的意见。我个人对本书的内容和错误负责。欢迎提出批评和建议。

Shein-Chung Chow，PhD

School of Medicine

Duke University

Durham，North Carolina

---

① CMC 全称为化学、制造和控制（Chemistry，Manufacturing and Controls）。

目　　录

---

　①　CMC 全称为化学、制造和控制（Chemistry，Manufacturing and Controls）。

1

概　述

1.1　背景

在美国，对于小分子药品而言，当一个原研药品专利到期时，制药公司和（或）仿制药公司可以申请一个"简化上市申请"（abbreviated new drug application，ANDA），以批准该产品的仿制药上市。1984 年，根据《药品价格竞争和专利期补偿法案》（*Drug Price Competition and patent Term Restoration Act*），美国食品药品监督管理局（Food and Drug Administration，FDA）获准批准仿制药，该法案也被称为"Hatch-Waxman 法案"。为批准药品仿制药（小分子药），FDA 需要生物等效性研究以获得药物吸收速率和范围的生物利用度等效的证据。Chow 与 Liu（2008）的研究表明，作为药物疗效和安全性评价的代表性指标，生物等效性评价以所谓的基本生物等效性假设为基础，即如果两种药品显示在平均生物利用度方面是生物等效的，则假设它们将达到同样的治疗效果或它们是治疗等效的。业内普遍认为，在大多数情况下，如果获批的上市仿制药与原研药能够达到治疗等效，则二者可以互换使用。经过过去几十年的发展，生物等效性评价已经在基本生物等效性假设的基础上形成了成熟的体系，包括监管要求（如 FDA 指南）、研究设计（如标准两序列、两阶段交叉设计）、等效性标准（如基于对数转换数据的 80/125 规则）和统计方法（如 Schuirmann 双向单侧检验或置信区间法）（Schuirmann，1987；FDA，2001，2003；Chow and Liu，2008）。

与小分子药物不同，生物制品的仿制品与原研药相比，仅仅是一个生物类似药（similar biological drug product，SBDP）。应该注意的是，通常认为小分子仿制药包含与原研药品相同的特异活性成分，而 SBDPs 与之不同。研发 SBDPs 的概念与研发（小分子）仿制药的概念有很大差异，SBDPs 是指由活的细胞或生物体制成的产品。欧盟（European Union，EU）的欧洲药品管理局（European Medicines Agency，EMA）通常将 SBDPs 称为"生物类似药"（biosimilars），而美国 FDA 则称之为"仿制生物制品药"（follow-on biologics，FOB 或 FoB），加拿大卫生部称之为"后上市生物制品"（subsequent entry biologic，SEB）。在本书中，除非另有说明，将采用生物类似药或生物仿制药的说法。需要注意的是，全球生物类似药发展的经验可在 McCamish 和 Woollett（2011）发表的文章中查到。

Webber（2007）将生物（蛋白质）仿制药定义为，一种在药物安全性和有效性方面已有确切科学证据，且与已获准注册的参照药充分相似的治疗用生物制品。应该注意的是，普通（小分子）仿制药与生物类似药（大分子）具有本质的差别。例如，生物类似药由活细胞制得，且具有异质结构（通常为相关分子的混合物），非常难以描述。另外，生物类似药多有变异，并且对环境条件如光照和温度特别敏感。生物制品制作过程中任何阶段的微小变化或变异都会导致临床结果产生巨大的变化。因此，由于存在这些根本的差异，现存的普通仿制药物的生物等效性评价标准和方法可能不适用于生物制品的评价。

2010 年 3 月 23 日，《生物制品价格竞争与创新法案》（*Biologics Price Competition and Innovation Act*，BPCI 法案）（作为可《评价医疗法案》的一部分）被写进法律，这赋予了 FDA 批准相似的生物类似药的权力。如 BPCI 法案所述，生物类似药是与参照药高度相似的产品，尽管存在临床不活跃成分的微小差别，但在安全性、纯度和效价方面，不存在有临床意义的差异。然而，BPCI 法案几乎并未讨论到底多么相似可以被认为是高度相似。如第 351（k）（4）条所述，如果生物制品与参照药生物相似，且用于任何患者均会产生相同的临床结果，则可认为该生物制品与参照药具有互换性。此外，还需考虑到，由于生物制品有可能会在一个个体上使用多次，在由参照药改为生物类似药（或交替使用）后，安全性或疗效降低的风险应不高于一直采用参照药的风险。因此，通过该定义可见，生物相似性与互换性具有明显的区别。换句话说，生物相似性并不意味着互换性，互换性更为严格。BPCI 法案也声明，如果判断试验产品与参照药具有互换性，则不需要卫生服务提供者的干预或是通知即可替换或者交替使用。然而，如之前所述，互换性意味着任何使用的患者均可产生相同的临床结果，换个说法，即每个独立的患者都可能会出现相同的临床结果。事实上，可以想象，如果从一个产品换成另外一个产品，还是应该记录患者的不良反应，以避免可能产生的法律纠纷。

BPCI 法案获得通过时，为讨论与 BPCI 法案实施相关的特定问题和挑战，美国 FDA 于 2010 年 11 月 2—3 日在马里兰州 Silver Spring 进行了为期两天的公众听证会，听取关于生物类似药与其他生物制品互换性的意见和建议。公众听证会提出和讨论了几个科学问题，包括评价生物类似性的标准、研究设计及分析方法，以及制造过程的质量属性和（或）免疫原性的可比性检验（Chow et al.，2010）。这些问题主要聚焦于生物相似性的评价。涉及交替与转换概念的互换性问题也被提及和讨论，对这些科学问题的讨论促进了监管指南的改进。2012 年 2 月 9 日，美国 FDA 公布了三个关于生物类似性的指南草案来征求意见。这些指南草案有：

1. 《证明与参照药具有生物相似性的科学要点》（FDA，2012a）
2. 《证明与参照药具有生物相似性的质量要点》（FDA，2012b）
3. 《生物类似药：关于 2009 年版 BPCI 法案实施办法的问答》（FDA，2012c）

随后，FDA 于 2012 年 5 月 11 日在 FDA 举行了另外一场公众听证会，倾听关于这些指南草案的讨论。

由于一系列生物制品专利在几年后即将到期，生物类似药制造商努力追求规模很大并且快速增长的市场，随之而来的后续产品的生产引起了制药行业的广泛兴趣。因为与原研产品不尽相同的生物类似分子可能产生的副作用会超出价格降低所带来的优势，所以对于生物类似药定价是否可以低于原研产品的问题尚需讨论。本章中，我们不仅聚焦于小分子药物与生物制品之间的本质差异，也讨论了围绕生物类似药的评价产生的现实问题，包括生物类似性产品研发的科学问题、药物互换性、质量、制作过程的可比性，以及临床有效性和不良反应。

　　本章下文结构如下：下一节将会简单介绍小分子药物与生物制品药的本质差异。1.3
节概述了目前欧盟与美国对生物类似药上市注册的监管要求。1.4节、1.5节和1.6节讨
论了生物类似性、药物互换性以及制作过程的质量与可比性的概念和相关问题。需要注意
的是，本章对基本概念和问题进行了简单的介绍。对于这些内容，以后的章节会进行更为
详细的讨论。本章最后一节会给出本书的编写目的和涵盖范围。

1.2　生物类似药与小分子药物的区别

　　生物类似药与小分子普通药物具有本质的差异。表1.1对这些差异进行了概括。例
如，从该表中可以看出，小分子药物通过化学合成制成，而大分子生物制品由活的细胞或
生物体制成。小分子药物有明确的化学结构，很容易描述，而生物类似药具有相关分子混
合物构成的异质结构，很难描述。小分子药物通常相对稳定，而生物类似药容易变异，并
且对环境条件如光照和温度非常敏感。制作过程中的微小变化都有可能导致临床结果（如
安全性和有效性）产生巨大的变化。小分子药物通常由全科医师给出处方，口服用药；而
生物类似药通常由专科医师给出处方，常注射给药。另外，与小分子药物不同，生物类似
药可能会产生不必要的免疫反应，导致有效性降低或安全性改变。此外，由于活性物质的
大小和复杂性不同，其重要差异也包括制作过程上的本质差异。

表1.1　化学药物和生物制品的基本区别

化学药物	生物制品
通过化学合成制成	由活的细胞或生物体制成
有明确的化学结构	相关分子混合物构成的异质结构
容易描述	难以描述
通常相对稳定	容易变异，并且对环境条件如光照和温度非常敏感
无免疫原性问题	存在免疫原性问题
大多数情况下口服	大多数情况下注射
大多数情况下由全科医师给出处方	大多数情况下由专科医师给出处方

　　Kuhlmann和Covic（2006）指出，生物制品通常为在活细胞中制造的重组蛋白质分
子。因此，生物制品的制造过程非常复杂，并且需要上百种特定的隔离和纯化步骤。加之
实际工作中，分子结构会随着生产过程的改变而变化，所以生产一个完全一样的生物制品
基本是不可能的。由于蛋白质可能在生产过程中被改变（如可能增加副链，由于蛋白质错
误折叠导致结构改变等），不同的制造过程可能导致最终产品结构上的差异，从而导致在
有效性与安全性方面产生差异，而且可能会对患者的免疫反应产生负面影响。应该注意的
是，这些问题在获批上市后的原研生物制品中也可能会出现。

　　生物类似药不是普通产品，因为其与原研产品不完全相同。因此，生物类似药不应该
采用普通仿制药品的上市程序。这也反映了与小分子的普通仿制药品相比，生物类似药有
着更加复杂的生产工艺，以及安全性和有效性控制措施（Chirino and Mire-Sluis，2004；
Schellekens，2004；Crommelin et al.，2005；Roger and Mikhail，2007）。因此，对于研

发生物制品而言，包括生物类似药，应该采用最先进的分析程序。

1.3 监管要求

对于欧盟生物类似药的批准，EMA 已经签发了一项新的指南，阐述生物类似药或生物仿制药的获批通用原则。该指南附有若干概念性文件，概述了该机构打算出台更多有针对性的指导原则的领域（EMA，2003a，b，2006 a-g）。这些概念性文件特别讨论了几种人重组产品包括促红细胞生成素、人生长激素、粒细胞集落刺激因子与胰岛素的获批要求。该指南列出了一个一览表，包括了迄今公布的与生物药数据要求有关的文件。但是目前尚不清楚哪种特定的科学要求适用于生物类似药的申请。另外，对于该机构如何处理新数据中包含的参照药数据信息尚不明确。该指南对生物类似药的立法和欧盟此前的出版物进行了有用的总结，但它对这些问题并未给出什么答案。

另一方面，在美国，对于生物类似药的获批而言，其路径取决于该生物制品是根据《美国食品药品与化妆品法案》（United States Food，Drug，and Cosmetic Act，US FD&C）获批，还是根据《美国公共卫生和医疗服务法案》（United States Public Health Service Act，US PHS）获批。如上所述，有些生物制品是根据 US FD&C 法案获得许可的，有些则是根据 US PHS 法案获得批准的。对于新药物申请（New Drug Application，NDA；在 US FD&C 法案下）获批的产品，根据 FD&C 法案的第 505（b）（2）条，生物类似药可经由简化上市申请（abbreviated new drug application，ANDA）获批。对于根据生物制品许可申请（Biologics License Application，BLA；在 US PHS 法案下）获得许可的产品，不存在简化上市申请。Woodcock 等（2007）指出，对于生物类似药的相似性评价，FDA 应该考虑以下因素：

1. 制造过程的稳定性
2. 结构相似性可被评估的程度
3. 理解作用机制的程度
4. 存在有效的、程序化的药效学（pharmacodynamic，PD）检测
5. 相似的药动学（pharmacokinetics，PK）
6. 相似的免疫原性
7. 一定数量的有效临床数据
8. 对原产品的了解程度

一个典型的案例是 FDA 批准的重组人生长激素（即 Omnitrope；译者注：由诺华山德士公司生产的生物类似药），仿制辉瑞研发的生长激素 Genotropin，其在 2006 年就已根据 FD&C 法案第 505（b）（2）条获批。Omnitrope 基于以下评价获得了批准：

1. 建立了与 Genotropin 结构高度相似的理化实验
2. 针对 Omnitrope 的新的非临床药理学和毒理学数据
3. PK、PD 以及相似的生物利用度数据
4. 针对 Omnitrope 的对照试验和长期随访研究的临床有效性和安全性数据
5. 丰富的临床经验以及大量关于重组人生长激素临床效果（安全性和有效性）的已发表文献

Omnitrope 的批准基于相关部门为其特设的点对点个案审评。实际工作中，监管机构强烈地渴望制定审查标准和生物类似药审批流程，而不是对生物类似药申请进行特设的个案审核。为此，FDA 建立了三个委员会，以保证基于 US PHS 法案第 351（k）节，对所提出的生物类似药研发项目的监管方法和指南是一致的。这三个委员会涉及 FDA 两个频繁审核新生物类似药的中心，分别是"药物评价和研究中心"（the Center for Drug Evaluation and Research，CDER）和"生物制品评价和研究中心"（the Center for Biologics Evaluation and Research，CBER）。审核生物类似药申请的三个委员会分别为 CDER/CBER 生物类似药执行委员会（Biosimilar Implementation Committee，BIC）、CDER 生物类似药评价委员会（Biosimilar Review Committee，BRC）和 CBER 生物类似药评价委员会。CDER/CBER BIC 聚焦于涉及 BPCI 法案实施过程中多部门协调的政策问题。CDER BRC 和 CBER BRC 委员会负责考虑申请人对生物类似药研发规划提出的咨询请求，审核基于 PHS 法案第 351（k）节提交的生物制品许可申请（Biologics License Application，BLA）和管理相关问题。因此，CDER BRC（或 CBER BRC）审核程序包括以下步骤：

1. 申请人提出咨询请求
2. 内部审核小组会议
3. 内部 CDER BRC（或 CBER BRC）会议
4. 内部 BRC 后续会议
5. CDER（CBER）与申请人的共同会议

如之前提到的，FDA 在 2012 年 2 月 9 日公布了生物类似药评价的三个指南草案。第一个指南草案涉及科学性考量，目的是帮助申请人说明所提出的蛋白质治疗产品与参照药的生物相似性，以达到 PHS 法案第 351（k）节要求的上市申请的目的。第二个指南草案关于质量考量，描述了目前对于证明申请的蛋白质产品与参照药高度相似时需考虑的因素。特别是，该指南旨在为申请人提出生物类似药上市申请时所提交的化学、制造和控制（chemistry，manufacturing and controls，CMC）环节的科学性和技术性信息提供建议。第三个指南草案针对有兴趣开发生物类似药产品的申办方、生物制品许可申请（biologics license application，BLA）的持有人，以及其他关注 FDA 对 BPCI 法案的解释的各方所感兴趣的常见问题做出了解答。

应该注意的是，这三个指南草案并未描述 FDA 目前对药物互换性的立场。为获得公众对指南草案和药物互换性的参与和评论，FDA 于 2012 年 5 月 11 日举办了公众听证会。在听证会上，关于药物互换性，探讨了替换和交替的概念，提出并讨论了一些有效的研究设计和统计方法。更多欧盟、美国和日本关于生物类似药生物相似性的个别监管要求的细节，以及这些监管要求的比较与协调将在第 3 章介绍并讨论。

1.4　生物相似性

1.4.1　定义与基本原则

如之前提到的，BPCI 法案将生物类似药定义为与参照药相比，虽然在临床非活性成分上可能存在微小的差别，但是却高度相似的生物制品。在安全性、纯度和效价方面，生物类似药和原研生物制品之间不存在具有临床意义的差别。在此定义的基础上，我们认为，如果一种生物药物与参照药在安全性、纯度与效价方面高度相似，那么它就是参照药的生物类似药。这里纯度可能与制造过程中关键阶段的重要质量属性有关，效价与生物类似药的稳定性与有效性有关。然而，BPCI法案中几乎并未对所谓高度相似的相似程度（或多么相近可被认为是充分相近）展开讨论。

BPCI法案似乎建议，按照美国药典与国家处方集（USP/NF，2000）中所描述的，生物类似药应该与参照制品在药物特征上具有高度相似性，如药物特性、强度（效价）、质量、纯度、安全性与稳定性。然而在实际情况下，一个单独的研究几乎不可能证明生物类似药与参照药在药物特征的所有方面均高度相似。因此，为保证生物类似药与参照药在所有良好的药物特征方面均高度相似，可能需要多个不同的生物类似药研究。例如，如果关注安全性和有效性，则必须进行临床试验证明生物类似药和原研生物制品在安全性与有效性方面并无具有临床意义的差异。另一方面，必须通过进行相关研究来保证重要的质量属性高度相似，包括在研究中纳入参照药制造过程的关键阶段、试验开发/验证、过程控制/验证以及参照药的产品规格。此外，还需要检验生物类似药与参照药制造过程中的相似性（原材料、使用材料和最终产品）。这些非常重要，因为众所周知，生物制品对制造过程的环境因素，如光照和温度的微小变化或变异非常敏感。在一些案例中，如果替代终点如PK、PD或基因组学标志物可以预测主要疗效/安全性的临床终点，则PK/PD或基因组学研究也可用于评价生物相似性。

目前的监管要求需以个案为基础，并遵循以下基本原则：

1. 产品的理化和生物学特性的范围
2. 由于生产过程的变化（以及其意想不到的结果），生物制品质量和结构的性质或可能发生的变化。
3. 与特定类别产品相关的临床/监管经验
4. 生物相容性方面需要考虑的几个因素

最近，在关于证明与参照药具有生物相似性的科学考量的指南草案中，FDA建议，应根据"全部证据"进行生物相似性的考虑和审核。这表明，FDA对于证明生物类似药在安全性、纯度和效价各方面的广泛相似性均存在兴趣。

1.4.2 生物等效性/生物相似性标准

BPCI法案将生物类似药定义为与参照药高度相似的产品。然而，该法案并未提及评价生物相似性的标准。统计学认为，当均值、变异度或特定研究感兴趣的终点反应的分布相似时，可以认为两个制品具有相似性。实际工作中，往往采用特定研究终点反应的均值评价生物相似性。一个典型的例子是，对于基因药物制品的监管许可，通常采用药物吸收（根据血液或血浆浓度时间曲线或最大浓度下的研究终点测量）来评价平均生物等效性。在这本书中，除非另有说明，将重点关注给定的生物类似药研究中感兴趣的研究终点平均反应的相似性。关于小分子药物的生物等效性经验，将在下一章节进行细述。

实际工作中，生物相似性（相似性）、生物等效性（等效性）、可比性、生物可比性和一致性在生物制药/生物技术的研究和开发中交替使用。对于药物的比较，一些评价生物等效性（如药物吸收曲线的比较）、相似性（如溶出曲线的比较）和可比性或一致性（如制造过程的比较）的标准在监管指南/指导或文献中均是可用的。这些标准可以归为如下几类：

1. 绝对变化与相对变化
2. 汇集与分隔标准
3. 基于矩的标准和基于概率的标准
4. 标化和非标化的标准
5. 加权和不加权的标准

接下来，我们将简要回顾这些类别的标准。虽然这些标准已经应用于生物等效性研究，它们也同样与生物相似性研究相关。

1.4.2.1　绝对变化与相对变化

在临床研究中，对于一个给定的研究终点，组别之间的比较通常采用治疗后相对于基线的绝对变化（治疗后减治疗前）或相对于基线的相对变化〔变化的百分比，译者注：即（治疗后减治疗前）/治疗前×100%〕。典型的例子是肥胖患者人群体重降低的研究。实际工作中，具有临床意义的绝对变化是否可以转换成具有临床意义的相对变化尚不清晰。基于把握度的样本量计算可能会因为是绝对变化还是相对变化而出现非常不同的结果。

对于通用的审批来说，目前美国法规接受的一个通用标准是基于相对变化的生物等效性评价。换句话说，如果测试制品和参比制品主要终点（例如 PK 反应，包括血液或血浆浓度-时间曲线下面积等）的几何均数比的 90% 置信区间完全在 80% 到 125% 之间，则我们认为两个制品具有生物等效性。需要注意的是，监管机构建议，在进行生物等效性数据分析前，应该对数据进行对数变换。

1.4.2.2　汇集与分隔标准

如 Chow 与 Liu（2008）所指出的，生物等效性可通过分析变异程度来进行评估，分别是均值、受试者自身的个体内变异和由于药物与个体间相互作用产生的变异。评估平均变异、体内变异和个体与制剂间的交互作用产生的个体变异的标准被称为分隔标准。如果由这些分隔标准组合而成一个汇总度量标准，则称为汇集标准。

对于评估平均生物利用度的生物等效性评价，多数监管机构推荐采用基于平均生物利用度的分隔标准。也就是说，如果确定受试药的平均生物利用度在参照药的（80%，125%）范围内，则可得出具有生物等效性的结论。需要注意的是，针对经过对数转换的 PK 反应〔如血液或血浆浓度-时间曲线下面积（AUC）〕，EMA（2001）与世界卫生组织（WHO，2005）采用相同的 80%～125% 等效性标准。

FDA 指南（FDA，2001）介绍了群体生物等效性（population bioequivalence，PBE）和个体生物等效性（individual bioequivalence，IBE）的汇集标准。第 4 章将会对其进行详尽的阐述。这里需要注意的是，无论是 PBE 还是 IBE，都依赖汇集标准。PBE 不但要对受试和参比制剂的均值差别进行检验，还要比较受试和参比制剂的总变异，以反映受试者之间存在的变异（总变异是受试者间差异和内部差异的总和）。同样，IBE 评价除了比较均值的差别，还要比较个体内变异、个体和制剂间的交互作用（FDA，2001）。这些汇集标准的举例将在以后讨论。

对于汇集标准，FDA 建议，采用个体生物等效性评价准则（individual bioequivalence

criterion，IBC）来评估针对每个个体的药物互换性，采用群体生物等效性标准（population bioequivalence criterion，PBC）来评估药物处方的可选择性（FDA，2001）。为了评估 IBE，IBC（记为 θ_I）可表示为：

$$\theta_I = \frac{\delta^2 + \sigma_D^2 + \sigma_{WT}^2 - \sigma_{WR}^2}{\max\{\sigma_{W0}^2, \sigma_{WR}^2\}} \tag{1.1}$$

其中

$\delta = \mu_T - \mu_R$，σ_{WT}^2 和 σ_{WR}^2，以及 σ_D^2 分别为为受试制剂和参比制剂的总体均数差值，受试制剂和参比制剂的受试者个体内变异，以及个体和制剂间的交互作用所产生的变异

σ_{W0}^2 为预先指定的尺度参数

与之类似，为了评估 PBE，PBC 可记为 θ_P，FDA 指南（FDA，2001）建议其由以下公式计算得出：

$$\theta_P = \frac{\delta^2 + \sigma_{TT}^2 - \sigma_{TR}^2}{\max\{\sigma_{T0}^2, \sigma_{TR}^2\}} \tag{1.2}$$

其中

σ_{TT}^2，σ_{TR}^2 分别为受试制剂和参比制剂的总体方差

σ_{T0}^2 为预先指定的尺度参数

对于个体（群体）生物等效性评估来说，一个典型的方法是建立 $\theta_I(\theta_P)$ 的单侧 95％ 置信区间。如果单侧 95％ 置信区间的上限低于生物等效性界值 $\theta_I(\theta_P)$，我们可以得出受试制剂与参比制剂具有个体（群体）生物等效性。涉及个体和群体生物等效性的更多细节请参见 Chow 和 Liu（2008）的研究。

1.4.2.3　基于矩的标准和基于概率的标准

Schall 和 Luus（1993）提出的制剂之间药动学参数的预期差异分析方法有基于矩和基于概率两类。基于矩的测量方式将受试制剂与参比制剂（T 与 R）的药动学参数的（平方）差的期望值与参比制剂重复给药（R 与 R'）之间的（平方）差的期望值进行比较。基于概率的方法采用相同的比较，但对这些差出现的概率进行比较。对于该方法，将会在第 4 章进行详细介绍。Schall 和 Luus（1993）建议的基于矩的方法用以下公式估计均方差：

$$d(Y_j; Y_{j'}) = \begin{cases} E(Y_T - Y_R)^2 & \text{如果 } j = T \text{ 且 } j' = R \\ E(Y_R - Y_R')^2 & \text{如果 } j = R \text{ 且 } j' = R \end{cases} \tag{1.3}$$

对于预先设定的正数 r，基于概率法估计差异的方式如下（Schall and Luus，1993）：

$$d(Y_j; Y_{j'}) = \begin{cases} P\{|Y_T - Y_R| < r\} & \text{如果 } j = T \text{ 且 } j' = R \\ P\{|Y_R - Y_R'| < r\} & \text{如果 } j = R \text{ 且 } j' = R \end{cases} \tag{1.4}$$

$d(Y_T; Y_R)$ 为受试制剂和参比制剂之间 PK 测量的期望差异，$d(Y_R; Y_R')$ 为参比制

剂重复给药的期望差异。在生物等效性标准方程中，$d(Y_R；Y'_R)$ 的作用是作为对照。该理论基础为，参比制剂应与其自身生物等效。因此，基于矩的考虑，如果受试制剂确实与参比制剂具有生物等效性，则 $d(Y_T；Y_R)$ 应该与 $d(Y_R；Y'_R)$ 非常接近。由此可知，如果指标为 $d(Y_T；Y_R)$ 与 $d(Y_R；Y'_R)$ 之间的差异函数，则若其小于某一预先设定的界值，就可以得出生物等效性的结论。另一方面，对于基于概率法，假设受试制剂确实与参比制剂生物等效，如果采用 $d(Y_R；Y'_R)$ 衡量参比制剂的自身差异，则受试制剂与参比制剂的差异 $d(Y_T；Y_R)$ 不应很大。因此，如果基于概率的标准得出的概率比预先设定的界值大，则可得出生物等效的结论。

Chow 等（2010）采用平行组设计比较了基于矩的方法与基于概率的方法进行的生物等效性/生物相似性评价。结果表明，基于概率的标准不仅严格得多，而且对变异的微小变化也很敏感。这证明，如果希望达到一定的精准度与可信度，则应采用基于概率的标准进行生物相似性评估。

1.4.2.4　标化和非标化的标准

标化通常指根据参比制剂的体内变异或疗效指数调整的标准。例如，将在第4章讨论的 IBC 标准是根据具体情况进行调整的标准，既可以是固定的变异，也可以是个体内变异。PBC 标准也相应地进行了调整，从而成为标化标准。根据参比制剂的变异调整的标化标准不会使良好的普通仿制药或具有较小变异的生物类似药处于不利地位。

FDA 认为，如果一个药物的体内变异系数（coefficient of variation，CV）大于或等于30%，则认为其为高变异药物。应该注意的是，若采用平均生物等效性的监管标准，则证明高变异受试制剂与参比制剂具有生物等效性或生物相似性可能比较困难。另外，Haidar 等介绍了一个方法，采用比例标化平均生物等效性法（scaled average bioequivalence，SABE）进行高变异药物的生物等效性评价。实际上，该方法已被 FDA 采纳，用于高变异药品的生物等效性评价。因此，因为生物制品通常易高度变异，SABE 在评估生物类似药的生物相似性方面的应用已经引起了很多申请人的注意。

1.4.2.5　加权和不加权的标准

加权标准是每个组分不同权重的汇集标准（例如均值和方差组分之间的差异）。例如，IBE 的三个组分（均值的差异、体内变异的差异，以及个体和制剂间交互作用的差异）可能有不同的权重。然而，这可能会进一步使已经复杂的标准更加复杂化。实际工作中，为每个组分选择合适的权重非常具有挑战性，也会对生物等效性或生物相似性评价产生影响。此外，由于均值和方差组分之间存在遮蔽效应，所以很难解释每个组分的选择权重（Chow，1999）。需要注意的是，评估生物相似性是基于整体证据。对于整体相似性，FDA 建议采用加权标准或加权评分系统（跨越不同的功能区域或领域）。

总之，对于小分子药物的生物等效性评价，FDA 建议基于相对变化，采用汇集、基于矩、标化和非加权的标准。因此，早于 IBE 与 PBE 的标准，对于高变异药品的平均生物等效性评价，采用 SABE。另一方面，对于生物相似性评价，Chow 等（2010）建议基于相对距离（"T 对 R"与"R 对 R"之间的距离）采用分隔、基于概率、标化与加权标准。因此产生了用于评价生物相似性与药物互换性的（总体）生物相似性指数的发展，这方面内容将会在第6章（生物相似性）与第11章（互换性）中进一步讨论。

1.4.3　生物相似性与非劣效性

如 2012 版 FDA 关于证明与参比制剂相比的生物相似性的科学考量草案所述，在某些情况下，单侧试验（非劣效性试验）对于比较安全性与有效性，要比双侧试验（等效性试验）更适用，且样本量更小（Chow et al.，2008）。该 FDA 草案提供了以下示例。如果参比制剂的剂量高于说明书中所推荐的剂量不会产生安全问题，那么单侧试验可能足以比较某些蛋白质制品的有效性。FDA 草案指出，很重要的一点是，需证明受试制剂在安全性和免疫原性方面不会比参比制剂增加更多的风险。出于这个目的，在明确低免疫原性或其他不良事件不会对蛋白质制品的有效性产生明显影响的情况下，单侧检验的临床试验已足可以用于评估免疫原性或其他安全终点。对于非劣效性试验，FDA 指南草案认为，应预先设定科学调整后的非劣效界值。

第 7 章将会介绍非劣效性、优效性、等效性和相似性试验设计的更多细节。

统计上认为，非劣效性检验可以包括等效性检验和优效性检验。实际工作中，一旦非劣效性成立，我们可能会进而做等效性检验或优效性检验，所以非劣效性并不意味着等价。应该注意的是，非劣效性/优效性检验水准通常为单侧检验的 5%，这一显著性水平相当于双侧检验的 10%。故通常建议在实际工作中，采用显著性水平为 2.5% 的单侧检验进行非劣效性检验，相当于双侧检验中 5% 的显著性水平。类似地，优效性检验可以转变为等效性检验或非劣效性检验。换句话说，如果我们不能拒绝优效性的零假设，则可以检验等效性或非劣效性。应该注意的是，优效性并不代表等效。通常在实际工作中，也建议采用显著性水平为 2.5% 的单侧检验（相当于显著性水平为 5% 的双侧检验）。

由于非劣效性被认为是单侧等效性，我们可能考虑先进行非劣效性检验，之后再利用近似等效性界值（α）的概念进行生物相似性的非优效性检验。该方案处理不同的 α_1 和 α_2 值，而不是 $\alpha_1 = \alpha_2$，使我们能够采取灵活的相似性标准。然而，非劣效界值的选择与 α_1 和 α_2 的选择是个有争议的问题，可能需要考虑消耗函数。在任何情况下，监管机构、制药/生物产业和学术界都应该根据适当及有效的科学/统计证据达成共识。第 7 章会介绍非劣效性检验和等效性或相似性检验的更多细节。

1.4.4　实际问题

实际工作中，当评估生物类似药和原研药物制品的生物相似性时，以下问题经常会被问起。

什么样的相似程度则可被认为是高度相似？——目前在一些情况下，生物等效性评价的标准可能对决定一个生物类似药与参照药是否相似是有用的。然而，它们并未提供相似程度的附加信息。如 BPCI 法案所述，生物类似药被定义为与参照药高度相似的产品。然而，几乎没有提供所谓达到高度相似的相似性程度的讨论。也许，除了证明研究终点中规定的平均值相似之外，还需证明研究终点变异性的相似性，方可满足 BPCI 法案中规定的高度相似的定义。

评估生物相似性应采用哪些标准？——如之前所述，一些相似性标准已经在已颁布的监管指南/指导或文献中提及。涉及评估生物相似性应采用哪些标准的问题变得愈发令人关注。然而，并没有对这些标准的相对优势和局限性等进行系统的比较。实际工作中，以下研究议题非常有趣：

1. 这些标准是否会得出相同的结论？
2. 对于固定样本量，哪个标准更优（或更有效）？
3. 这些标准能相互转化吗？
4. 哪个标准说的是真话？

需要进一步研究解决这些问题。

是否存在一种可行的通用标准？——过去几十年，生物等效性评价的"通用标准"一直饱受批评。主要是因为这个标准忽略了与反应相关的变异性。实际工作中，如果参比制剂具有高度变异性，在证明受试制剂和参比制剂生物等效的时候，若采用常规标准，虽说不是不可能，但是非常困难。这种"通用标准"也因为对低变异度的优质产品不利而受到批评。通常建议在可能的情况下，通过调整参比制剂的体内变异和（或）治疗窗使"通用标准"更加灵活。因此，产生了可用于高变异度药物制品生物等效性评价的 SABE 标准。由于多数生物制品被认为是高度变异的，所以正在研究 SABE 用于评价生物类似药的申请（Zhang et al.，2013）。

是否应考虑反应的变异性或分布的相似性？——如之前讨论的，基于研究终点平均反应的"通用标准"主要由于以下几点而备受争议：

1. 其忽视了与反应有关的变异性
2. 其可能会对具有较低变异度的优质产品不利

对于高度变异的药物，采用 SABE 标准是解决这些问题的一种尝试。实际工作中，为达到高度相似性的终极目标，也需要考虑研究终点变异性或分布的相似性（Chow and Liu，2010）。为此，许多学者已经对采用 IBE 或 PBE 的方法或标准来评估生物相似性进行了探索（Hsieh et al.，2010）。Hsieh 等（2010）建议对研究终点反应的变异性进行相似性评估，因为变异性的相似性评估比均值的相似性评估更严格，因此，可证明更高程度的相似性。

生物相似性评价应采用哪些终点？——如 BPCI 法案中所述，生物类似药不仅应与参照药高度相似，而且也应该在安全性、纯度和功效等药物特征方面不存在具有临床意义的差异。因此，该问题的一个简单回答将取决于研究者希望采用哪些好的药物特征来证明高度相似性。例如，如果我们要证明生物类似药与参照药在安全性和功效（有效性）上不存在具有临床意义的差异，那么应采用能反映安全性和有效性的临床终点进行生物相似性评价。

是否应该进行临床试验？——如果研究者想证明生物类似药的安全性和有效性与参照药高度相似，那么可能需要进行临床试验。一些情况下，如果有充足的证据证明替代终点或生物标志物可以预测临床结果，那么可能不需要评价生物相似性的临床试验。另一方面，为表明在参与研究的患者人群中的任何患者身上，生物类似药与参照药的安全性和有效性均相似，需要进行临床试验进行药物互换性评价。

如果生物类似药优于参照药会怎样？——应该注意的是，优效性（包括统计优效与临床优效）不是生物相似性。因此，如果生物类似药比参照药优效，那么建议将其作为新的生物产品。所以，如果生物类似药比原研药优效，那么应该对其类似的适应证进行漫长的监管审批，对这一观点尚有争议。

是否存在统一的生物相似性评价方法？——Chow 等（2010）为生物相似性评价提出了一个统一的方法，被称为生物相似性指数。相对于生物相似性标准和研究设计，生物相似性指数更加严格。所提出的生物相似性指数可以扩展到整体相似性指数，这正如 FDA 生物相似性科学考量草案所述，可用其提供跨领域的全部证据以评估生物相似性。更多关于评估生物相似性的生物相似性指数的发展和应用，详见第 6 章。

1.5　生物制品药的互换性

如《公共卫生法案》第 351（k）（4）节也即 BPCI 法案第（k）（4）节所述，生物制品的互换性意味着在无须开具原参照药处方医生的干预下，即可使用该生物制品替代参照药。依此思路，在下文中给出了互换性（在转换和交替方面）的定义和基本概念。

1.5.1　定义和基本概念

如《公共卫生法案》第 351（k）（4）节所述，如果①生物制品与参照药具有生物相似性，②任何患者均会产生相同的临床结局，那么生物制品与参照药具有互换性。此外，对于一个会多次用于同一名患者的生物制品而言，其由于与参照药交替或转换使用而产生的安全性或疗效降低的风险不高于单纯采用参照药的风险。

因此，根据 BPCI 法案的定义，生物相似性与互换性有明显的区别。换句话说，生物相似性不代表互换性，互换性的意义更为严格。根据 BPCI 法案，如果一个受试制剂被判断为与参比制剂具有互换性，那么可以在没有相关医务工作人员的干预甚至是告知下替换参比制剂或与参比制剂交替使用。然而，互换性往往也指两个药品在任何服药患者中产生相同的临床结局，也可以理解为在每一个独立的患者中产生相同的临床结局。实际上，一旦患者所服药物经过转换后，导致了不良反应并进行了记录，就很有可能因此而产生法律诉讼。

应该注意的是，当 FDA 声明两个药品具有生物相似性时，可能它们是不可以互换的。因此，在药品说明书中应该注明，一个与参比制品生物相似的后续生物制品是否被证实了具有可互换性。然而，一些情况下，购买者和医生即使在没有证实可互换的情况下，也会进行药物的转换使用。

1.5.2　转换与交替

与小分子药品的互换性（就药物处方可选择性与可转换性而言）不同（Chow and Liu，2008），FDA 对生物类似药的互换性认知甚微。FDA 认为，互换性包括原研生物制品（R）与其生物类似药（T）转换和交替的概念。转换的概念不仅包含"R 到 T"或"T 到 R"的转换（狭义的转换性），也包含"T 到 T"或"R 到 R"的转换（广义的转换性）。因此，为评估转换性，"R 到 T""T 到 R""T 到 T""R 到 R"的生物相似性需要根据有效的研究设计下的生物相似性标准进行评估。

另一方面，交替的概念指从 T 到 R 再回到 T（即"T 到 R 再到 T"）或从 R 到 T 再回到 R（即"R 到 T 再到 R"）。因此，需要评估"从 T 到 R"或"从 R 到 T"的转换与"从 R 到 T"或"从 T 到 R"的转换之间的不同，来说明交替的概念。

1.5.3　研究设计

对于化学药品的生物等效性评价，通常需要标准的两序列、两阶段（2×2）交叉设计，半衰期较长的药品除外。由于多数生物类似药的半衰期较长，通常建议采用平行组设计。然而，平行组设计不能提供方差分量的独立估计，如个体内与个体间的变异，以及个体与制剂间交互作用的变异。因此，采用平行组设计进行生物相似性和互换性（涉及转换与交替的概念）的评估具有非常大的挑战性。

对于转换的评估，为确定转换时是否存在风险，转换设计可以进行"R 到 T""T 到 R""T 到 T"与"R 到 R"转换的生物相似性评价。为此，Balaam 的 4×2 交叉设计即 TT、RR、TR、RT 可能是可行的。类似地，为说明交替的概念，双序列、三周期的二重设计即 TRT、RTR 可能是可行的，因为该设计可以进行从 T 到 R 再回到 T（即"T 到 R 再到 T"）以及从 R 到 T 再回到 R（即"R 到 T 再到 R"）的转换的评估。为说明生物类似药的药物互换性中转换和交替的概念，推荐采用调整的 Balaam 交叉设计，即 TT、RR、TRT、RTR。

关于评估药物互换性中转换和交替的设计与分析的更多细节和进一步讨论，将在第 11 章中介绍。

1.5.4　小结

对于小分子药品，生物等效性通常反映治疗等效性。药物处方可选择性、转换和交替通常被认为是合理的。然而对于生物产品，变异往往更大（除了 PK 因素可能对条件中的微小变化很敏感外）。因此，通常只能进行平行组设计而不是交叉设计的药动学研究。应该注意的是，通常情况下，对于生物类似药而言，生物相似性不能反映治疗相似性。因此，进行转换或交替用药时应该非常谨慎。

1.6　科学问题

随着 BPCI 法案的通过，为征询 BPCI 法案在实施过程中的一些具体问题和可能的挑战，美国 FDA 于 2010 年 11 月 2—3 日在美国马里兰 Silver Spring 举办了为期两天的听证会，讨论生物制品的生物相似性与互换性的审批路径。接下来就这些科学问题和实际问题进行阐述。

1.6.1　基本生物相似性假设

与生物等效性评价的基本生物等效性假设类似，Chow 等（2010）提出了生物类似药的基本生物相似性假设：

> 当一个生物仿制药声称与原研产品具有生物相似性时，需基于一些事先确定好的产品特性，假设这些特定的产品特性是安全性与有效性的可靠预测指标，那么可以说这两种产品疗效相当。

对于化学仿制产品，特定的产品特性是浓度-时间曲线的早期、峰值和总的暴露测量。

基本的生物等效性假设假定暴露测量中的等效性就意味着治疗等效性。然而，因为生物类似药的复杂性，必须证明一些已证实的产品特征确定是可靠的安全性和有效性预测指标。因此，对于生物制品药与原研制品之间相似性评价的研究而言，其设计和分析与化学仿制产品相似性评价研究明显不同。

1.6.2 制造过程/质量控制的一致性

Tse 等（2006）提出了一种质量控制的统计指标，以检验原材料（不同来源）的一致性和（或）经过不同制造工艺生产的产品的一致性。一致性指数的定义是，由两个不同的制造工艺生产的药物的产品特征（例如效价）在预先设定的一致性界值内的概率。一致性指数越接近1，表明两个制造过程生产的药品的特征越相近。检验一致性的目的是在一个抽样计划下，可构建一个一致性指数的95%置信区间。如果该95%置信区间的下限大于预先设定的质量控制下限，那么我们可认为采用两种制造过程生产的最终产品是一致的。

设 U 和 W 为两种制造过程生产的药品的特征，$X = \log U$ 和 $Y = \log W$ 服从正态分布，均值分别为 μ_X 和 μ_Y，方差分别为 V_X 和 V_Y。与采用 $P(X < Y)$ 评估统计质量控制的可信度想法类似（Church and Harris，1970；Enis and Geisser，1971），Tse 等（2006）提出了如下概率，作为评估两个不同制造过程的一致性指数：

$$p = P\left(1 - \delta < \frac{U}{W} < \frac{1}{1 - \delta}\right)$$

其中 $0 < \delta < 1$，并且被定义为一致性界值。Tse 等（2006）将 p 作为一致性指数。因此，随着 δ 趋近于1，p 也趋近于1。对于一个给定的 δ，如果 p 接近于1，特征 U 与 W 被认为几乎相同。需要注意的是，较小的 δ 意味着需要特征 U 与 W 之间高度一致。实际工作中，可能很难满足阈值较窄的一致性标准。Tse 等（2006）提出了以下质量控制标准。如果已构建的 p 的 $(1 - \alpha) \times 100\%$ 置信区间下限 $LL(\hat{P})$ 大于或等于预先设定的质量控制下限（QC_L）的概率超出预先设定的数字 β（假设 $\beta = 80\%$），那么我们认为 U 与 W 一致或相似。换句话说，如果 $P(QC_L \leqslant LL(\hat{P})) \geqslant \beta$，则 U 与 W 一致或相似，其中 β 为预先设定的常数。

1.6.3 生物学活性的生物相似性

药理学或生物学活性是描述药物对生物体有益或不利影响的表述。当药物为复杂的化学混合物时，该活性通过材料的活性药效团发挥作用，但是可以通过其他组成成分进行调节。主要的不良生物学活性指一种物质的毒性。活性通常依赖于剂量，当剂量逐渐升高时，常会出现从有益到有害的作用。活性关键取决于 ADME〔即吸收（absorption）、分布（distribution）、代谢（metabolism）和清除（elimination）〕的实现。

生物相似性指参照药和生物类似药之间的比较（2004 年 4 月 30 日公布的新欧盟"药物审查"法规修订了欧盟药用产品的代码，对于仿制药的注册申请，与原研药相比，可以提供较少的临床前及临床数据）。

蛋白质的复杂性和对结构-功能关系的认知决定了建立相似性所需的信息类型。

1.6.4　大小和结构的相似性

实际工作中，需要进行多种体外实验来比较生物类似药与原研制品的分子结构，如评估主要的氨基酸序列、电荷和疏水性能。然而，尽管分子的大小和结构类似，但生物活性仍存在很大变异，因此，对体外实验是否能预测体内生物活性尚存疑问。此外，因为很少有动物模型能够提供准确且可靠的数据来推断药物在人体内的生物学活性，所以对于生物学活性也很难进行充分的评估。因此，临床对照试验仍然是证明生物类似药和原研制品治疗相似性的最可靠方法。

1.6.5　免疫原性问题

免疫系统由多种复杂的细胞和器官组成，这些细胞和器官彼此之间以及与其他生理系统之间具有复杂的相互作用。这些复杂性使药物免疫原性的检测和评估变得非常困难。生物类似药的使用可能会导致不必要的免疫反应，而不必要的免疫反应可能会导致严重的危及生命的临床后果。因此，对药物潜在免疫原性的评估是生物类似药安全性（毒性）整体评价的重要组成部分。然而，虽然免疫原性结果对某些类型的临床研究或某些适应证而言可能提示发现生物类似药，但这种结果很少见（FDA，2002）。

因为所有生物制品都是来自活细胞的生物活性分子，并且可能引起潜在的免疫反应，所以免疫原性可能是生物类似药的生物相似性评估中最关键的安全性考量。对生物制品的免疫反应可导致疗效减弱和安全特性的改变，例如：

1. 过敏
2. 注射部位反应
3. 流感样综合征
4. 变态反应

通过在产品开发过程中进行严格测试，可以降低免疫原性的风险。关于免疫原性问题的更多细节将在第 12 章中介绍。

1.6.6　制造过程的可比性/一致性

与小分子药品不同，生物制品由活的细胞制得。因此，生物制品的制造过程非常复杂，包括以下步骤：

1. 细胞扩增
2. 细胞生产（生物反应器内）
3. 回收（通过过滤或离心）
4. 纯化（通过色谱法）
5. 配制

每一步（例如纯化）的一个小差异均可能导致最终产品的显著差异，因而可能会导致临床疗效的剧变。因此，生产过程的控制和验证对生物制品的成功生产起着重要作用。此外，由于在不同的生物学制造过程（在同一公司内或在不同的生物科技公司）中，每个步骤（例如纯化）都可以采用不同的方法，所以必须进行一致性检验。需要注意的是，在纯化环节，通常要考虑下面的色谱介质或树脂：

1. 凝胶过滤
2. 离子交换
3. 疏水作用
4. 正相和反相色谱
5. 亲和力

因此，在制造过程的每一步，都应对主要性能特征进行识别、控制和检验，以保证过程控制和检验的一致性。

涉及制造过程的一致性评价和可比性的问题将会在第 14 章介绍。

1.6.7　其他实际问题

患者对生物类似药的潜在反应有许多关键特征。如前一节所述，对于一个给定的关键属性，有效的统计方法必须在有效的研究设计和一套给定的相似性标准下开发。对于生物类似药的生物相似性评估的统计方法，可以从以下几个方面进行考虑（包括但不局限于此）：

参考标准——对于生物类似药的开发，关于参照药的任何信息都很重要，因为生物相似性和互换性的评估可能会与参照药的效果密切相关。我们将参照药在不同功能领域的效果作为参考标准。实际工作中，生物类似药的申请人通常对参照药的信息了解有限，即使参照药专利期已过（公开信息不多）。这种情况下，如何建立参考标准进行可比性比较变得非常关键（Davis et al.，2009）。实际工作中，建议进行参照药自我比较的三臂研究，包含受试制品、参比制品和其他参比制品，以建立基线或参考标准，从而进行有效的、可信的生物类似药评价。需要注意的是，在这种情况下，相同的参照药产品可能来自于同一制造过程的不同批次或是不同的制造过程（产地或国家）。

生物相似性标准——除了这些涉及应采用何种标准进行生物相似性评价的问题外（均值、变异度或分布），以下问题更能引起科学家/研究者的兴趣。首先，对于获得生物类似药和原研产品的总体证据而言，"通用标准"适用于不同的功能区域（或结构域）吗？如果答案是否定的，那么在不同的功能区域（或结构域），相似程度应如何考虑？对于某些功能区域，相似性程度对临床结果的影响比其他领域少。这种情况下，当评估生物相似性时，应该使用什么权重来获得总体证据？

互换性标准——实际工作中，药物互换性（就 IBE 而言指小分子药品的转换性）被认为与个体和药物间的交互作用有关。然而，目前尚不清楚互换性标准是基于个体和药物间的交互作用，还是基于调整个体内变异后个体和药物间的交互作用而引起的变异。此外，关于生物类似药产品互换性的评估（涉及转换和交替的概念），以下两点尚未清晰：①小分子药品研究中基于个体和药物间交互作用引起的变异性的等效性判定标准是否能够直接应用于生物类似药研究；②应如何构造基于个体和药物间交互作用引起的变异性的等效性判定标准，来评价生物类似药的交替和转换（即处方可选择性和用药可转换性）带来的相对风险（relative risk）。

评估生物相似性的桥接研究——由于多数生物类似药的研究采用平行设计而不是重复交叉设计，故很难对个体内以及个体和药物间的交互作用的方差分量单独进行估计。这种情况下，可以考虑桥接研究。

其他实际问题包括：①采用百分位数法评估变异性；②生物活性的可比性；③极低患病率的免疫原性研究中样本量的确定；④制造过程的质量控制/保证（ICH，1996，1999，2005）；⑤多中心和（或）多实验室的稳定性检验（ICH，1996）；⑥序贯检验程序和多重检验程序的潜在应用；⑦采用替代终点或生物标志物如基因组数据进行相似性评估（Chow et al.，2004）。

最后四个章节对上述实际问题进行了详细的讨论（CMC 要求、稳定性分析、采用生物标志物评估生物相似性和当前的问题）。需要进一步开展研究以解决上述科学和实际实施中的问题。这些问题在 FDA 听证会（2010 年 11 月 2—3 日和 2012 年 5 月 11 日）和与付费相关的公开会议（2011 年 12 月 16 日）中被提出。

1.7　本书的目的和内容框架

本书致力于成为关于生物类似药研发的研究设计和分析的第一本书。它侧重于评估生物类似药的生物相似性和互换性，以及生物制品生产过程的可比性检验；覆盖了生物类似药研究中多种研究设计、多个研究与开发阶段会遇到的统计学问题。笔者的目标是为从事医药/临床研究和生物产品开发的科学家和研究者，为政府监管机构中与生物制品法规的审核及公布有关的政策执行者，以及为生物类似药的相似性和互换性评价、生物制品制造过程的质量控制/保证及可比性评价等相关问题提供统计学支持的生物统计学家，提供一个有用的案头参考和最新学科领域的总览。笔者希望这本书能成为制药/生物技术行业、政府监管机构和学术界之间的桥梁。

本书覆盖了生物类似药的生物相似性与药物互换性评价中经常遇到的统计学问题。本章讨论了与生物相似性和药物互换性相关的定义、监管要求及科学要素。下一章将会简要介绍小分子药品生物等效性评价的既往经验。第 3 章概述了生物类似药（或后上市生物制品）评价的监管要求，也对最近 FDA 颁布的生物类似药指南草案进行了回顾。第 4 章会介绍用于监管指南/指导和（或）文献的生物相似性评价标准。第 5 章介绍了通过比较受试制品与参比制品之间的差距与参比制品本身之间的差距，进行平均生物相似性评价的统计方法。第 6 章根据生物相似性指数（重复性概率）提出了生物类似药评价的通用方法。第 7 章探讨非劣性检验与等效性检验的关系。第 8 章提供了基于生物类似药变异性的生物相似性评价的统计检验。第 9 章给出了交叉设计和平行设计（有或没有重复）中用于比较变异的样本量计算公式和程序。第 10 章研究了变异性对评估生物仿制药的生物相似性界值的影响。第 11 章研究了互换性评价的可行性和适用性（涉及生物类似药之间交替和转换的概念）。第 12 章探讨了生物类似药的免疫原性问题。第 13 章讨论了生物制品许可申请提交中对生物制品的 CMC 要求。第 14 章为生物类似药产品制造过程的可比性检验提供了统计方法。第 15 章介绍了生物类似药产品的稳定性设计与分析。第 16 章讨论了采用生物标志物数据进行生物相似性评价的统计检验。最后一章讨论了当前生物类似药评价中的问题。

每一章中会尽可能地采用例子来说明生物相似性与药物互换性评价的统计方法。此外，也体现了一些前沿研究的话题。本书中的所有计算都使用 SAS 9.20 版执行。其他统计软件包如 R 和 S-plus 也可以应用。

2

小分子药物的生物等效性研究

2.1 背景

在前面的章节中提到过，小分子创新药（专利药）的保护期终止后，原研药和仿制药公司可以向药政机构提交简化上市申请（abbreviated new drug application，ANDA）以获取仿制药的上市批准。创新药又称专利药（brand-name drug product）或参照药（reference product），其上市需要经过新药上市申请（new drug application，NDA），评审过程会对药物的活性成分、给药途径、剂型、规格（给药浓度，strength）和使用条件进行充分的考量。仿制药又称试验药（test product），在上述特征上与其专利药一致。对于仿制药的评审，美国 FDA 等药政机构要求对其药动学进行生物等效性试验，以获得仿制药和专利药在平均生物利用度上达到生物等效的医学证据。对平均生物利用度的生物等效性评价又称为平均生物等效性（average bioequivalence，ABE）评价。ABE 是一种针对有效性和安全性评价的替代终点，它基于基本生物等效性假设（Fundamental Bioequivalence Assumption），即如果两药在平均生物利用度上达到生物等效，则可以认为两者有相同的治疗作用。但是需要注意的是，在临床应用中常有人将这种等效性误解为两药间的可替换性（interchangeability）。

在仿制药的评审中，FDA 要求在等效性研究中必须对仿制药和专利药的吸收曲线进行比较。通常以全血浓度-时间曲线下面积和/或血浆浓度-时间曲线下面积（blood and/or plasma concentration-time curve，AUC）以及最大或峰浓度（C_{max}）作为研究吸收曲线的主要药动学指标，这两个指标可以反映药物的吸收程度和吸收速度。在实际应用中一般认为，如果研究药和参照药（参比药）的药动学指标（AUC 或 C_{max}）几何均数比 90% 置信区间包含在等效性判定范围内（80%～125%），即可认为试验药和参照药达到了生物等效。该置信区间的计算需要先对数据进行对数变换。

在本章中，我们将对小分子药物的生物等效性评价进行简要介绍。下一节介绍了小分子仿制药的生物等效性评价流程。2.3 节从群体等效性（Population Bioequivalence，PBE）对药物处方可选择性（prescribability）的评价和个体生物等效性（Individual Bioequivalence，IBE）对用药可转换性（switchability）的评价两个角度讨论了药物的可替换性（interchangeability）。2.4 节介绍了 FDA 在高变异性药物评审过程中的考虑。2.5 和2.6 节讨论了小分子药物生物等效性评价过程中的一些实际问题。最后一节对本章的内容进行了简要的讨论。

2.2 生物等效性标准

基本生物等效性假设是生物等效性研究的前提和起点，通过科学严谨的试验设计和统计学分析对 ABE 进行评价是仿制药申报和评审通过的重要保障。

2.2.1 基本生物等效性假设

Chow 和 Liu（2008）指出，生物等效性研究必定要以基本生物等效性假设为前提，该假设是药政机构审核和批准小分子仿制药物的法律依据（Hatch-Waxman 法案）。基本生物等效性假设的内容是：

> 如果能够证实两个药物达到生物等效，则可以认为这两个药物具有相同的治疗作用，即治疗等效（therapeutically equivalent）。

在实际应用中，药物吸收的生物等效性可以解释为两种药物吸收参数比值的置信区间包含在等效性判定范围内。另外一种方法是根据两药耐受区间（或自由分布模型）的重合程度判断是否等效。前面我们曾提到，很多人将基本生物等效性假设误解为只要证实仿制药和专利药达到生物等效，就可以将两药任意地交替使用（例如对同一患者交替使用不同药物）。实际上，FDA 和其他机构并未许可：①仿制药可以与专利药交替使用；②仿制药之间可以交替使用，而仅将仿制药视为专利药的替代品。

原研药公司为了保证其产品在市场上的独占地位，往往通过多种方式延缓仿制药上市。其中一种最常见的方法是从科学/临床角度对某一仿制药的基本生物等效性假设提出质疑，并通过公民请愿的方式提交政府部门。在美国，FDA 有义务在 180 天内对公民请愿做出回应，但实际上即使 FDA 需要对公民请愿进行审核，也并不会因此延缓或暂停对仿制药申请的评审/通过。

在仿制药研究中，尽管有基本生物等效性假设，治疗等效和生物等效间的关系仍然是一个颇有争议的问题：满足生物等效的药物并不一定在临床上具有相同的疗效，而在临床上有同样疗效的药物（即治疗等效）也不一定满足生物等效。仿制药的平均生物等效性评价常被认为是基于法规和政策角度的考虑，而不是为仿制药研究提供科学证据。在过去几十年中，不断有学者或申办方对基本生物等效性假设提出质疑，但均未能成功。在 2.5.1 节中，我们将对基本生物等效性假设进行更深入的讨论。

2.2.2 研究设计

根据美国联邦公报（*Federal Register*）的要求 [Vol. 42，No. 5，Sec. 320.26（b）和 Sec. 320.27（b），1977]，生物等效性研究（单剂量或多剂量）应采用交叉设计，除非有特殊原因或有合理的科学依据的情况下，可以采用平行设计（parallel design）或其他设计。在实际应用中，2 序列 2 阶段（2×2）交叉设计主要用于生物利用度或生物等效性的研究。用 T 和 R 分别代表研究药物和参照药，则 2×2 交叉设计的研究干预可以表示为（TR，RT），其中 TR 和 RT 分别代表接受研究药物的顺序，即交叉设计的两个干预序列。在（TR，RT）设计中，受试者随机进入两个干预序列，其中序列 1（TR）先接受试验药

（T），经过洗脱期后再接受参照药（R），序列 2（RT）先接受参照药（R），经洗脱期后再接收试验药（T）。

2×2 交叉设计的局限是无法分析受试者个体内变异，其原因是每个受试者仅接收过一次试验药和参照药的治疗。为了对受试者个体内变异进行分析，两种药物间的比较还可以采用 2×2 交叉设计的一些替代方法：

设计 1：Balaam 设计，即（TT，RR，RT，TR）

设计 2：2 序列 2 阶段双重设计，例如（TRR，RTT）

设计 3：2 序列 4 阶段设计，例如（TRRT，RTTR）

设计 4：4 序列 4 阶段设计，例如（TTRR，RRTT，TRTR，RTTR）

上述设计又称为高阶交叉设计，即序列数或阶段数多于药物组数的设计。

当研究的药物组数为两组以上时，通常采用 Williams 设计。例如 3 个药物组的研究可以采用 6 序列 3 阶段（6×3）Williams 设计，而 4 个药物组的研究可以采用 4×4 Williams 设计。Williams 设计是一种方差稳定设计。关于 Williams 设计的研究设计和更多细节可以参考 Chow 和 Liu（2008）的专著。

在等效性研究的设计阶段，研究者最常考虑的问题是"各阶段间需要经过多长的洗脱期以使药物的残留效应消失"。FDA 建议速释（immediate-release，IR）药物的洗脱期至少达到 5.5 个参照药的半衰期，而控释（controlled-release，CR）药物则需要达到 8.5 个半衰期。血样的选取应注意在峰浓度（C_{max}）前后一段时间多采集一些样本，而取血的总时间范围应至少达到 3 个半衰期，以描绘药物的全血或血浆浓度-时间曲线，从而计算全血/血浆浓度-时间曲线下面积（AUC）及峰浓度（C_{max}）等不依赖模型的药动学指标。

2.2.3 样本量估计和检验效能

根据 Chow 和 Liu（2008）的研究，通过估计 Schuirmann 双单侧检验（Schuirmann's two one-sided tests procedure）的效能曲线（power curve）可以推导出 $p \times q$ 交叉设计的样本量计算公式。因此，我们设：

$$\theta = \frac{\mu_T - \mu_R}{\mu_R}$$

$$CV = \frac{s}{\mu_R}$$

$$[-\delta\mu_R, \ \delta\mu_R] = 生物等效性界值$$

$$t(\alpha, \upsilon) = 自由度为 \upsilon 的 t 分布的 \alpha 分位数$$

其中，μ_T 和 μ_R 分别为试验药和参照药的平均生物利用度，s 为交叉设计方差分析的误差均方的平方根。

注意，θ 为两药平均生物利用度的差值与参照药的平均生物利用度的比值，CV 为参照药的变异系数。由于 Schuirmann 双单侧检验的效能曲线以 $x=0$ 为对称轴，因此在本节中我们只需考虑 $\theta \geqslant 0$ 的情况。

令 n_i 为序列 i 的样本数，设各组样本数均为 n，F_υ 为以 υ 为自由度的 t 分布的累积分布函数。则在加法模型（additive model）中，2.2.2 中各设计（设计 k）在 α 检验水准下 Schuirmann 双单侧检验的功效函数 $P_k(\theta)$ 为：

$$P_K(\theta) = F_{:k}\left(\left[\frac{\delta - \theta}{CV\sqrt{b_k/n}}\right] - t(\alpha, v_k)\right) - F_{:k}\left(t(\alpha, v_k) - \left[\frac{\delta + \theta}{CV\sqrt{b_k/n}}\right]\right)(k = 1, 2, 3, 4)$$

其中

$$\upsilon_1 = 4n - 3, \quad \upsilon_2 = 4n - 4, \quad \upsilon_3 = 6n - 5, \quad \upsilon_4 = 12n - 5$$

$$b_1 = 2, \quad b_2 = \frac{3}{4}, \quad b_3 = \frac{11}{20}, \quad b_4 = \frac{1}{4}$$

从而可以导出当 $\theta = 0$ 时，设计 k 在 α 检验水准下检验效能达到 $1-\beta$ 所需的样本量 n 的精确公式：

$$n \geqslant b_k\left[t(\alpha, v_k) + t\left(\frac{\beta}{2}, v_k\right)\right]^2\left(\frac{CV}{\delta}\right)^2 \quad (k = 1, 2, 3, 4)$$

当 $\theta > 0$ 时，n 的近似公式为：

$$n \geqslant b_k\ [t(\alpha, v_k) + t(\beta, v_k)]^2\left(\frac{CV}{\delta - \theta}\right)^2 \quad (k = 1, 2, 3, 4)$$

对于乘法模型（multiplicative model），设 δ 为 μ_T/μ_R 的比值，其中 μ_T 和 μ_R 分别为试验药和参比药生物利用度的中位数，通常将（0.8，1.25）作为 δ 的等效性界值（Hauschke 等，1992）。与加法模型相似，对数据进行对数变换后，设计 k 在 α 检验水准下检验效能达到 $1-\beta$ 所需的样本量 n 可以通过以下公式进行计算：

当 $\delta = 1$ 时，

$$n \geqslant b_k\left[t(\alpha, v_k) + t\left(\frac{\beta}{2}, v_k\right)\right]^2\left(\frac{CV_k}{ln\ 1.25}\right)^2$$

当 $1 < \delta < 1.25$ 时，

$$n \geqslant b_k\ [t(\alpha, v_k) + t(\beta, v_k)]^2\left(\frac{CV_k}{ln\ 1.25 - ln\ \delta}\right)^2$$

当 $0.8 < \delta < 1$ 时，

$$n \geqslant b_k\ [t(\alpha, v_k) + t(\beta, v_k)]^2\left(\frac{CV}{ln\ 0.8 - ln\ \delta}\right)^2$$

其中 $k = 1, 2, 3, 4$，ln 为对数变换。

在上述公式中，β 为当两药达到生物等效时发生 II 型错误的概率。δ、乘法模型变异系数 $CV_k = \sqrt{\exp(\sigma_k^2) - 1}$ 及经对数变换后指标的残差（个体内）方差 σ^2 可以从既往研究中获取。需要注意的是，由于自由度 υ_k 在研究设计阶段无法确定，一般采用枚举法（enumerate）计算样本量（参考 Chen et al.，1997）。

2.2.4 统计方法

前面我们介绍过，对数据进行对数变换后，如果试验药和参比药平均生物利用度的几何均数比（geometric means ratio，GMR）的 90% 置信区间包含在等效性界值（80%～125%）内，即可以认为具有平均生物等效性（average bioequivalence，ABE）。因此在统计分析中通常采用置信区间法（confidence interval approach）和区间假设检验法（method of interval hypotheses testing）。置信区间法通过方差分析模型计算主要药动学指标，如 AUC 和 C_{max} 等的几何均数比的 90% 置信区间。如果该区间完全包含在生物等效性界值（80%，125%）中，即可认为两药达到生物等效。

区间假设检验法的原假设为：

$$H_0：生物非等效性$$ (2.1)
$$H_a：生物等效性$$

上述原假设通常可以分解为两个单侧检验的假设。两个假设分别保证试验药的平均生物利用度不过低，也不会过高。平均生物等效性分析一般采用 Schuirmann 双单侧检验（Schuirmann，1987）。

在实际应用中，其他统计方法也偶有使用，例如 Westlake 对称置信区间法（Westlake's symmetric confidence interval approach）、基于 Fieller 理论的精确区间法（the exact confidence interval based on Fieller's theorem）、Chow 和 Shao 的联合置信域法（Chow and Shao's joint confidence region approach）、贝叶斯法（Bayesian methods）以及非参数检验法，如 Wilcoxon-Mann-Whitney 双单侧检验（Wilcoxon-Mann-Whitney two one-sided tests procedure）、基于 Hodges-Lehmann 估计量的分布自由置信区间法及 boot-strap 置信区间法（Chow and Liu，2008）。

2.2.5 讨论

以平均生物等效性作为仿制药评价指标已有数年，但该方法仍有一定局限，主要在以下方面：

1. 平均生物等效性仅关注群体平均值。
2. 忽略了指标的分布。
3. 无法独立评价受试者个体内变异（intra-subject variability，ISV）且忽略了受试者与药物间的交互效应（subject-by-formulation interaction）。

此外，还有很多研究者指出，平均生物等效性无法评价药物的可替换性，并且对低变异性的药物不利。

根据药物监管机构的规范，如果能够证明仿制药和专利药达到生物等效，即可认为仿制药能够作为原研药的替代品。但当前法规并未许可同一专利药的两个仿制药相互替换使用，即使两个仿制药均和专利药达到了生物等效。而且当前法规也并未对仿制药之间的生物等效性作出要求。在实际应用中，情况往往更加复杂：一个仿制药的效应可能略微低于专利药，而另一仿制药的效应则可能略高于专利药，则两个仿制药有可能无法达到生物等效。因此，仿制药之间能否安全地交替使用是平均生物等效性评价中一个具有争议性的问题。

2.3 药物可替换性

小分子药物的可替换性（interchangeability）基本可以理解为药物的处方可选择性（prescribability）或用药可转换性（switchability）。这些概念在 20 世纪 90 年代和本世纪初期备受关注，且至今仍有重要的研究价值。然而到目前为止，FDA 和其他药政机构并不建议在临床研究和实际应用中过多使用这些概念。

药物的处方可选择性即医生给患者初次开药时可以任意选择专利药或满足生物等效性的仿制药，受试者仅接受一种药物干预。处方可选择性的前提假设是专利药和仿制药在疗效和安全性方面可以相互代替。用药可转换性是指某受试者使用某一药物（如专利药）一段时间后，如果改用另一与原药物满足生物等效性的药物（如仿制药），其体内药物浓度保持在一个稳定的水平，同时治疗效应和安全性也保持稳定。简单地说就是药物能否在同一受试者体内交替使用。可见，对于已经接受过一段时间治疗的患者而言，药物可转换性较处方可选择性更为关键。

在实际应用中，可替换性基本等同于用药可转换性，即一个患者在治疗过程中可以更换治疗药物。可替换性研究中的受试者通常指已经接受过药物治疗的患者。近年来，这些概念的应用越来越广泛，并已被加拿大最新的法规采用。值得注意的是，2010 年美国《生物制品价格竞争与创新法案》［the Biologics Price Competition and Innovation（BPCI）Act］第 7002 部分指出："（3）生物制品的'可互换'或'可互换性'等术语是指如果生物制品满足（k）（4）小结中的标准，则患者可以用该制剂代替参比制剂，而无需通过开具专利药处方的医师"。

2.3.1 药物处方可选择性的群体生物等效性

Chow 和 Liu（2008）指出，平均生物等效性（ABE）并不能保证药物的处方可选择性或用药可转换性。因此，生物等效性的评价和应用还需要考虑药物的处方可选择性和用药可转换性。在药物的可替换性评价中，处方可选择性（prescribability）的群体生物等效性（population bioequivalence，PBE）和用药可转换性（switchability）的个体生物等效性（individual bioequivalence，IBE）需要分别进行考虑。更具体地说，FDA 建议在新药申请（NDA）中涉及新配方（formulations）、增加规格（strength）或新剂型时，采用PBE；而在仿制药的简略新药申请（ANDA）或抗生素类药品简化申请（abbreviated anti-biotic drug application，AADA）中应考虑个体生物等效性（FDA，2001）。

为了研究药物的处方可选择性，FDA 建议采用以下基于矩的单侧聚集性比例准则（aggregated，scaled，moment-based，one-sided criterion）：

$$\text{PBC} = \frac{(\mu_T - \mu_R)^2 + (\sigma_{TT}^2 - \sigma_{TR}^2)^2}{\max(\sigma_{TR}^2, \sigma_{T0}^2)} \leqslant \theta_P \tag{2.2}$$

其中，μ_T 和 μ_R 分别为试验药和参照药的均数；σ_{TT}^2 和 σ_{TR}^2 分别为试验药和参照药的总方差（total variance）；σ_{T0}^2 为一常数，其作用是控制达到 PBE 的概率；θ_P 为 PBE 界值。

该准则左侧部分的分子为试验药组和参照药组均值之差的平方与两组总方差之差的和，其中两组总方差的差值反映了两组总体边缘分布（marginal population distribution）的相似性。而分母部分为比例因子（scaling factor），其大小取决于参照药组的变异程度。根据 FDA 的指导原则，建议按照下式选择 PBE 界值：

$$\theta_P = \frac{(\log 1.25)^2 + \varepsilon_P}{\sigma_{T0}^2} \tag{2.3}$$

其中 ε_P 的选择需要综合考虑变异项 $\sigma_{TT}^2 - \sigma_{TR}^2$ 和 ABE 判定准则。根据 FDA 的指导原则，

ε_P 一般取 0.02。σ_{T0}^2 的值一般通过总体差异比（population difference ratio，PDR）来估计：

$$\text{PDR} = \left[\frac{E(T-R)^2}{E(R-R')^2} \right]^{1/2} = \left[\frac{(\mu_T - \mu_R)^2 + \sigma_{TT}^2 + \sigma_{TR}^2}{2\sigma_{TR}^2} \right]^{1/2} = \left[\frac{\text{PBC}}{2} + 1 \right]^{1/2} \qquad (2.4)$$

设 PDR 可以取到的最大值为 1.25，取 PBC 的近似值 $(\log 1.25)^2/\sigma_{T0}^2$，代入公式可以得到 σ_{T0} 的近似值为 0.2。

2.3.2 用药可转换性的个体生物等效性

为了研究药物的用药可转换性，FDA 建议采用以下基于矩的单侧聚集性比例准则：

$$\text{IBC} = \frac{(\mu_T - \mu_R)^2 + \sigma_D^2 + (\sigma_{WT}^2 - \sigma_{WR}^2)^2}{\max(\sigma_{WR'}^2 \sigma_{W0}^2)} \leqslant \theta_I \qquad (2.5)$$

其中

σ_{WT}^2 和 σ_{WR}^2 分别为试验药和参照药的个体内方差（within-subject variance）

σ_D^2 为受试者与药物间的交互效应（subject-by-formulation interaction）的方差项

σ_{W0}^2 为一常数，其作用是控制达到 IBE 的概率

θ_I 为 IBE 界值

根据 FDA 的指导原则，建议按照下式选择 IBE 界值：

$$\theta_I = \frac{(\log 1.25)^2 + \varepsilon_I}{\sigma_{W0}^2} \qquad (2.6)$$

其中 ε_I 为方差容许因子，其作用是对样本量进行矫正，FDA 建议 ε_I 取 0.05。

σ_{W0}^2 的值一般通过个体差异比（individual difference ratio，IDR）来估计：

$$\text{IDR} = \left[\frac{E(T-R)^2}{E(R-R')^2} \right]^{1/2} = \left[\frac{(\mu_T - \mu_R)^2 + \sigma_D^2 + (\sigma_{WT}^2 + \sigma_{WR}^2)}{2\sigma_{WR}^2} \right]^{1/2} = \left[\frac{\text{IBC}}{2} + 1 \right]^{1/2} \qquad (2.7)$$

设 IDR 可以取到的最大值为 1.25，取 IBC 的近似值 $(\log 1.25)^2/\sigma_{W0}^2$，代入公式可以得到 σ_{W0} 的近似值为 0.2。需要注意的是，虽然 FDA 在其指导原则中建议 σ_{W0} 的取值为 0.2，但是在实际应用中出于其他方面的考虑，σ_{W0} 一般取 0.25。

2.3.3 讨论

目前在实际应用中，制药行业的研究人员关注的研究热点是能否通过合理的研究设计，在一个研究中对个体内变异、个体间变异及受试者与药物间的交互效应（subject-by-formulation interaction）进行分析，从而将与小分子药物类似的可替换性评价方法应用到生物类似药研究中。

2.4 高变异性药物

在前面的章节中曾经提到，ABE 的评价主要关注平均生物利用度，但忽视了药动学指标的变异性。特别是当两个药物的药动学指标变异性较大时，即使其药动学指标的平均

水平相同，仍无法达到生物等效性。高变异性一般指药物的评价指标波动范围较大。一般而言，个体内（within-subject）变异达到总变异的 30% 以上即可认为该药物属于高变异性药物（highly variable drug，HVD）（Shah et al.，1996）。但这种基于个体内变异的判定方法具有较大的任意性。其最主要的问题是不同的药动学指标（例如 AUC 和 C_{max} 等）变异程度不同。在实际应用中，C_{max} 的变异性往往大于 AUC。Davit 等（2008）对 212 个提交 FDA 的生物等效性研究进行了分析，其中 33 个研究药物为高变异性药物，有 28 个研究仅 C_{max} 的变异性达到 30%，但在所有 33 个研究中 AUC 的变异性均未达到 30%。Tothfalusi 等（2008）指出，高变异性药物药动学指标的变异性受其自身特性影响（例如分布、代谢和清除）。一种药物通过静脉给药可能变异性较低，而通过口服给药则表现出较高的变异性。

在实际应用中，按照当前的平均生物等效性评价标准，HVD 常无法达到监管部门的要求。在过去的 10 年中，HVD 的生物等效性评价受到广泛关注，多次成为国际会议和药物监管论坛中讨论的热点问题。目前，学术界、制药行业和监管机构的共识是采用比例标化平均生物等效性法（scaled average bioequivalence，SABE）或类似方法。Tothfalusi 等（2009）对 SABE 在 HVD 研究中的应用进行了综述。关于 Tothfalusi 等（2001）提出的 SABE 及其在 FDA 评审中的应用将在后面的章节进行介绍。

2.4.1 比例标化平均生物等效性法

在介绍 SABE 前，我们先来介绍 ABE 的判定准则。药动学指标通常转换为对数尺度，例如 log（AUC）或 log（C_{max}）。其生物等效性评价一般采用双单侧检验（two one-sided tests，TOST）（Schuirmann，1987）。设 μ_T 和 μ_R 分别为对数变换后试验制剂（T）和参比制剂（C）的药动学参数均值，如果二者（μ_T 和 μ_R）之间差异在预先设定的监管限定值（regulatory limits）范围内，该限定值（θ_A）在对数尺度上对称，一般取值为 $\pm \ln(1.25)$，则 ABE 判定标准可以表示为：

$$-\theta_A \leqslant \mu_T - \mu_R \leqslant \theta_A \qquad (2.8)$$

在生物等效性研究中，通过受试者各观测点血药浓度计算得到每个受试者的药动学指标，经对数变换后分别计算两组均值，以此估计总体均值。此外还需要计算每个药动学指标的变异，即个体内变异（intra-subject variance），尽管在有些情况下其并不等价于个体内变异。根据 FDA 的建议，可以借助标准差（standard deviation）来评价 ABE：

$$-\theta_S \leqslant \frac{(\mu_T - \mu_R)}{\sigma_W} \leqslant \theta_S \qquad (2.9)$$

其中 θ_S 为 SABE 的监管判定界值（regulatory cutoff），σ_W 为个体内变异（within-subject standard deviation）。在重复设计（replicate design）中，σ_W 通常为参比制剂的个体内变异 σ_{WR}。因此，SABE 中的比例标化因子（scaling factor）类似于 IBE 评价中的标化因子。

2.4.2 监管部门的考虑

20 世纪 90 年代及 21 世纪初，FDA 认为通过 IBE 和 PBE，足以评价 HVDs 的生物等效性。但其后一段时间，该方法（IBE 和 PBE）并未得到进一步的发展。2004 年，FDA

推出了一项名为"关键路径计划"（The Critical Path Initiative，CPI）的行动，着眼于新药和仿制药研发过程中的各种挑战。在该计划中，FDA 针对 HVDs 的生物等效性研究成立了工作组来编制 HVDs 指导原则。该工作组于 2004 年和 2005 年分别向其咨询委员会和美国药学科学家协会（AAPS）论坛介绍了工作情况。Haidar 等（2008）和 Davit 等（2008）对工作组的研究成果进行了总结。其中 Haidar 等（2008）的总结涵盖了向 FDA 提交申请的各种基本考虑，使 SABE 在一定程度上得到了承认，并在一定范围内得到应用。

根据式（2.9），采用 SABE 评价 HVDs 时，SABE 的生物等效性界值为：

$$\theta_S = \frac{\log(1.25)}{\sigma_0}$$

其中，σ_0 为规范标准差（regulatory standardized variation），在对数尺度上决定了生物等效性界值之间的比例系数（proportionality factor）；σ_W 具有较高的变异性（in the highly variable region）。

σ_0 的取值通常由监管部门决定，其取值大小直接影响了生物等效性界值 θ_S。例如当 $\sigma_0 = 0.294$ 时，通过上式可以得到 θ_S 为 0.760。

EMA 采用了由 Boddy 等（1995）推荐的改进的比例标化平均生物等效性法（a modified form of SABE）（EMA，2010c）。在式 2.9 的两侧乘以 σ_W：

$$-\theta_S \sigma_W \leqslant \mu_T - \mu_R \leqslant \theta_S \sigma_W$$

该方法扩大了平均生物等效性的界值，又称为 ABEL。

2.4.3　评价生物等效性的其他准则

对于 HVDs 的生物等效性评价，除了可以采用 SABE 外，其他各种评价方法也常见于文献报道。例如 GMR 相关生物等效性界值（GMR-dependent bioequivalence limits）法（Karailis et al.，2004）以及 Liao 和 Heyse（2011）提出的参比剂标度法（reference-scaled approach）。下面我们将对这些方法进行简要介绍。

几何均数比相关（geometric mean ratio dependent，GMR-dependent）生物等效性界值法由 Karalis 等（2004）提出，其形式为：

$$|\mu_T - \mu_R| \leqslant \log(1.25) + (5 - 4 \times GMR) \times 0.496 \sigma_{WR}$$

或

$$|\mu_T - \mu_R| \leqslant (\log(1.25) + 0.46 \sigma_{WR})(3 - 2 \times GMR)$$

其中 σ_{WR} 为个体内变异。组间差异（$\mu_T - \mu_R$）的 90% 置信区间包含在该区间范围内即可认为达到生物等效性或相似性（similarity）。Liao 和 Heyse（2011）提出的参比制剂标度法（reference-scaled approach）的形式为：

$$[(\mu_T - \mu_R)^2 + \sigma_D^2] - 2\theta_L(GMR) \times \sigma_{WR}^2 \leqslant 0$$

其中

$$\theta_L(GMR) = \left(\frac{\log(1.25)}{\sqrt{2} \times (3.763 \times GMR - 2.763) \times 0.152} \right)^2$$

当 95％置信区间上限小于等于 0，即达到生物等效性或相似性（similarity）。

Liao 和 Heyse（2011）指出，FDA 提出的 SABE 的检验效能较低，且对参照药的 CV 变化不敏感。而 GMR 相关法的两种方法对参照药的 CV 变化比较敏感。这两种方法具有相似的消费者风险（consumer's risk），但是由于检验效能较高，可以降低生产者风险（producer's risk）且对受试者与药物间的交互作用较为敏感，因此常作为等效性研究的首选。

FDA 和 EMA 还要求生物等效性评价满足其额外的监管标准（Haidar et al.，2008；EMA，2010c），即 GMR 的点估计值应在 0.80 到 1.25 之间。这两种方法可以通过平缓的 GMR 相关性变换得到各组间约束对数平均数差。Zhang 等（2013）近期的研究通过其他方法达到同样的效果，将在第 10 章中进行介绍。

2.4.4 讨论

在生物等效性研究中，对平均生物等效性法的批评主要有以下几个方面：①如果专利药的变异性过大，则其仿制药通过监管部门评审的难度较大；②对变异性较小的药物不利。SABE 是针对上述问题的改进，在 ABE 的基础上以参比制剂的标准差作为标化尺度进行调整。SABE 是 IBE 准则的一个特例。因此，按照 Chow（1999）的描述，SABE 也有一定的局限。

在实际应用中，一般假设研究药物组和参比药物组的个体内变异相等，尽管实际情况可能并非如此。例如，在 Tothfalusi 等（2009）的研究中发现，参比药纳多洛尔（nadolol）的一个剂型具有较高的个体内变异（C_{max} 和 AUC 的变异系数 CV 分别为 50％和 39％），但研究药的变异性较低（C_{max} 和 AUC 的变异系数 CV 分别为 26％和 19％）。在这种情况下，研究的并不是 HVD，而仅是研究中涉及高度变异的药品（highly variable drug product，HVDP）。关于个体内变异与制剂相关（formulation-dependent）［或药品相关（product-dependent）］的最为典型的例子是环孢霉素（cyclosporine），改变其剂型会导致其个体内变异显著降低。但是如果将合并方差（pooled variability）σ_w 作为标化尺度，当药物（试验制剂或参比制剂）变异性与剂型相关（formulation-dependent variability）时，会导致达到比例标化平均生物等效性的可能性会随着 σ_w 的升高而增加。特别是当试验制剂的变异性大于参比制剂时，SABE 无法弥补 ABE 的缺陷，同样可能会导致高变异性仿制药侥幸通过评审。为了避免这种问题，可以将参比制剂的变异作为标化尺度。

但是将参比制剂的变异作为标化尺度又会带来新的问题。首先，这种方法会破坏等效药物间的对称性。也就是说，如果调换 T 和 R，可能会导致完全不同的结果，即可能发生 T 等效于 R，而 R 不等效于 T 的情况。Dragalin 等（2003）的研究发现，达到生物等效的药物之间交替使用无法达到同样的疗效。因此，理论上讲，试验制剂和参比制剂之间应该具有对称性。但从应用角度看，参比制剂的安全性和有效性已经得到验证，且二者均与药物的个体内变异高度相关。如果仿制药的变异性较高，提示该药物可能并不具备较好的风险-效益关系，低变异性则可以视为仿制药的一个重要改进。因此，对于已经验证了安全性和有效性的高变异性药物而言，其低变异性仿制药似乎并不涉及临床问题。另外，当药政部门对 σ_{WR} 的选择余地较大时（例如可以利用既往申报结果），其政策走向并不明确。如果药政部门能够利用所有同类药物的提交数据，则可以获取更为可靠的 σ_{WR}，就有可能得到与申办方不同的研究结论。最后，"参比制剂"这个概念一般只用于仿制药的申请。不管是否有必要，在其他申请中应用参比标化（reference scaling）的提法均有可能导致问题，特别是在新药研究的申请中。

2.5 实践中的问题

在本节中，我们将着重讨论基本生物等效性假设、通用性准则（one size-fits-all criterion）及分析前对药动学数据进行对数变换相关的各种问题。

2.5.1 基本生物等效性假设

前面的章节中介绍了基本生物等效性假设，即如果能够证实两个药物达到生物等效，则可以认为这两个药物具有相同的治疗作用，即治疗等效。基本生物等效性假设的一个问题是生物等效性不一定代表治疗效应相等，而治疗效应相等也不一定达到生物等效。仿制药的ABE评价常被批评是基于法规和政策角度的考虑，而不是为仿制药研究提供科学证据。在过去的几十年中，不断有申办方和研究者对基本生物等效性假设提出质疑，但均未能成功。

值得注意的是，在局部用药（例如鼻喷剂）的体外生物等效性评价中，也采用基本生物等效性假设。如果不进行临床试验，仅通过体外或体内实验很难验证基本生物等效性假设。应用基本生物等效性假设的前提是两种药的活性成分一致，因此两种具有生物等效性的药物通常具有相同的活性成分。

在实际应用中，基本生物等效性假设往往仅能通过临床试验验证。一般在生物等效性评价中通常会出现以下四种情形：

1. 药物吸收曲线相似，且治疗效应相等。
2. 药物吸收曲线不相似，但二者治疗效应相等。
3. 药物吸收曲线相似，但治疗效应不等。
4. 药物吸收曲线不相似，且治疗效应不等。

基本生物等效性假设仅适用于情形（1），即临床效果取决于药物吸收（吸收速度和吸收程度）。这样，AUC（全血或血浆药物浓度-时间曲线下面积，反映药物的吸收程度）和 $C_{\max}$（峰浓度，反映药物吸收速度）等药动学（pharmacokinetic，PK）指标可以作为评价试验制剂安全性和有效性的临床终点替代指标。情形（2）常见于仿制药公司向药政部门论证其药物的情况，特别是当生物等效性未得到验证时。在这种情况下，PK指标与临床终点是否存在相关性常受到质疑。情形（3）常成为专利药公司反对药政机构批准仿制药的重要理由。而对于情形（4），则并无太多争议。

实际上，尽管基本生物等效性假设缺乏令人信服的科学依据，但仍被广泛应用于所有药物的各种适应证。且在过去的几十年中，并未见到根据基本生物等效性假设批准上市的药物发生重大的安全性问题。其中一个比较有说服力的理由是，基本生物等效性假设主要适用于与专利药活性成分相同的仿制药。而对于与专利药活性成分相似但不完全相同的药物，是否适用基本生物等效性假设仍是一个具有争议的热点问题。

2.5.2 通用性准则

对于ABE评价，FDA采用了一个通用性准则（one size-fits-all criterion），即如果试验制剂和参比制剂主要PK参数（AUC和 $C_{\max}$）几何均数比的90%置信区间在80%～

125%的生物等效性判定界值内，即可认为两药达到生物等效。该通用性准则并未考虑药物的治疗窗（therapeutic window，TW）和个体内变异。已有研究证实，在与专利药进行比较时，治疗窗和个体内变异对仿制药的安全性和有效性评价有着不可忽视的影响。

在过去的几十年中，不断有学者对该通用性准则提出质疑和批评。根据药物的治疗窗和个体内变异从安全性（生物等效性上限）和有效性（生物等效性下限）两方面制定较灵活的生物等效性界值（表2.1）。

近年来，通用性准则正在被逐步抛弃。例如在欧洲和加拿大等地区，药政机构要求具有较窄治疗窗的药物采用较窄的生物等效性判定区间（BE limits）（Health Canada，2006；EMA，2010c）。但FDA仍继续采用其常规的生物等效性判定区间，即80%～125%。

另外，在某些情况下，对于个体内变异较高且治疗窗较宽的口服药（见表2.1中D类，HVDs）的监管预期正在逐步放松。针对这些药物的SABE已有报道（Haidar et al.，2008；Tothfalusi et al.，2009）。这种方法类似于前面介绍的个体内变异较高时（$\sigma_{WR}^2 > \sigma_{W0}^2$）的个体生物等效性评价方法，并且是该方法的一种简化。而目前FDA的指导原则中并未对此类药物做出特殊的规范。实际上，评审部门接受的提交采用了一种未正式发表的判定准则（Haidar et al.，2008），该准则推荐采用SABE。近年来，欧洲也建议采用与上述方法类似的方法（EMA，2010）。但其他监管部门仍然采用通用性准，则并要求满足80%～125%的生物等效性判定区间。

表 2.1 药物的分类

分类	治疗窗（TW）	个体内变异（ISV）	举例
A	窄	高	环孢霉素（cyclosporine）
B	窄	低	茶碱（theophylline）
C	宽	低至中	多数药物
D	宽	高	氯丙嗪或外用糖皮质激素（Chlor-promazine or topical corticosteroids）

来源：Chen，M. L.（1995）. Dusseldorf，Germany，October 19-20，1995.

2.5.3 对数变换

过去，生物等效性的评价可以基于原始数据或对数变换数据，取决于哪种方法满足正态分布。因此，在评价生物等效性时采用哪种方法就成了一个有争议的问题。申办方可以根据他们的目的（例如验证生物等效性）选择模型。在某些情况下，用原始数据构造模型反而能够得到生物等效的结论。业内对这个问题曾进行过大量的讨论，最终达成共识，即采用对数变换的数据评价生物等效性。

FDA在其2001年指导原则中提供了对药物暴露指标进行对数变换的理论依据。指导原则指出，由于常规的生物等效性研究样本量较少，从而无法对数据的分布进行准确判断。所以指导原则既不鼓励申办方对经过对数变换后数据的误差分布进行正态性检验，也不建议以原始数据的误差满足正态分布为理由采用原始数据（on the original scale）进行统计分析。

根据（PK）基本原理，常采用确定性乘法PK模型对经对数变换的AUC$(0-\infty)$和C_{max}进行校正。但是，确定性PK模型是对单个受试者的AUC$(0-\infty)$及C_{max}的理论推导。FDA 的指导原则建议采用梯形法通过血浆/全血药物浓度－时间曲线计算 AUC $(0-\infty)$，而 C_{max} 则可以直接从曲线读取，无需进行插值。实际观测的 AUC$(0-\infty)$ 和 C_{max} 与理论模型能否达到较高的近似程度尚无定论。

对 PK 参数进行对数变换的方法一直备受争议（例如 Liu and Weng，1992，1994，1995；Patel，1994）。Liu 和 Weng 的研究（1994）发现，即使血浆药物浓度或经对数变换的血浆药物浓度服从正态分布，经对数变换的 AUC$(0-\infty)$ 和 C_{max} 也很少能够满足正态分布。因此对数据进行对数变换后，采用基于正态分布的统计方法进行分析并不恰当（Patel，1994）。可以采用正态概率图（normal probability plots）对个体间和个体内残差进行分析，还可以采用 Shapiro-Wilk 法（Shapiro-Wilk method）对个体间和个体内变异进行正态性检验。但是由于一般的生物等效性研究样本量通常较小，无法按照大样本进行正态近似并判断 PK 参数是否满足正态分布或对数正态分布。

此外，对于 PK 参数而言，采用对数尺度可以更好地适应其乘法特性。一般采用加倍或减半来描述给药剂量或浓度，而非增加或减少多少单位。同样，在动力学参数表中，无论是速率常数（rate constants）、平衡常数（equilibrium constants）还是其他动力学指标，我们通常对它们的数量级进行比较，即某个测量值是另一个测量值的 10 倍或 1/10。因此，在对动力学指标进行分析时常采用乘法模型而非加法模型。根据上述乘法思想，对 PK 参数进行分析前，应先对数据进行对数变换。

为了使满足生物等效性的医药产品法到可以交换使用的目的，生物等效性评价准则要求二者在一些重要属性上保持一致。Chen（1995，1997）对 FDA 提出的生物等效性准则所要求的特性进行了概括（见表 2.2）。另外，为了处理个体内变异和受试者与药物的交互作用，并确保药物的用药可转换性，应根据生物等效性准则来构造合理的统计方法，包括参数估计和假设检验，进而将消费者的风险控制在预先设定的范围内（pre-specified nominal level）（例如 5%）。此外，根据生物等效性准则构造的统计方法应满足以下几方面的要求：①能够对样本量进行估算；②能够对研究阶段（period）、用药顺序（sequence）等其他因素的效应进行分析；③能够以此方法开发用户友好的分析软件。FDA 的生物等效性准则最值得关注的地方是其从科学和临床角度的解释，以及根据该准则进行生物等效性研究所需的成本。

表 2.2　生物等效性准则应满足的条件

能够对均值和变异进行比较
能够保证用药可转换性
鼓励制药企业对其制剂进行改进
将 I 型错误（消费者风险）控制在 5% 范围内
能够对样本量进行估算
能够处理用药次序（sequence）和研究阶段（period）等效应，并能够处理缺失数据
有用户友好的软件来实现统计方法
从科学和临床角度易于解释
最大限度地避免生物等效性研究成本的提升

来源：Chen, M. L. J. *Biopharm. Stat.*, 7-11, 1997.

2.6 常见问题

20 世纪 90 年代至 2002 年间，关于应用 PBE 和 IBE 来评价药物的处方可选择性和用药可转换性有过大量的讨论。目前 FDA 对生物等效性评价的观点是必须对 ABE 进行评价，同时可以考虑对个体/PBE 进行评价。FDA 并不鼓励进行 IBE 评价。FDA 通常建议对个体/PBE 进行评价前先咨询医学/统计学审评人员的意见。下面将对提交和评审过程中遇到的关于生物等效性评价的问题进行简要介绍。

2.6.1 原始数据构造模型通过生物等效性检验而对数变换数据未通过应如何处理

包括 FDA、EMA 及 WHO 等在内的监管部门建议对 $AUC(0-t)$、$AUC(0-\infty)$ 及 C_{max} 等药动学指标分析前先进行对数变换，不建议对对数变换数据本身的特性进行假设检验或验证。但是申办方通常同时对原始数据和对数变换数据进行分析，然后看哪个结果能够通过生物等效性检验。如果申办方仅因为基于原始数据的分析结果能够在生物等效性界值范围内而将其提交，则有可能导致申请受到较大的争议甚至有可能被拒绝，也因此可能需要提供其他依据。而如果申办方按照监管要求采用基于对数变换的数据构造模型并通过生物等效性检验，则不会遇到问题。

但是仍有可能基于对数变换的分析未通过生物等效性检验，而基于原始数据的分析达到了生物等效。在这种情况下，申办方可以提交科学或统计学证据来说明应用原始数据进行分析的合理性。最常见的一个科学/统计学证据是如果原始数据能够满足统计模型的所有假设，则基于原始数据的模型较基于对数变换数据的模型更为合适。但是对于基于原始数据构造的模型而言，其生物等效性界值的形式为研究制剂与参比制剂均值的比值，即研究制剂的均值占参比制剂均值的百分比，而参比制剂的均值需要通过数据计算得到。这种方法没有考虑参比制剂均值的变异。因此，在 ABE 评价中，其双单侧检验的假阳性率会升高 50%。针对这种情况，可以使用 Liu 和 Weng（1995）提出的改进的双单侧检验。总之，在研究中采用与指导原则中不同的计算过程应经过充分的考虑，并在提交前向监管机构咨询。

2.6.2 AUC 通过生物等效性检验而 C_{max} 未通过的情况应如何处理

根据 FDA 要求，AUC 和 C_{max} 数据经对数变换后的分析结果在 80%～125% 的区间内，即可认为达到 ABE。但在实际应用中，AUC（吸收程度）达到生物等效而 C_{max}（吸收速率）未达到生物等效的情况屡见不鲜。根据 FDA 的指导原则，这种情况未达到 ABE。

根据 Endrenyi 等（1991）的研究，当 AUC 达到而 C_{max} 未达到生物等效时，建议考虑将 C_{max}/AUC 作为评价吸收速率的备选指标。但是目前药政机构并未将 C_{max}/AUC 作为评价仿制药的药动学参数。在加拿大，C_{max} 的生物等效性评价仅要求对两制剂的几何均数比进行点估计，而并不要求其 90% 置信区间在 80%～125% 范围内（Health Canada，1992，2012），因此这种 AUC 满足监管要求而 C_{max} 未达到要求的情况将越来越少。

另外还有可能出现 C_{max} 满足监管要求，而 AUC 不满足的情况。此时建议将部分 AUC

（partial AUC）作为评价生物等效性的附加指标（见 Chen et al.，2001）。

2.6.3 以较小差距未能达到生物等效应如何处理

在实际应用中，有可能会遇到 AUC 或 C_{max} 均未通过等效性检验，但仅以微弱的差距超出等效性界值的情况。例如 AUC 的 90% 置信区间为 79.5%～121.3%，这样它的下界超出了生物等效性界值 80.0%～125.0%，但仅超出界值 0.5%。对于这种情况，FDA 的立场非常明确，即必须严格符合其规范。FDA 在评审过程中严格按照其 2003 年的指导原则执行。

但是申办方为了应对这种问题，可能会进行离群值检测分析或敏感性分析。如果发现某个受试者在统计学上可以判定为离群值，同时有足够的临床依据，可以将其从分析中排除。如果将异常值排除后重新计算的 90% 置信区间能够完全落在生物等效性界值 80%～125% 内，则可以作为申办方向药政机构论证生物等效性的依据。

目前，主要的监管机构鼓励采用能够容许后期追加受试者的研究设计，尤其是将成组序贯方法作为常规生物等效性评价的扩展（Gould，1995）。研究结果首先需要按照经典的方法进行分析。为了控制整个研究的 I 型错误，在进行补充分析时需要对检验水准进行调整，这样就需要计算 90% 以上的置信区间。如果初步分析发现药动学参数的 90% 置信区间超出了 80%～125% 的范围，则需要继续增加第二批受试者。将前后两批受试者合并后进行分析，统计分析需要采用经过调整的统计计算过程并对检验水准进行调整。

加拿大卫生部（Health Canada）还接受简单的 12 例以上的受试者追加（Health Canada，1992，2012）。此时统计分析的计算过程需要进行调整，且将检验水准设为 0.025 而非 0.05。总之，无论采用成组序贯方法还是加载设计（add-on design），均应将其实施的具体细节在研究方案中做详细的说明。

2.6.4 顺序效应有统计学意义是否影响生物等效性评价

根据 Chow 和 Liu（2008）的研究，在标准的 2 序列 2 阶段（2×2）交叉设计中，如果顺序效应（sequence effect）有统计学意义，提示以下几种可能：

1. 随机化失败。
2. 存在顺序效应（sequence effect）。
3. 存在延滞效应（carryover effect）。
4. 存在药物-阶段交互效应（formulation-by-period effect）。

在标准的 2×2 交叉设计中，顺序效应和延滞效应混杂在一起。因此，如果发现顺序效应有统计学意义，由于两药的延滞效应可能不同，因而无法得到处理效应（treatment effect）及其 90% 置信区间的无偏估计。但根据 2001 年 FDA 的指导原则，在以下情况下可以排除延滞效应在药物间不均衡的可能性：

1. 单剂量研究。
2. 药物非内源性实体（endogenous entity）。
3. 研究阶段间的清洗期足够长，且任何受试者在后一阶段的生物基质样品中检测不出药物浓度。

4. 研究符合全部科学标准（例如研究基于合理的方案，且检测分析方法科学、可靠）。

此外，2001 年 FDA 的指导原则还建议申办方在药物间延滞效应不均衡的情况下采用平行设计来评价生物等效性。

2.6.5 各组均值非常接近但仍未通过生物等效性检验的情况应如何处理

各组均值非常接近但仍未通过生物等效性检验的情况时有发生，这种情况提示：①参比制剂变异过大，因而无法对研究制剂和参比制剂的生物等效性进行评价；②该生物等效性研究执行质量过差；③分析测定方法不可靠并未经校准。进行 IBE 和（或）PBE 评价在一定程度上可以解决此问题。近些年的研究发现，比例标化平均生物等效性法（Haidar et al.，2008；Tothfalusi et al.，2009；Liao and Heyse，2011）及以此为基础产生的方法（Boddy et al.，1995）可以有效解决高变异性药物的生物等效性评价中存在的问题。该方法得到了美国和欧洲主要药政机构的认可（Haidar et al.，2009；EMA，2010c）。值得注意的是，上述药政机构对生物等效性的评审还要求满足次要目标，即研究制剂与参比制剂的几何均数比值在 0.80~1.25 之间。

2.6.6 原始数据和对数变换数据的检验效能和样本量不同

在进行检验效能和样本量计算时，基于原始数据和对数变换数据会得到不同的结果。不同的数据变换方式会造成变换后数据的均数、标准差及变异系数发生变化。如前所述，FDA、EMA、WHO 及日本的药政机构等均要求在生物等效性评价前对 $AUC(0-t)$、$AUC(0-\infty)$ 及 C_{max} 进行对数变换。因此，在对基于对数变换数据的统计模型进行检验效能和样本量计算时，应正确地选择几何均数、标准差或变异系数（见 Chow and Liu，2008，第 5 章）。

在进行生物等效性评价时，申办方需要先选择基于哪种数据（原始数据或对数变换数据）构建模型，再根据模型来估计样本量。相反，根据样本量计算的结果选择样本量要求最低的数据变换方法是不符合临床试验规范的。

2.6.7 多重性和传递性

FDA 在其 2003 年指导原则的总论中要求针对 $AUC(0-t)$、$AUC(0-\infty)$ 及 C_{max} 的分析提供以下结果：

1. 几何均数。
2. 算数均数。
3. 均数比。
4. 90% 置信区间。

此外，FDA 指南中还要求对 $AUC(0-t)$、$AUC(0-\infty)$ 及 C_{max} 进行对数变换，每个参数的 90% 置信区间均完全落在 80%~125% 范围内即可认为符合平均生物等效性。根据交并原则（intersection-union principle）（Berger，1982），平均生物等效性评价的 I 型错误仍控制在 5% 以下。因此，在对多个药动学指标进行评价时，不需要对检验水准进行调整。

另一个问题有关仿制药的多重性（multiplicity）。绝大多数仿制药的生物等效性评价是通过与原研药进行比较得出的。因此，尚不能明确仿制药之间是否等效，特别是当使用仿制药患者需要换药时。Anderson 和 Hauck（1990）对生物等效性的传递性（transitivity）进行了研究，即以一个专利药为参比制剂，生物等效性结论随仿制药数量的漂移（drift）程度。研究发现仿制药的数量为 2～3 种时，生物等效性可以保持较好的传递性；而当数量达到 6 种时，生物等效性的可靠性较低。

2.7　结语

目前，用于评价具有相同活性成分药物间生物等效性的方法并不适用于生物类似药的评价，其原因在于二者在基本特性上存在差异（见第 1 章）。生物类似药和原研生物制品间生物相似性（biosimilarity）评价主要采用替代终点［例如药动学和（或）药效学参数］或生物标志物［例如基因标志物（genomic markers）］。生物相似性评价需要建立基本生物相似性假设来确定替代终点和（或）生物标志物与临床安全性和有效性的关系。

与小分子药不同，生物类似药对生产过程非常敏感，生产过程中的微小变化会造成临床疗效的变化。因此，用于小分子药物的生物等效性评价准则和监管要求能否适用于生物类似药的生物相似性评价成为一个值得关注的问题。所以，需要从科学/统计学角度对现存的生物等效性、相似性及生物相似性评价准则进行适当的评估，以筛选出最适用于生物相似性评价的方法。生物相似性评价准则的选择建议从以下几点进行考虑：①对位置（偏倚）参数和尺度（变异）参数的微小变化的敏感性；②能够衡量相似程度，从而保证药物的可替换性。

为了促进生物类似药研发，欧盟 EMA 针对特定产品制定了多个指导原则/指南。但有批评指出，这些指导原则/指南并未提供生物相似性评价的标准。尽管针对特定产品的指导原则/指南对建立生物相似性评价标准并无直接帮助，但仍为日后生物相似性评价标准的建立提供了有价值的信息和经验。因此，建议以此为基础，通过计算机模拟、meta分析和（或）敏感性分析等方法进行研究，这样一方面能够更好地理解这些指导原则/指南，另一方面可以对当前已经提出的基本生物相似性假设进行检验。如果将小分子药物的生物等效性评价过程用于生物相似性的评价，则该假设可能成为生物相似性评价的法规基础。

值得注意的是，FDA 近期发布了 3 个针对生物相似性评价的指南征求意见稿（2012年 2 月 9 日），并举行了听证会对这 3 个指南的公众意见进行了讨论（2012 年 5 月 11 日举行）。在其中一个指南中，FDA 以论证生物相似性的科学性为出发点，提出了涵盖所有临床角度证据链的完备性概念，并主张循序渐进地提供"完备证据链"，逐步对生物相似性进行论证，从而保证其合理性和可靠性。我们将在第 3 章中对 FDA 的指南进行更深入的讨论。

3

生物类似药的监管要求

3.1 背景

在过去10年中，生物制品类药物是生物技术与制药行业发展最迅速的领域。2005年，世界范围内药物治疗总费用上涨7%，高达6000亿美元。而同年生物制品销售总额升速更胜一筹，高达17%，年度支出总额达到500亿美元。截止至2010年，生物制品类药物的销售总额已经超过1000亿美元。生物制品类药物占新批准药物的一半以上。鉴于药品研发和生产方面的巨大成本，药物监管审批制度的建立一方面需要考虑原研药公司的巨大研发投入和知识产权保护，同时还要通过仿制药来保障更多患者的用药需求。传统的化学药市场遵循《Hatch-Waxman法案》制定规则。《Hatch-Waxman法案》是《联邦食品、药品和化妆品法案》［Federal Food，Drug，and Cosmetic（FD&C）Act］的一个修正案，增加了505（j）部分。该章节及相关法规对简化上市申请（Abbreviated New Drug Application，ANDA）过程进行了规范，其目的在于鼓励仿制药厂家开发和引进低成本的仿制药，使绝大多数患者可以负担。Hatch-Waxman法案获得了高度评价，该法案在成功地将大量价格低廉的仿制药推向市场的同时，还维护了原研药公司开展新药研究的积极性。

鉴于《Hatch-Waxman法案》在小分子化学药领域的成功，考虑到生物制品类药物的高昂费用，有人建议在生物制品领域建立同样的法规。Henry Waxman（《Hatch-Waxman法案》的发起人之一）提出了《拯救生命药品可及性法案》（Access to Life-Saving Medicine Act），该法案指出需要经过充分的政策评估（policy assessment）以确定上述法规是否适用于仿制生物制品药（follow-on biologics，FOBs）（另见 Liang，2007）。通过上述努力，《生物制品价格竞争与创新法案》［Biologics Price Competition and Innovation（BPCI）Act，BPCI法案］得以通过，该法案赋予FDA对仿制生物制品药（生物类似药或FOBs）进行评审和审批的权力。《生物制品价格竞争与创新法案》通过后，FDA在2010年11月2—3日举行了听证会以寻求生物相似性和仿制生物制品药（biosimilar products）可替换性评价方面的科学意见。经过充分的讨论后，FDA在2012年2月9日发布了3份指南，并在2012年5月11日再次召开听证会为指南征求意见。该次听证会关注的焦点是针对BPCI法案中以可互换用药（switching）和替换选择用药（alternating）为代表的可替换性（interchangeability）的讨论。

另一方面，欧盟（EU）针对生物类似药的审批已经建立了一套完整的法规和监管体系。包括澳大利亚、加拿大、日本、瑞士及世界卫生组织（World Health Organization，

WHO）在内的国家或组织也遵循同样的科学准则，建立生物类似药的简化评审路径（abbreviated approval pathway）。相比之下美国尚处于起步阶段，针对生物类似药的法规已经在国会进行了数年的讨论。Woodcock 等（2007）的著作对 FDA 关于生物类似药的立场和观点进行了介绍，另外还可以参阅 FDA 和国会间的往来通信（Torti，2008）及 FDA 在 2010—2011 年间主持的利益相关者会议（用户收费的利益相关方内部会议）（internal User Fees Stakeholders meetings）。FDA 采用了与 EMA 相似的评审要求和（或）科学准则，但 FDA 的要求更为严格。

　　本章将对 WHO 和不同地区（包括欧洲、美国、加拿大及亚太地区）FOBs 的监管要求和评审路径进行介绍，并对不同的监管要求进行比较，然后从全球化角度提出参考意见。下一节介绍了不同地区对生物类似药的定义。3.3 节简单总结了不同地区的监管要求。3.5 节为监管评审路径的全球化考虑提出参考意见。3.6 节对本章的内容进行了简要讨论。

3.2　生物类似药的定义

　　如前所述，类似生物制品药（similar biologic drug products，SBDP）被 WHO 称为治疗用生物制品类似药（similar biotherapeutic products，SBPs）；欧洲药品管理局（European Medicines Agency，EMA）将其称为生物类似药（biosimilars）；美国 FDA 将其称为 FOBs；加拿大卫生部（Health Canada）将其称为后上市生物制品（subsequent-entered biologics，SEBs）。有些时候"生物类似药"（biosimilar）这一名词容易被误用，因此需要对不同地区生物类似药的定义加以区分（表 3.1）。

表 3.1　生物类似药的定义

术语	机构	定义
生物类似药（Biosimilar）	欧盟 EMA	声称与已经上市产品相似的生物制品
治疗用生物制品类似药（SBP）	WHO	在质量、安全性及有效性方面与已获许可（licensed）的参比产品相似的生物治疗产品
仿制生物制品药（FOBs）	美国 FDA	与参比制剂高度相似，且在安全性、纯度和效价（potency）方面的差别没有临床意义的产品
后上市生物制品（SEB）	加拿大	在已经有同类产品获得批准后进入市场，并已证明与参比制剂具有相似性的生物制品药
生物类似药（Biosimilar）	韩国 KFDA	与已获批准的参比制剂比较，在质量、安全性及有效性方面达到等效的生物制品

　　WHO 将 SBP 定义为在质量（quality）、安全性（safety）及有效性（efficacy）方面与已获许可（licensed）的治疗用生物制品（biotherapeutic product）相似的产品（WHO，2009）。加拿大卫生部将生物类似药定义为在已有同类产品获批后进入市场，并已经证明与参比生物制品具有相似性的生物制品药（Health Canada，2010）。美国国会通过了 BPCI 法案，并于 2010 年 3 月 23 日正式将其确立为法规。根据 BPCI 法案，生物类似药是指与参比制剂高度相似的生物制品，可以容许生物类似药在临床非活性成分上与参比

制剂存在细微差别，但不会由此导致二者在安全性、纯度和效价（potency）方面的差别具有临床意义。虽然 EMA 未在其最初的指南中明确提出生物类似药的概念，但在最近发表的一份仿制生物制品药（similar biological medicinal product）指南修订版的概念文件（concept paper）中指出，法规和人用药品委员会（Committee for Medicinal Products for Human Use，CHMP）指南中生物类似药的概念是否为必要条件尚需要进行慎重的讨论。

基于这些不同但相似的概念，我们可以将生物类似药的概念总结为 3 个要素：①应为生物制剂；②参比制剂应该是已经批准的生物制品类药品；③需要在安全性、质量和疗效方面与参比制剂达到高度相似，并得到验证。此外，验证相似性需要从质量、临床前及临床的各个角度进行广泛的可比性研究（comprehensive comparability exercises）。未按照监管路径的要求进行比较并获得批准的生物制品不能称为生物类似药。

3.3 监管要求

Chow 等（2011）的研究指出，由于小分子药和生物制品药在自身特性上存在根本差异，所以仿制药的生物等效性评价方法不适用于生物类似药的评价。对于 FOBs 的评价，WHO 和欧盟、美国及亚太等不同地区的监管要求较接近，但有一定差别（Wang and Chow，2012）。下面将对上述监管要求进行简要的介绍。

3.3.1 世界卫生组织

随着世界范围内越来越多的生物类似药投入研发或已审批上市，WHO 于 2007 年开始筹划生物类似药的评价指导原则和总体规定，并于 2009 年 WHO 生物制品标准化专家委员会第 60 届会议上发布了"治疗用生物制品类似药评价指南"，该指导原则旨在为已有上市参比药的治疗用生物制品（biotherapeutic products）的评价提供通用的准则（WHO，2009）。其范围涵盖了已经成熟且性质明确，并已上市一段时间的治疗用生物制品（biotherapeutic products），例如 DNA 重组蛋白类药品（recombinant DNA-derived therapeutic protcin）等在质量、疗效和安全性方面经过验证的药物。

3.3.1.1 基本概念和主要原则

WHO 的指导原则中阐述了 SBPs 评价的基本概念和主要原则。SBPs 开发中最重要的一条原则是采用递进式相似性评价策略（stepwise approach）进行评价，即以质量属性（quality attributes）评价为起点，而后进行临床前和临床评价。需要提交的全套质量文档包括制剂的完整特性、生产过程的稳定性及生物类似药与参照药在质量方面的可比性。在临床前和临床评价阶段，这三部分内容有可能起到减少数据需求（data requirement）的作用。根据递进式相似性评价策略原则，在药物研发过程中仅在临床前和临床评价阶段能够缩减数据（data reduction），但当可比性研究发现生物类似药与参照药存在显著差异时，则需要在临床前和临床评价阶段增加数据。此外，临床前和临床评价阶段所需的数据量还取决于制剂的种类，需要根据制剂的类型具体分析。

3.3.1.2 生物制品参照药

在 WHO 的指导原则中，生物制品参照药（reference biotherapeutic product）的选择是一个非常关键的问题。国家监管机构（National Regulatory Authorities，NRA）一般要求在仿制药评价中采用已经获得该国批准的药物作为参照药，但不适用于尚未有参照药上市的国家。因此，需要通过适当的标准对如何选择其他国家药政机构批准的药物作为参照药作出规范。WHO 要求参照药应选择已经上市一段时间、使用量较大的药物，且该药物的审批过程应在质量、安全性和疗效方面有足够的数据支持。另外，在 SBP 的开发过程中，应以同一药物作为参照药，且 SBP 的药物活性成分、剂型和给药途径均要求与参照药一致。

3.3.1.3 质量

如前所述，分析 SBP 与参照药临床安全性和有效性的先决条件是二者经过综合比较，并在质量属性上具有相似性。因此，无论是原料药还是成药，均需要有完整的质量文档（quality dossier）。WHO 建议制药公司对 SBP 和参照药的物理化学特性和生物学属性逐项进行比较，以衡量两药的可比性。对于药品质量和异质性，需要从以下几个方面进行评价。

3.3.1.3.1 生产过程

生物类似药的生产需要达到与参照药相同的标准（NRA 标准），其生产过程应达到"生产质量管理规范"（good manufacturing practices，GMP）的要求，建立现代化的质量控制和质量保障体系，进行过程控制和工艺验证。生物类似药制药公司应尽可能全面地收集参照药的相关资料，主要包括宿主细胞类型、制剂、容器密闭系统，从而提交关于整个生产过程的完整资料和数据包（data package），包括靶基因的获取和表达、基因工程细胞的优化和发酵、产物的澄清和提纯、制剂和检验，以及无菌灌装和封装。

3.3.1.3.2 特征鉴定

生物类似药的研发应进行全面的特征鉴定（characterization）和可比性研究，需要包括主要结构和高级结构、翻译后修饰、生物活性、工艺相关及产品相关杂质、相关免疫化学特性以及加速降解研究和各种应激条件下的研究结果的详细信息。

3.3.1.4 临床前和临床评价

生物类似药与参照药的质量相似性得到验证后，需要通过进一步的临床前和临床数据来评价生物类似药的安全性和有效性。临床前研究应涵盖体外（in vitro）研究（例如受体结合分析、细胞增殖和细胞毒性试验）和体内（in vivo）研究［例如生物学/药效学（PD）活性、重复给药毒性试验、毒物代谢动力学评价、抗产物抗体滴度、与同源内源性蛋白质的交叉反应性及产物的中和能力］。

临床评价的可比性研究包括药动学（PK）和 PD 研究及临床试验。药动学研究的设计应考虑到生物类似药与参照药间的潜在差异。WHO 建议采用单次给药的交叉设计在同质人群（homogenous population）中进行评价。药厂应合理选择单次给药试验、稳态试验或药动学参数的重复测定，并选择适当的研究人群。由于目前对于生物类似药与参照药的药动学相似性评价尚无明确的判定准则，因此常沿用等效性评价中的 80%～125% 作为判定标准。此外，如果存在具有临床意义的药效学指标，则建议进行药效学试验和确证性药代/药效学试验（confirmatory PK/PD studies）。生物类似药与参照药的疗效相似性评价需要进行随机对照临床试验，建议采用双盲试验或至少对观察者设盲（observer-blind）。生物类似药与参照药的安全性及有效性比较原则上应采用等效性设计（equivalence designs）（需要双侧等效性界值），如果有合理的原因，也可以采用非劣效设计（non-inferiority designs）（需要单侧界值）。根据 WHO 的建议，在有效性评价的临床试验中还需要收集上市前安全性数据和免疫原性数据。

由于临床试验无法发现生物类似药的全部副作用，因此除临床前和临床数据外，申办方还需要持续性的风险管理（ongoing risk management）和药物警戒计划（pharmacovigilance plan）。在安全性规范中应涵盖参照药及生物类似药的重要影响因素或潜在安全性问题。

总之，WHO 的指导原则是生物类似药评价和监管工作全球化过程中的重要一步，该指导原则为监管机构和制药公司提供了清晰的指导。

3.3.2 欧盟

欧盟（EU）率先建立了生物类似药的监管体系。EMA 最早于 2001 年 1 月开始正式考虑生物类似药（biosimilar products）相关的科学问题，为此专门成立了工作组（ad hoc working group）来讨论以蛋白质为主要活性成分的药物间的可比性（CPMP，2001）。2003 年，欧洲委员会（European Commission）对药品上市授权申请（marketing authorization applications）相关的二级法规（EU secondary legislation governing requirements）进行了修订，为"仿制生物制品药"（similar biological medicinal products）的申请定义了新的类别（CD，2003）。2005 年 EMA 发布了一份针对生物类似药的通用指导原则，其目的在于引入仿制生物制品药的概念，并概述应用的基本准则，进而为申办方提供一份"用户手册"，为其收集相关科学信息提供指导（EMA，2006）。其后共有 14 个生物类似药按照 EMA 的监管路径获得批准（详见表 3.3）。未获批准的药物中，我们以 BioPartners GmbH 开发的 Alpheon（聚乙二醇干扰素）为例进行介绍。该药以 Roferon-A 为参照药，适应证为成人慢性丙型肝炎，其未获 EMA 批准的原因是 Alpheon 与参照药在杂质、稳定性及不良反应等方面存在差异。

3.3.2.1 基本概念和主要原则

EMA 与 WHO 的指导原则中对生物类似药的定义有所不同，WHO 的指导原则主要关注应用 DNA 重组技术表达和生产的蛋白质类药物（recombinant DNA-derived therapeutic proteins），而 EMA 在其指导原则中则明确定义了"仿制生物制品药"的适用范围，包括生物制品蛋白质药（biotechnology-derived therapeutic proteins）、疫苗、血液制品（blood-derived products）、单克隆抗体（monoclonal antibodies）、基因及细胞治疗（gene and cell therapy）等。评价相似性的可比性研究则更适用于能够明确其性质的高纯度药品，例如生物制品药（biotechnology-derived medicinal products）。在资料提交方面，EMA 也要求提交完整的质量文档（quality dossier），但临床前和临床研究数据可以根据质量可比性研究的结果而适当减少。2011 年 EMA 发布的生物类似药指导原则修订版概念文件（concept paper）中（EMA，2011a）强调，由于参照药已经证实了临床有效性，因此生物类似药开发的主要目标是验证与参照药的相似性，而无需重新验证临床有效性。此外，该文件还建议对"生物类似药"的概念进行明确定义，保证法规的可操作性，并根据实际经验进行修订。

3.3.2.2　生物制品参照药

与 WHO 相似，EMA 也要求生物类似药的活性成分、剂型、规格及给药途径与参照药一致。在质量、安全性及有效性研究中应选择同一药物作为参照药。在参照药的选择上，EMA 与 WHO 指导原则最大的差别是 EMA 要求选择在欧盟上市的药物作为参照药。非欧盟批准的药物的研究数据仅可用作参考。

3.3.2.3　质量

2006 年，CHMP 发布了"关于以生物制品蛋白质为活性成分的仿制生物制品药质量问题的指导意见"（Guideline on Similar Biological Medicinal Products Containing Biotechnology-derived Proteins as Active Substance：Quality Issues）（EMA，2006），该指导原则对仿制生物制品药的生产过程、质量可比性评价（comparability exercises for quality）、分析方法（analytical methods）、物理化学特性（physicochemical characterization）、生物活性、纯度及生物学特性方面进行了规范。2011 年，EMA 发布了上述指导原则修订版的概念文件（EMA，2011b）。该文件提议对 2006 年版指导原则进行修订，应考虑产品生命周期中质量的变化情况，其出发点是生物类似药从批准上市到停止使用的整个周期中并不能一直保持稳定，因而上市一段时间后有可能无法重现其上市时与参照药的可比性研究结果。

3.3.2.4　临床前和临床评价

2006 年发布的"关于以生物制品蛋白质为活性成分的仿制生物制品药临床前和临床研究的指导意见"（Guideline on Similar Biological Medicinal Products Containing Biotechnology-derived Proteins as Active Substance：Non-clinical and Clinical Issues）对仿制生物制品药与已上市品种相似性评价的临床前和临床研究进行了规范（EMA，2006a—h）。该指导原则的非临床研究部分主要关于药理-毒理学评价（pharmaco-toxicological assessment）。临床研究部分主要提出了药动学、药效学和有效性研究的要求，另外还围绕生物类似药的免疫原性对临床安全性研究及风险管理计划（risk management plan）提出要求。2011 年，EMA 又发布了上述指导原则修订版的概念文件（EMA，2011c），提出了数个有待探讨的问题。首先，EMA 强调在动物实验中需要符合"3R 原则"〔即替代（replacement）、减少（reduction）和优化（refinement）〕；其次，修订版指导原则将在临床前研究设计中考虑基于风险的方法；最后，指导原则将更加明确，并且考虑到 PD 标志物的应用以及当某些标志物无法使用时应采用何种指标。新一版指导原则草案已于 2012 年 5 月 24 日发布。

3.3.2.5　针对特定产品类别的指导原则

前面章节介绍了生物类似药开发的通用原则。但由于每一类生物类似药的风险收益、自身特性、不良事件、临床适应证以及有无疗效评价替代指标等方面均不尽相同，因此无法通过一个通用的标准数据集（standard data sets）来对所有品种的生物类似药进行评价。为此 EMA 制定了针对特定产品类别的指导原则（product-class-specific guidelines），对生物类似药的比较研究进行了规范。目前已有 6 类生物类似药的指导原则，包括红细胞生成素（erythropoietin，EPO）、胰岛素、生长激素、α-干扰素、粒细胞集落刺激因子（granulocyte-colony-stimucating factor，G-CSF）以及低分子量肝素（low-molecular-weight heparins，LMWH），另外还有 3 个指导原则（针对 β-干扰素、卵泡刺激素及单克隆抗体）正在起草中（EMA，2006a—d，2009a—b，2010a—b，2011d）。

3.3.2.6　欧洲的经验

如前所述，欧盟 EMA 的指导原则针对生物类似药的质量、临床前及临床研究的科学性准则进行了规范。另外，表 3.2 中列出了 EMA 针对特定产品类别的指导原则（包括 EPO、G-CSF、胰岛素、生长激素、低分子量肝素及 α-干扰素）。至 2010 年 10 月 31 日，已有 14 个生物类似药根据上述针对特定产品类别的指导原则的要求成功上市，详见表 3.3。与其他地区相比，欧洲上市的生物类似药数量最多。在未来一段时间内随着多个生物药的专利到期，将有更多的生物类似药上市，势必会给产业规模和市场竞争带来巨大的改变。

表 3.2　EMA 针对特定产品类别的指导原则（Product Class-Specific Guidelines）

参数	比对试验中临床特性的相似性评价方法
药动学	根据临床表现判定可接受范围（acceptance range）。口服给药的等效性评价准则（例如 PK 指标 90％置信区间落在 80％～125％范围内）可能并不适用。
药效学	应选择与临床效应相关的 PD 标志物。例如，红细胞生成素的评价采用网织红细胞计数，粒细胞集落刺激因子（G-CSF）评价采用中性粒细胞绝对计数，胰岛素评价采用血糖钳夹技术。
疗效	应至少对参照药的一个适应证验证相似性。应选择对疗效变化较为敏感的适应证。一个适应证上满足临床相似性后，可将结果外推到原研药的其他适应证上。
安全性	至少在参照药的一个适应证中验证试验药与参照药在安全性方面的相似性。
免疫原性	在所有临床试验中均应进行抗体检测。
上市后（post-approval）	仅通过临床研究数据通常无法发现生物类似药与参照药的所有差异。应对生物类似药的安全性进行持续性的上市后监测，并同时对风险收益进行评估（benefit-risk assessment）。

3.3.2.7　讨论

欧盟通过基于证据的方法，对生物类似药的评审建立较为完善的法规和监管路径，充分考虑了生物类似药的特性，使之有别于普通仿制药的监管路径。针对生物类似药的评审，EMA 要求在合理范围内尽可能全面地对生物类似药与参照药的质量、临床前及临床信息进行比较研究，并在其指导原则中对细节进行了详细的说明。考虑到生物制品药的复杂性和多样性，欧洲对生物类似药采用点对点个案审评（case-by-case reviews）的方式。因此，除了 3 个通用指导原则以外，EMA 还针对特定产品类别的临床前和临床研究制定了指导原则。目前，欧盟的监管路径被视为生物类似药评审的金标准之一。

表 3.3　至 2010 年 12 月 31 日欧洲已经批准的生物类似药

商品名	通用名（INN）	公司	参照药	上市年
Omnitrope	生长激素（Somatropin）	Sandoz International Limited	Genotropin	2006
Valtropin	生长激素（Somatropin）	Biopartners GmbH	Humatrope	2006
Binocrit	重组人红细胞生成素（Epoetin Alfa）	Sandoz International Limited	Eprex	2007
Epoetin Alfa Hexal	重组人红细胞生成素（Epoetin Alfa）	HEXAL AG	Eprex	2007
Abseamed	重组人红细胞生成素（Epoetin Alfa）	Medice Arzneimittel Putter GmbH and Co. KG	Eprex	2007
Retacrit	重组人红细胞生成素（Epoetin Zeta）	Hospira，Inc.	Eprex	2007
Silapo	重组人红细胞生成素（Epoetin Zeta）	SAADA Arzneimittel AG	Eprex	2007
Biograstim	重组粒细胞集落刺激因子（Filgrastim）	CT Arzneimittel GmbH	Neupogen	2008
Filgrastim[a] Ratiopham	重组粒细胞集落刺激因子（Filgrastim）	Ratiopham GmbH	Neupogen	2008
Ratiograstim	重组粒细胞集落刺激因子（Filgrastim）	Ratiopham GmbH	Neupogen	2008
Tevagrastim	重组粒细胞集落刺激因子（Filgrastim）	Teva Generics GmbH	Neupogen	2008
Zarzio	重组粒细胞集落刺激因子（Filgrastim）	Sandoz International Limited	Neupogen	2009
Filgrastim Hexal	重组粒细胞集落刺激因子（Filgrastim）	HEXAL AG	Neupogen	2009
Nivestim	重组粒细胞集落刺激因子（Filgrastim）	Hospira，Inc.	Neupogen	2010

[a] 根据申办方要求，Filgrastim Ratiopham 于 2011 年 4 月 20 日撤回。

3.3.3　北美（美国和加拿大）

3.3.3.1　美国（FDA）

美国对 FOBs 的评审主要依据《美国食品、药品和化妆品法案》［U.S. Food，Drug，and Cosmetic Act（U.S. FD&C）］或《美国公共卫生和医疗服务法案》［U.S. Public Health Service Act（U.S. PHS）］。美国国会于 2010 年 3 月 23 日通过了 BPCI 法案，对 PHS 法案进行了修订。BPCI 法案针对与已获 FDA 批准上市的药物具有高度相似性或可替换性的生物制品药建立了简化的评审路径，并赋予 FDA 根据 PHS 法案中 351（k）部分的要求批准生物类似药上市的权力。而对于生长激素及胰岛素等早期依据 FD&C 法案批准上市的药品，其仿制药可以根据 FD&C 法案 505（b）（2）部分的要求提交新药申请，进而批准上市。

BPCI 法案通过后，为了解 BPCI 法案的实施情况和存在问题，FDA 于 2010 年 11 月

2—3 日在马里兰 Silver Spring 举办了一个为期 2 天的听证会，会议对生物制品药的相似性和可替换性进行了讨论，所涉及的科学问题包括但不限于：生物相似性和可替换性的评价准则和研究设计，生产过程的比对研究，患者安全和药物警戒（pharmacovigilance），独占权（exclusivity）以及费用（user fees）。

从实际角度看，药政机构迫切需要建立生物类似药审查标准和评审路径，从而代替针对单个生物类似药的点对点个案审评（ad hoc case-by-case review）。因此，FDA 成立了 3 个委员会以保证 FDA 对 FOBs 的监管方法保持一致。这 3 个委员会分别为：CDER/CBER 生物类似药实施委员会（Biosimilar Implementation Committee，BIC）、CDER 生物类似药评价委员会（Biosimilar Review Committee，BRC）及 CBER 生物类似药评价委员会（CBER BRC）。CDER/CBER BIC 主要致力于 BPCI 法案执行过程相关的跨中心政策问题（cross-center policy issues）。而 CDER BRC 和 CBER BRC 主要负责针对生物类似药的开发从申请要求方面提供咨询，对按照 PHS 法案 351（k）部分提交的生物制品上市申请（Biologic License Application）进行评审，以及处理其他相关问题。CDER BRC 和 CBER BRC 的主要评审流程包括：①申办方提交（咨询）申请；②评审组内部会议；③CDER（CBER）BRC 内部会议；④BRC 内部会议后续会议；⑤CDER（CBER）和申办方会议。

BPCI 法案还讨论了生物类似药的可替换性。在很多州，如果一般化学仿制药的可替换性得到批准，则可以将该仿制药与参照药任意交替使用而无需经过医生。但对于生物类似药而言，则无法与参照药任意交替使用。生物类似药可替换性标准高于化学仿制药。为了达到该标准，申办方需要验证对任何受试者交替使用生物类似药和参照药的风险不会高于连续使用参照药。

2012 年 2 月 9 日，FDA 针对 FOBs 的研发发布了 3 个指南草案，分别为《生物相似性评价的科学考虑》（Scientific Considerations in Demonstrating Biosimilarity to a Reference Product）、《蛋白质药物生物相似性评价中的质量考虑》（Quality Considerations in Demonstrating Biosimilarity to a Reference Protein Product）及《生物类似药：关于 2009 年版〈生物制品价格竞争与创新法案〉实施办法的问答》（Biosimilars：Questions and Answers Regarding Implementation of the BPCI Act of 2009）（FDA，2012a－c）。与 WHO 和 EMA 的要求相似，FDA 认为对生物类似药进行评价时要考虑的问题包括：生产过程的稳定性，结构相似性评价和药物的活性机制，是否存在可靠的与机制相关的 PD 指标，PK 及免疫原性的比较，以及临床数据量和原研产品的相关经验。FDA 在联邦公报上发布了为期 60 天的公告，以收集公众对指导原则的意见。上述指导原则虽然并未对生物类似药的评价提出明确的标准，但仍在一定程度上改进了美国生物类似药上市审评路径的不确定性。

3.3.3.2　加拿大（加拿大卫生部）

在加拿大，药物安全性、有效性和质量的评价及监管由加拿大卫生部（Health Canada）负责。随着生物制品药的专利过期，逐步有仿制生物药进入市场，加拿大将这种仿制生物药称为后上市生物制品（subsequent-entered biologics，SEB）。2010 年，加拿大卫生部发布了"指导原则：后上市生物制品的信息和提交要求"，旨在指导后上市生物制品的申报按照《食品和药品法案》（Food and Drugs Act）及其他规定的审批要求提供足够的数据支持并达到监管要求（Health Canada，2010）。

后上市生物制品的概念可以适用于所有生物制品药，但如果要按照后上市生物制品的审批要求上市，还需满足一定的条件：①已经有原研药上市，原研药的上市审批基于完善的研究数据，并在安全性和有效性方面有充分的数据积累；②可以通过最先进的分析方法（state-of-the-art analytical methods）研究制剂特性；③如果后上市生物制品满足一系列预先设定好的评价标准，则可以判定后上市生物制品和原研药满足生物相似性。考虑到制剂的相似性，加拿大卫生部要求生产商从以下角度进行评估：①相关的物理化学和生物学特性数据；②在生产过程各个阶段进行采样并分析；③稳定性数据和杂质数据；④后上市生物制品和参照药多批次的样本数据，用以评价制剂的变异性及波动范围；⑤临床前和临床数据及安全性研究。此外，加拿大卫生部在药品上市后仍有严格的要求，包括药物不良反应报告、阶段性安全性报告以及批准通知（notice of compliance，NOC）的暂停或撤回。

　　加拿大指导原则中明确指出，加拿大卫生部希望与其他监管机构或国际组织尽可能保持一致，因而加拿大指导原则中的概念和准则与 WHO 的指导原则较为接近。

3.3.4　亚太地区（日本和韩国）

3.3.4.1　日本（日本厚生劳动省）

　　日本厚生劳动省（The Japanese Ministry of Health，Labor and Welfare，MHLW）也同样面临生物类似药的监管问题。基于 EMA 提出的相似性概念，日本于 2009 年发布了一份指导原则（MHLW，2009），对生物类似药的质量、安全性和有效性进行了规范。该指导原则的范围涵盖了重组血浆蛋白、重组疫苗、聚乙二醇化重组蛋白及经高度纯化并经鉴定的非重组蛋白。与欧盟不同，日本指导原则未包括低分子量肝素。合成多肽类药物也未包括在日本的指导原则中，其原因在于多肽类药物易于通过结构分析（structural analyses）明确地定义，因而可以定义为一般仿制药。与欧盟相似，日本也要求将已经在日本上市的原研生物制品药作为参照药。但日本和欧盟在生物类似药的稳定性试验和杂质毒理学研究的要求上有一定的区别。日本未强制要求在生物类似药开发过程中对生物类似药与原研药的稳定性进行比对研究。此外，日本的指导原则在评价生物类似药杂质安全性方面，未要求在临床前研究阶段与原研药进行比对。目前在日本，已经有两个 FOBs "Somatropin" 和 "Epoetin alfa BS" 依据上述指导原则的评审路径上市。

3.3.4.2　韩国（KFDA）

　　在韩国，《药事法》（Pharmaceutical Affairs Act）是包括生物制品药在内的所有药品获得上市许可的根本性规范。此外，韩国食品药品监督管理局（Korean Food and Drug Administration，KFDA）还发布了各种规范性的通告。其中《关于生物制品的审评和审批要求》（Notification of the Regulation on Review and Authorization of Biological Products）是生物制品和生物类似药的主要监管依据。针对生物类似药研发过程中的各类问题，KFDA 积极地向公众征求意见并参与讨论。为了征集生物类似药相关的科学和技术相关问题，2008—2009 年间 KFDA 召开了两次公开会议并协同发起了一个研讨会。韩国针对生物类似药的监管体系可以分为 3 层：①《药事法》；②《关于生物制品的审评和审批要求》；③《生物类似药评价技术指导原则》（the Guideline on Evaluation of Biosimilar Products）（KFDA，2011；Suh and Park，2011）。韩国生物类似药的指导原则与 WHO 的指导原则比较接近（WHO，2009），其中大部分要求与 WHO 一致，二者差别主要在于对相似性临床评价的要求不同。为了保证疗效数据能够外推至参比制剂的其他适应证，韩国指导原则中要求疗效（efficacy）达到等效，而不是非劣效。等效性界值需要预先明确并有合理的制定依据，且在等效性区间中，受试制剂和参比制剂的临床疗效不应具有临床意义上的差异。

3.4 FDA 指南（草案）的回顾

针对生物相似性评价，FDA 于 2012 年 2 月 9 日发布了 3 份指南，分别是：①《生物相似性评价的科学考虑》（Scientific Considerations in Demonstrating Biosimilarity to a Reference Product）；②《蛋白质药物生物相似性评价中的质量考虑》（Quality Considerations in Demonstrating Biosimilarity to a Reference Protein Product）；③《生物类似药：关于 2009 年版〈生物制品价格竞争与创新法案〉实施办法的问答》（Biosimilars：Questions and Answers Regarding Implementation of the BPCI Act of 2009）。发布上述指南的主要目的是：①指导申办方对蛋白质药物进行生物相似性评价，以确保按照 PHS 法案 351(k) 部分的要求提交上市申请；②阐述 FDA 对于以通过 PHS 法案 351(a) 上市的药物作为参照药进行生物相似性评价的相关问题的观点。此外，上述指南还对一些常见问题做出了回应，包括申办方关心的生物类似药开发过程，以及生物制剂申请人（Biologics License Applications，BLA）或其他利益相关方关心的 FDA 对 2009 年 BPCI 法案的解读。

3.4.1 统计科学顾问委员会

统计科学顾问委员会（Statistical Scientific Advisory Board，SSAB）成立于 2009 年，是一个由安进公司（Amgen）发起和支持的独立委员会，旨在探讨生物类似药在上市监管中的统计学问题。该委员会的成员有杜克大学医学院的 Shein-Chung Chow 教授、多伦多大学的 Laszlo Endrenyi 教授和俄勒冈州立大学的 Peter A. Lachenbruch 教授。SSAB 的主要目的是：①探索未来生物类似药评价标准中亟待解决的重要统计学问题；②与 FDA 等药政机构共同探讨上述统计学问题并获得反馈。SSAB 积极致力于以下工作：①生物相似性和可替换性评价中的统计方法学研究；②自 2009 年成立以来与 FDA 等药政机构进行沟通和合作。此外，SSAB 还在指南《生物相似性评价的科学考虑》（*Scientific Considerations in Demonstrating Biosimilarity to a Reference Product*）的草案修订过程中提出了大量建设性意见。本节主要介绍 SSAB 关于生物相似性评价中递进式相似性评价策略原则和证据链完备性原则的观点。

3.4.2 FDA 指南（草案）中的科学性考虑

FDA 指南（草案）中针对生物相似性评价的以下问题进行了讨论：①采用递进式相似性评价策略进行生物相似性评价；②在生物类似药的审评中引入了证据链完备性的概念。FDA 指南（草案）中还涵盖了以下内容：①蛋白质药物的复杂性；②美国上市的参照药及其他对照品；③生物相似性评价需要进行的研究，例如蛋白质结构分析、生物学活性研究、动物实验以及临床研究等；④关于上市后安全性监测的考虑。此外，FDA 指南（草案）还针对一些重要的科学问题进行了讨论，包括：①药理学研究；②临床免疫原性评价；③临床安全性和有效性评价；④临床试验设计的考虑；⑤临床数据在不同适应证间的外推。

3.4.3 关于 FDA 指南（草案）的评论

FDA 指南（草案）对生物等效性评价中的一般概念和原则进行了介绍，但对其中的科学依据和存在的争议并未给出更为详细的信息，特别是关于 2010 年 11 月 2—3 日 FDA 在马里兰举行的听证会和 2011 年 12 月 16 日关于用户费用（user fees）的公开会议的内容。此外，上述指南也未提及关于用药可替换性评价的内容，用药可替换性是 2010 年 FDA 听证会讨论的主要问题。本节将对 FDA 指南（草案）中尚存争议或仍未解决的科学问题进行探讨。

3.4.3.1 生物相似性的定义

指南（草案）的背景部分介绍了指南制订中的科学性考虑。2010 年 5 月 23 日，美国国会通过了《平价医疗法案》（Affordable Care Act），BPCI 法案是该法案的一部分。BP-CI 法案对《美国公共卫生和医疗服务法案》（PHS Act）进行了修订，增加了部分章节。其中 351（k）部分规范了生物相似性评价的提交流程，并对生物相似性的概念进行了定义。值得注意的是，351（k）部分的申请有别于生物等效性（一般化学仿制药）的 505（j）部分的申请。根据 351（k）中的定义，生物类似药是指与参比制剂高度相似，仅在非活性成分方面存在细微差异，且在安全性、纯度和效价方面的差别没有临床意义的产品。

关于生物相似性定义，最为重要的问题是：多大的相似程度可以定义为"高度相似"（参见 Chow and Liu，2008；Chow，2011；Chow et al.，2011）？目前关于"高度相似"尚缺乏明确的定义。对于诸如"基本相似"（generally similar）、"相似"（similar）以及"高度相似"（highly similar）一类的相似性程度也缺乏明确界定。另一个重要的问题是：不同类型的相似性评价分别应该采用什么样的指标？针对这个问题，可能需要从参比制剂的评价指标中进行分析和筛选。

FDA 指南（草案）还引入了证据链完备性原则。该原则要求受试制剂和参比制剂在各研究领域（domain）（例如 PK/PD、免疫原性及临床研究）均达到相似。只在某些领域达到相似的情况称为部分相似（local similarity）。目前关于在重要研究领域达到生物相似是否能够批准上市尚无定论。

FDA 指南（草案）认为安全性、纯度和效价是评价生物相似性最重要的特性。而 2000 年美国药典/国家处方集（USP/NF XXI）中则认为，一致性、效价、纯度、安全性及稳定性是评价生物相似性最重要的特性。

3.4.3.2 生物相似性准则

针对小分子仿制药的生物等效性评价，FDA 和 EMA 等监管机构考虑对不同的药物采用同一个标准进行判定，即通用准则。尽管生物制品和小分子药品存在根本性的区别，但以药动学为终点的生物相似性研究中仍然采用通用准则作为判定标准（Chow and Liu，2010；Chow，2011）。通用准则是一种平均生物等效性评价标准，由于未考虑到药物的变异（包括个体内变异、个体间变异以及由受试者-制剂交互作用造成的变异），通用准则常被批评不利于变异水平低于参比制剂的药物。

在当前版本的指南（草案）中，并未对不同研究领域（例如功能结构、PK/PD、临床终点及生产过程）的生物相似性判定标准作出规范。生物相似性的评价标准可以有多种类型，包括但不限于：①采用均值 *vs.* 采用变异性指标；②基于矩 *vs.* 基于概率；③汇集标准 *vs.* 分隔标准；④标度准则 *vs.* 非标度准则；⑤加权 *vs.* 非加权；⑥固定界值 *vs.* 可变界值（Chow and Liu，2010；Chow et al.，2010；Hsieh et al.，2010）。2010 年 FDA 公开听证会上有多位讲者指出，由于生物制品药和小分子药品存在根本性差异，所以一般仿制药领域的生物等效性评价方法并不适用于生物制品药的相似性评价（详见 Chow and Liu，2010）。对于生物相似性的评价标准，建议考虑药物的变异水平，采用基于概率的、分隔、标化、加权、可变界值的复合指标构造相似性准则（详见 Chow et al.，2010）。

3.4.3.3　生物类似药研究

目前，基于证据链完备性考虑的生物相似性评价需要进行哪些方面的研究尚不明确。根据指南（草案）的要求，申办方需要证明受试制剂和参比制剂在安全性、纯度和效价方面的差别没有临床意义。因此，生物相似性评价所需进行的研究（例如 PK/PD 研究或临床试验）应取决于监管机构对药物特性的要求。例如，当药物可能存在安全性问题时，则该药物的生物相似性评价需要进行动物实验和免疫原性研究以评价其毒性和安全性。

3.4.3.4　研究设计

FDA 建议，对于短半衰期（小于 5 天）及免疫原性相关不良事件发生率较低的药物，人体 PK 及 PD 研究中采用交叉设计。对于长半衰期（5 天以上）药物，则通常采用平行组设计。另外，FDA 还要求受试者的选择、给药剂量、给药途径及样本量的估计均应具有足够的科学依据。除了半衰期和免疫原性以外，试验设计的选择还应考虑受试制剂和参比制剂的个体间变异和个体内变异。Chow 等（2010）提出了两种针对生物相似性评价的试验设计。另外，也可以考虑适应性序贯设计（adaptive sequential design），其优势在于能够通过桥接试验将交叉设计和平行组设计结合起来。

3.4.3.5　统计方法

当前版本指南（草案）中，未明确指定生物相似性评价的统计方法。对于小分子仿制药的生物等效性研究，如果采用常规的试验设计类型（交叉设计或平行组设计），则可以采用置信区间法或者 Schuirmann 双单侧检验进行平均生物等效性评价（Chow and Liu，2008）。FDA 指南（草案）认可将上述等效性评价方法直接应用于生物相似性评价。但是由于生物制品药（大分子）与小分子药物存在一定差异，上述方法在某些情况下并不适用于生物相似性评价（Chow and Liu，2010；Hsieh et al.，2010）。本书后面的章节将进行更深入的探讨。

FDA 在指南（草案）中建议申办方按照递进式相似性评价策略阶段性地获取生物相似性的医学证据，从而保证符合证据链完备性（totality-of-the-evidence）原则，同时也使监管机构能够在更长的评审周期中对申办方的科学证据进行评价。

3.4.3.6　递进式相似性评价策略

递进式相似性评价策略（stepwise approach）容易和统计学中的"逐步回归"（stepwise regression）混淆。为了避免混淆，可以称之为"递进式相似性评价法"（step-by-step approach）。

在生物相似性评价中采用阶段性评价的一个重要出发点是控制证据链完备性原则下的 Ⅰ型错误。在实际研发过程中，不同阶段的医学证据具有不同的临床意义，因而可以赋予不同的权重，而并不一定在统计学上达到显著性结果。按照递进式相似性评价法的原则，需要合理安排研发过程中不同类型研究的顺序，研发步骤不同，最终相似性评价的结果也不尽相同。另外，多个指标间可能会产生多重比较的问题，从而导致Ⅰ型错误的膨胀，因此应事先考虑到多重比较的可能并明确处理原则。

在相似性评价的每个阶段，需要评估生物相似性判定还有哪些研究有待完成，即评估相似性判定中的"残余不确定度"。FDA 指南（草案）将临床试验放在生物相似性评价的最后阶段，可见如果前期研究（包括结构分析、功能活性分析及动物实验）完成后，对于生物相似性判定仍存在不确定性，则需要进行临床试验。而 BPCI 法案中要求通过一个或多个临床试验（包括免疫原性研究及 PK/PD 研究等）评价药物的安全性、纯度及效价，所以未要求采用逐步评价的方法。明确二者的差异非常重要。

3.4.3.7 证据链完备性

证据链完备性是指在各研究领域均满足生物相似性。FDA 建议在不同研究领域，都显示相似程度。不同研究领域的相似程度对临床结局（例如有效性和安全性）的影响程度不同。因此，针对不同的研究领域应考虑不同的生物相似性判定标准。不同研究领域的等效性判定标准和相似程度将影响整体相似性（global similarity）评价的证据链完备性。Chow（2011）提出了基于重复概率（reproducibility probability）的生物相似性指数（biosimilarity index），该方法能够衡量生物相似性评价中的证据链完备性。关于生物相似性指数以及总体生物相似性指数（totality biosimilarity index）的详细内容将在第 5 章和第 7 章详细介绍。

根据 Chow 等（2011）的研究，生物相似性指数方法具备以下优势：①对于不同研究终点、相似性准则以及试验设计，均具有较好的稳健性；②该方法考虑了变异水平（未考虑变异水平是平均生物等效性评价中最受争议的问题）；③能够对生物相似性进行定量评价（即该方法在一定程度上回答了"多大程度的相似可以视为相似"的问题）；④对变异水平引起的异质性具备足够的敏感性。生物相似性指数适用于生物类似药研发中证据链完备性评价的不同领域，包括但不限于：安全性研究（如免疫原性研究）、纯度评价、效价评价（依据 BPCI 法案）、PK、PD、生物学活性、生物标志物（如基因标志物）以及生产工艺评价等。

3.4.3.8 生产工艺验证和可比性研究

由于生物制品药对光线和温度等环境因素的微小变化异常敏感，因此生物相似性评价时应采用考虑变异水平的相似性准则。另外，由于生产工艺会影响生物制品药的安全性和有效性，必须对生产工艺进行验证。生产工艺验证应预先制订验证方案，其中需要包括抽样计划、验收标准以及关键步骤的测试流程。对于生产流程中原料、中间产物和成品的相似性评价，需要预先设定判定标准。

3.4.3.9 美国上市的参照药及其他对照品

存在多个不同参照药时，会产生新的问题。在实际研究中，可能会出现美国上市的参照药和未在美国上市的参照药同时存在的情况，也有可能出现两种参照药均在美国上市的情况。而两种参照药有可能并未达到生物相似，即使研究人群、试验设计和检测方法均相近。

Kang 和 Chow（2013）提出了一种两参照药（例如一种欧洲参照药，一种美国参照药）的生物相似性评价方法。该方法通过三臂设计（T，R_1 和 R_2）下研究终点的相对距离（T，R_1）、（T，R_2）及（R_1，R_2）建立相似性判定准则，从而进行生物相似性评价。若 R_1 与 R_2 没有显著性差异，则可将二者合并以提高生物相似性分析的检验效能。可以考虑通过贝叶斯方法将 R_1 和 R_2 进行合并。

3.4.3.10 非劣效性与相似性

非劣效性可以视为等效性的一部分（单个方向），因此对于非对称的相似性区间，可以先进行非劣效性检验，然后再进行非优效性检验。按照上述方法可以对相似性区间的上界和下界采用不同的检验水准（即采用不同的 α_1 和 α_2），从而实现可变界值的生物相似性准则。但是非劣效界值的确定以及 α_1 和 α_2 的选择则有可能具有争议，因此可以考虑 α 消耗函数（spending functions）。任何情况下，均需要有合理的科学/统计学依据使监管机构、制药/生物技术公司以及学术界达成一致。

3.4.3.11 向 FDA 咨询

FDA 指南（草案）指出，药物研发过程中有众多受试药物特有的问题会对生物相似性评价造成影响。因此，FDA 会针对药物研发过程中的问题进行具体分析。这种专门针对特定药物的个案审评方式的主要问题是无法建立生物相似性评价的统一标准。另外，对于同类药物的审评，FDA 临床/统计审评人员之间如何保持统一的监管要求也是需要关注的问题，特别是一些缺乏合理和（或）有说服力的科学依据或者统计学支持的主观决策。

3.4.3.12 讨论

目前对于生物类似药的研究，尚有很多科学问题没有明确的答案。这些问题包括但不限于：①高度相似应如何定义；②生物相似性判定准则（仅考虑均值的准则 *vs.* 考虑变异的准则，通用准则 *vs.* 可变界值的准则）；③生物相似性程度（单个指标的生物相似性 *vs.* 整体生物相似性）；④研究设计（适应性设计在生物相似性研究中的应用）；⑤适用于证据链完备性原则的统计方法；⑥用药可替换性评价（处方可选择性 *vs.* 用药可替换性），虽然当前版本的指南（草案）中未包括此问题。在指南（草案）的更新版本中应对上述问题进行更细致的讨论。

指南（草案）建议采用递进式评价法逐步积累生物相似性的医学证据。在相似性评价的每个阶段，可以对生物相似性判定的医学证据中的"残余不确定度"进行评估。生物相似性研究需要依次进行结构分析、功能活性分析、动物实验及临床试验，如果上述研究完成后，对于生物相似性判定仍存在不确定性，则需要进行以临床疗效作为研究终点的临床试验。与 FDA 指南（草案）不同，BPCI 法案中要求提交一个或多个临床试验的结果，而未要求采用阶段性评价方法。监管机构需要对生物相似性评价中监管要求的不同予以明确说明。

对于递进式评价法，不同研究的生物相似性准则、研究设计（样本量）及统计方法均存在差异，目前对于如何进行生物相似性评价尚无明确的流程。指南建议在进行生物相似性研究前先向 FDA 的临床/统计审评人员咨询。FDA 审评同类药物时如何保持监管要求一致也是需要关注的问题，特别是对于一些缺乏合理和（或）有说服力的科学依据或者统计学支持的决策。

3.5　国际协同化

在不同国家/地区的监管要求中，生物相似性评价中的一般概念和原则没有明显差异。关于生物类似药的评价有 5 点共识：①普通仿制药的评价方法不适用于生物类似药研究；②生物类似药应与参照药在质量、安全性及有效性上类似；③通过逐步比对的方法（a stepwise comparability approach）确立生物类似药与参照药在质量方面的相似性是简化非临床和临床资料提交的前提条件；④针对不同类型生物类似药的相似性评价应采用点对点的个案审评；⑤药物警戒的重要性愈加突出。

另一方面，不同国家/地区的指导原则中也有一些差异值得关注，包括指导原则的适用范围、参照药的选择以及注册申请所需提交的研究数据。在欧洲，仿制生物制品药的概念具有广泛的适用范围，包括通过生物技术生产的蛋白质药和疫苗、血源性制品、单克隆抗体以及基因和细胞治疗制剂等。而其他监管机构则仅将生物类似药的范围限定为重组蛋白类药物。在参照药的选择方面，欧洲和日本的监管机构要求参照药必须已经经其批准在本国/地区内上市，而其他国家的监管机构则无此要求。表 3.4 汇总并比较了 WHO、欧盟、加拿大、韩国及日本的指导原则中对生物类似药的监管要求。

为了促进仿制生物制品药评价的国际协同化，2010 年 8 月 24—26 日在韩国首尔举办了第一届生物类似药研讨会，主要探讨了全球范围内"WHO 相似性生物制品评价指导原则"在监管和生产中的应用。该研讨会的讲者包括多个国家的监管人员、临床和科研专家、生物制药行业及 WHO 代表。

多个国家在指导性文件的制定和执行方面已经取得了很大的进步。例如新加坡和马来西亚的生物类似药指南主要在欧盟生物类似药指导原则的基础上修订产生，而巴西和古巴则选择在 WHO 和加拿大的指导原则的基础上建立监管要求。另一方面，生物治疗药物监管体系的国际协同化仍存在诸多挑战。例如，由于缺少生物制品药的评价和监管经验，阿拉伯地区相似性生物制品的生产并未受到有效的监管。同时，中国和印度等发展中国家针对生物类似药的监管规则还相对落后，因此需要尽快建立适当的监管规则。

总的来说，世界各地相似性生物制品的开发及 WHO 指导原则的实施处于不同的阶段，因此生物类似药的国际协同化并不会很快成为现实。但已经有一些国家已经完成或正在制定生物类似药的指导原则，而其他一些国家则仍处于观望阶段，尚不计划批准生物类似药的上市。因此，为了促进生物类似药的国际协同化，各国的监管机构应积极建立生物治疗药物的审评和监管体系；应随着相关经验的积累，对已有的指导原则进行修订，相关的经验主要来自科学咨询、药品上市许可、药品上市申请以及研讨会等；WHO 应该对其指导原则在生物类似药监管和生产中的应用保持持续的关注。

表 3.4　不同地区/国家监管要求的比较

	WHO	加拿大	韩国	欧盟	日本
名称	相似性生物制品（SBPs）	后上市生物制品（SEBs）	生物类似药（Biosimilars）	生物类似药（Biosimilars）	仿制生物制品药（Follow-on Biologics）
适用范围	重组蛋白类药物（recombinant protein drug products）			重组蛋白类药物（recombinant protein drug products）为主	重组蛋白类药物（recombinant protein drug products）
有效性	双盲或观察者单盲，等效性或非劣效性设计		等效性设计	界值应预先设定并具有充分依据	
参照药	经具有完善审评体系的监管机构批准上市的药物			欧盟上市药物	日本上市药物
稳定性	·加速降解实验 ·多种应激条件（stress conditions）下的实验				未要求
纯度	工艺相关或产物相关的杂质				
生产	·与原研药相同的监管标准 ·完整的化学和生产相关数据				
物理化学特性	·主要结构和高级结构 ·翻译后修饰				
生物学活性	·功能活性的定性评价 ·定量评价（例如酶活性测定或结合实验）				
非临床研究	·体外实验（例如受体结合实验、细胞实验） ·体内实验（PD 活性，至少一个剂量重复的毒性试验，抗体测定，局部耐受性实验）				
药动学研究设计和判定准则	·单剂量稳态研究或重复 PK 测定 ·交叉设计或平行设计 ·包括吸收和清除特征 ·应用常规的 80%～125% 等效性区间				
药效动力学	选择合理的药效学指标，并可进行 PK/PD 研究				
安全性	上市前安全性数据和风险管理计划				
原则	·普通仿制药的评价方法不适用于生物类似药 ·生物类似药的质量、安全性和有效性应与参照药近似 ·逐步比对法（a stepwise comparability approach）：生物类似药与参照药在质量方面的相似性是简化非临床和临床资料提交的前提条件 ·针对不同类型生物类似药的相似性评价应采用点对点的个案审评（case-by-case approach） ·强调药物警戒的重要性				

注：见 Wang 和 Chow（2012）.

3.6　结语

在小分子仿制药研究中，由于仿制药与原研药的活性成分完全一致，因此可以在基本生物等效性假设的前提下通过生物等效性研究获得上市许可。对于生物类似药，也已经建立了基本生物相似性假设。仿制生物制品药无法达到和原研药完全一致，而只是尽可能近似于原研药。

如 3.3 节所介绍，多数国家/地区对生物类似药的监管要求比较接近，仅在指导原则的适用范围、参照药的选择以及注册申请所需提交的研究数据方面存在差别。关于生物相似性判定准则、相似性程度的评价以及用药可替换性评价方面的内容则少有提及。而在研发过程中，"多大的相似程度可以定义为高度相似"仍是未解决的问题，申办方则会特别关注"按照生物类似药的监管要求，需要进行多少研究来进行生物相似性评价"。此外，相似性程度还可能影响药物的用药可替换性。根据 BPCI 法案，如果对任何受试者生物类似药均能够达到和原研药同样的疗效，则可以视为两者之间具备用药可替换性。但实际上证明两者具有相同的疗效是无法实现的。因此，建议将用药可替换性定义为如果具有足够的统计学把握证明生物类似药和参照药能够达到同样的疗效，则可以认为两者具备用药可替换性。

综上所述，生物类似药的相似性和（或）用药可替换性评价中，判定准则、研究设计以及统计分析方面仍有很多科学问题有待解决。对于国际协同化，则需要指导原则中对更多的细节予以规范。

4

相似性标准

4.1 引言

对于在药品间的比较,药监机构的指导原则以及文献报道中已经存在一些评价相似性的标准。这些标准包括:①体内生物等效性试验及体外生物等效性试验评价标准(FDA,1992,1999,2003;Chow and Liu,2008);②溶出特性比较的相似性系数(Moore and Flanner,1996;Chow and Ki,1997;FDA,1997);③质量控制/质量保证中原料、中间产品、成品的一致性检测(Tse et al.,2006)。这些标准在评价生物相似性上是有参考意义的,但是这些标准均未涉及相似程度的问题。总体上讲,这些标准可以被归类为:①绝对变化(absolute change)标准 *vs.* 相对变化(relative change)标准;②汇集(aggregated)标准 *vs.* 分隔(disaggregated)标准;③比例标化/加权(scaled/weighted)标准 *vs.* 非比例标化/未加权(unscaled/unweighted)标准;④基于矩的(moment-based,MB)标准 *vs.* 基于概率的(probability-based,PB)标准。

在临床研究和新药研发中,对于一个给定的研究终点,治疗后与基线的绝对变化值或相对变化值通常被考虑作为两治疗组间比较的指标。在实际操作中,评价相似性应选择绝对变化值还是相对变化值尚无确定的结论。一些比较有争议的问题已被提出(Chow,2011)。第一,到底哪个终点(例如与基线相比的绝对变化值还是相对变化值)反映的是实际情况?第二,具有临床意义的绝对变化值是否可以相似地转化为具有临床意义的相对差值?第三,基于统计效能的样本量计算采用绝对变化值和采用相对变化值产生的结果往往差异非常大。需要指出的是,目前评价药品生物等效性的现有法规是基于相对变化值的。

在制定汇集标准的时候,分隔标准中差值的均数、个体内变异和个体与受试组别交互作用常常以参比制剂有关的变异进行调整(或以参比制剂有关的变异进行加权标化)。在生物等效性评审中,采用比例标化标准的目的是避免将变异小的(好的)产品置于不利位置。对于高变异性药物的生物等效性评价,比例标化标准自2008年被美国FDA引入后一直应用于实践中(Haidar et al.,2008)。

对于相似性的评价,可以制定基于矩的标准和基于概率的标准。基于矩的标准确保两组间的差异(基于绝对变化值或者相对变化值)在某个统计学置信水平下在某个预先设定的范围内。例如,均值比的90%置信区间完全在相似性界值(δ_L, δ_U)以内。另一方面,基于概率的标准在一个期望概率下确保两组间的差异真实值(基于绝对变化值或相对变化值）在预先划定的相似性界值以内。例如，μ_T/μ_R 在 δ_L 和 δ_U 范围以内的概率大于等于一个预先设定的概率值 p_0。目前，对生物等效性评价的要求是使用基于矩的标准评价相对变化值。

为了解决评价相似程度的问题，相似性评价可以分别评价差值的均数、个体内变异和个体与受试组别交互作用。对于分别评价差值的均数、个体内变异和个体与受试组别交互作用的独立标准，称为分隔标准。如果一项标准汇总了所有这些独立标准，则称为汇集标准。在 20 世纪 90 年代初和本世纪初之间，评价群体生物等效性（PBE）和个体生物等效性（IBE）的汇集标准被认为可反映药物的处方可选择性和药物的可替换性（Chow and Liu 2008）。

在下一节中，将对平均生物等效性（ABE）、PBE、IBE 以及体外生物等效性试验的评价标准进行简要描述。在 4.3 节中将介绍溶出特性比较中使用的相似性系数。4.4 节提供了在质量控制/质量保证过程中评价一致性的标准。4.5 节中通过大量模拟的研究方法比较 MB 标准和 PB 标准在评估生物等效性或相似性中的表现。4.6 节将讨论评价相似性的其他标准，例如概率法的相对距离和基于可重现概率的相似性系数。4.7 节提供一些结论性意见。

4.2　生物等效性标准

在第 2 章中提到，生物等效性评价在基本生物等效性假设的前提下才可能进行。如果两种药品在其药物吸收特性（以吸收的程度和速率来衡量）上表现出生物等效性，一般认为它们将达到相同的治疗效果，或者它们在治疗上等效，因而可以互相替换使用。吸收的程度和速率通常通过药动学参数例如血液或血浆浓度-时间曲线下面积（AUC）以及峰浓度（$C_{\max}$）来测量。基本生物等效性假设中，假定药动学反应和临床疗效间存在关联。但是，生物等效界值和临床疗效差异的关联很难在实践中评价。

4.2.1　平均生物等效性

对于平均生物等效性评价，以下标准自 1977 年起被 FDA 考虑（Chow and Liu，2008）：

75/75 标准：如果至少 75% 的个体受试者比例（受试制剂与参比制剂个体相对生物利用度）在 75%～125% 之间，那么可以认为符合生物等效标准。这个标准有如下优势：①易于使用；②比较了个体内的相对生物利用度；③消除了在产品比较中异质性产生的影响。然而由于一些不良的统计学特性（Chow and Liu，2008），这一标准并未获得 FDA 的推荐。

80/20 标准：如果受试制剂的平均测量值与参比制剂相比无统计学差异，且如果其检验结果具有至少 80% 的统计效能去发现与对照组产品均值 20% 的差异，则可以认为符合生物等效标准。这一标准由于其背后的假设检验属于差异性检验而非等效性（相似性）检验，所以受到了批判。

±20 标准：在一定的统计学把握下，如果受试制剂的平均生物利用度在参比制剂的 ±20% 以内，那么可以认为符合生物等效标准。这一标准允许受试制剂与参比制剂在平均生物利用度比较上最多展现出 20% 的变异。±20 标准被广泛应用于大多数药品的生物等效性评价。但是，Levy（1986）指出，±20 标准不能规避 20% 的变异可能会对在研药物的疗效和安全性产生的影响。

80/125 标准：在一定的统计学把握下，如果受试制剂和参比制剂的几何均数比在（80%，125%）范围内，那么可以认为符合生物等效标准。这一标准在原始的尺度下并不是在 1 两侧对称分布。但是在对数尺度下，这一标准在 0 两侧对称分布，它的范围是 −0.2231～0.2231。

对于以上标准，根据现有的法规，评估生物等效性不需要满足 75/75 标准，因为它并不是基于严格的统计学检验。在 20 世纪 80 年代早期，±20 标准在 FDA 评估 ABE 时更被接受。而 80/20 标准被推荐作为次要分析，常常以 ±20 标准的补充分析出现。但是，80/20 标准和 ±20 标准常常得到不一致的结论。而 80/125 标准则是目前法规中所推荐的评估 ABE 的标准（FDA，2003）。

4.2.2 群体/个体生物等效性

在 20 世纪 90 年代早期，越来越多的仿制药问世，令人担忧的问题也随之出现：使用仿制药品是否安全，以及被批准上市的仿制药品是否可以替换原研药品使用。FDA 表示已经获批的仿制药可以作为原研药的替代进行使用，但是 FDA 未表明仿制药之间可否互换使用，由于仿制药是根据 80/125 标准获批的，如果从一个仿制药转换为另外一个仿制药，服用者的血药浓度可能会发生剧烈的变化。例如，如果从一个以低端界值（假定是 80%）获批的药物换为使用一个以高端界值（假定是 120%）获批的药物，那么血药浓度将可能出现 50% 的突然变化，这可能导致潜在的安全性问题。为了解决药物处方可选择性和药物的可替换性问题，从 20 世纪 90 年代早期到 21 世纪初，FDA 建议使用 PBE 的概念评价药物的处方可选择性，使用 IBE 的概念评价药物的可替换性。

假定 y_T 是受试制剂的 PK 反应值，y_R 和 $y_{R'}$ 是来自参比制剂的两个相同分布的 PK 反应值。考虑 $y_T - y_R$ 和 $y_R - y_{R'}$ 均方误差的相对差值，因此：

$$\theta = \begin{cases} \dfrac{E(y_T - y_R)^2 - E(y_R - y_{R'})^2}{E(y_R - y_{R'})^2/2}, & E(y_R - y_R)^2/2 \geqslant \sigma_0^2 \text{时} \\[2mm] \dfrac{E(y_T - y_R)^2 - E(y_R - y_{R'})^2}{\sigma_0^2}, & E(y_R - y_R)^2/2 < \sigma_0^2 \text{时} \end{cases}$$

其中 σ_0^2 是一个给定的常数。如果 y_T、y_R 和 $y_{R'}$ 是来自不同受试者的独立观测，那么当 $\theta < \theta_P$ 时，两个产品表现为 PBE。另一方面，如果 y_T、y_R 和 $y_{R'}$ 是来自同一受试者的独立观测，那么当 $\theta < \theta_I$ 时，两个产品表现为 IBE。因此，如 2.3 节提到的，FDA 指南（FDA，2001）中提出的 IBE 标准可以表示为：

$$\theta_I = \frac{\delta^2 + \sigma_D^2 + \sigma_{WT}^2 - \sigma_{WR}^2}{\max\{\sigma_{W0}^2, \ \sigma_{WR}^2\}} \tag{4.1}$$

其中 $\delta = \mu_T - \mu_R$、σ_{WT}^2、σ_{WR}^2 和 σ_D 分别依次是差值的均数、受试制剂个体内变异、参比制剂个体内变异以及个体与受试组别交互作用。σ_{W0}^2 是预先设定的数值。类似的，FDA 指导原则中判定 PBE 的标准可以表示为：

$$\theta_P = \frac{\delta^2 + \sigma_{TT}^2 - \sigma_{TR}^2}{\max\{\sigma_{T0}^2, \ \sigma_{TR}^2\}} \tag{4.2}$$

其中，σ_{TT}^2 和 σ_{TR}^2 依次是受试制剂和参比制剂的总方差，σ_{T0}^2 是操作者预先设定的数值。

常见的算法是构建评价个体（群体）生物等效性单侧 95% 置信区间 θ_I（θ_P）。如果单侧 95% 置信区间上限低于生物等效标准 θ_I（θ_P），我们可以得出受试制剂与参比制剂在个体（群体）达到生物等效。更多关于 IBE 以及 PBE 的细节请见 Chow 和 Liu 的专著（Chow and Liu，2008）。

4.2.3　体外生物等效性试验特征分析

在 FDA 关于体外生物等效性试验的指南（草案）中指出，在使用生物气溶胶撞击式采样器或多级液体撞击式采样器进行粒度分布分析时，应采用置信区间法。生物等效性可以基于卡方差异进行评估。原理是将受试制剂与参比制剂样本间差异的参数与参比制剂样本间差异的参数进行比较。更具体地说，假定 y_{ijk} 表示第 j 个样本第 k 个组别的第 i 级观测结果。（j_0）样本来自于受试制剂，（j_1，j_2）两个样本来自于参比制剂并假定共有 S 级分析结果，那么两组产品的构成差异可以表示为：

$$d_{TR} = \sum_{i=1}^{s} \frac{(y_{ij_0 T} - 0.5(y_{ij_1 R} + y_{ij_2 R}))^2}{(y_{ij_0 T} + 0.5(y_{ij_1 R} + y_{ij_2 R}))}$$

类似的，参比制剂间的构成差异可以表示为：

$$d_{RR} = \sum_{i=1}^{s} \frac{(y_{ij_1 R} - y_{ij_2 R})^2}{0.5(y_{ij_1 R} + y_{ij_2 R})}$$

对于给定的 3 个样本（试验、对照 1、对照 2），计算上述 d_{TR} 和 d_{RR} 的比值：

$$rd = \frac{d_{TR}}{d_{RR}}$$

此比值可以用作评价试验、对照 3 个样本的生物等效性指标。对于选定的样本，$E(rd) = E(d_{TR}/d_{RR})$ 的 95% 置信区间上限被认为是判定生物等效性的标准。换言之，如果 95% 置信区间上限低于生物等效性界值，那么可以认为两个产品生物等效。1999 年的 FDA 指南（草案）推荐使用 bootstrap 过程构建 $E(rd)$ 的 95% 置信区间上限。后文将对此过程做具体描述。

假定样本是通过两阶段抽样方式获得的，则按组别（试验组或对照组）随机选择 3 个批次，每个批次中随机抽取 10 个样本（瓶装或罐装）。下文关于 bootstrap 过程构建体外生物等效性评价指标的内容摘录于 FDA 指南（草案）。

对于一个包含 3 个批次受试制剂和参比制剂的试验，每个批次中 10 个罐装样本，3 个批次的产品（一个试验组、两个对照组）共有 6 种三三组合。测试批次中的每组 10 个罐装样本按照一个试验组、两个对照组共有 $(10!)^2 = (3\ 628\ 800)^2$ 种不同组合。因此，需要一个针对 6 种批次的三三组合以及 N 个罐装样本的随机抽样过程。通过 N 种 10 罐装样本随机抽样组合，计算抽取各样本三三组合的 rd 均数，从而对 rd（d_{TR} 和 d_{RR} 的比值）进行估计。FDA 通常建议 $N=500$。

4.3 溶出特性比较中使用的相似性系数

体内生物等效性研究是替代试验，评价受试制剂和参比制剂在人体内的吸收程度和速率是否接近，并基于基本生物等效性假设来推断两组产品的疗效与安全性是否类似。然而药物吸收还取决于药品的溶出特性，溶出试验是一个快速评估药物释放程度和速率的体外试验方法。因此，Leeson（1995）建议将体外的药物溶出试验作为受试制剂和参比制剂上市后替换使用的体内生物等效性研究的替代试验。对于溶出特性的比较，FDA 指南建议考虑以下评价内容：①溶出特性整体的相似性；②每个采样时间点的相似性（FDA，1997）。因为溶出特性是随着时间变化的曲线，Chow 和 Ki（1997）引入了局部相似性（local similarity）和全局相似性（global similarity）的概念。两个产品的溶出特征如果在某一时点下其差值或者比值在某一等效性（相似性）界值范围（δ_L，δ_U）之内，则称为其具有局部相似性。两个产品的溶出特征如果在全部时点下其差值或者比值均在某一等效性（相似性）界值范围（δ_L，δ_U）之内，则称为其具有全局相似性。而全局相似性也称为完全相似性（uniformly similar）。Chow 和 Ki（1997）建议在比较溶出特性时使用如下的等效性界值：

$$\delta_L = \frac{Q-\delta}{Q+\delta}, \quad \delta_U = \frac{Q+\delta}{Q-\delta}$$

其中，Q 是某一药品在 USP/NF 药典中描述的理想溶出率，δ 是一个具有重要科学性的、有实际意义的两个产品平均溶出特性的差值。

在实际操作中，δ 通常由药物学家确定。

为达到这两个相似性目的，基于 Moore 和 Flanner（1996）的专著，FDA SUPAC 指导原则（SUPAC，1995）和 FDA 溶出试验指导原则（FDA，1997）给出了相似性和差异性系数的建议。相似性系数随后被定义为试验组与对照组在所有采样时点的累积溶出百分率（依次为 μ_T，μ_R）均方差加 1 的平方根对数变换，即：

$$f_2 = 50\log\left\{ \left[1+\frac{Q}{n}\right]^{-0.5} 100 \right\} \tag{4.3}$$

其中

$$Q = \sum_{t=1}^{n}(\mu_{Rt}-\mu_{Tt})^2$$

其中 log 指以 10 为底的对数变换。

另一方面，差异性系数是在所有采样时点受试制剂和参比制剂的平均累积溶出百分率的差值绝对值之和除以参比制剂的平均累积溶出百分率之和。

$$f_1 = \frac{\sum_{t=1}^{n}|\mu_{Ri}-\mu_{Tt}|}{\sum_{t=1}^{n}\mu_{Ri}} \tag{4.4}$$

应该指出的是，Moore 和 Flanner（1996）提出的 f_1 和 f_2 的定义以及 SUPAC 指导原则、溶出试验指导原则中，都没有明确表明其定义是基于人群总体均数还是样本均值。但是，随着传统的统计学推断具备评估错误概率的能力，我们定义 f_1 和 f_2 是基于人群总体溶出率均数。继而，f_1 和 f_2 也就成为评价受试制剂与参比制剂溶出特性相似性的人群总体参数。

将 f_2 作为相似性系数已经受到许多研究者的广泛讨论和批判（Liu et al.，1997；Shah et al.，1998；Ma et al.，1999）。Chow 和 Shao（2002）指出了使用 f_2 作为评价溶出特性相似性系数的两个主要问题。第一个问题是其缺乏统计的合理性。由于 f_2 是一个统计量，因此也是一个随机变量，当两个制剂的溶出特性不相似时，$P(f_2>50)$ 的数值可能会比较大。但实际上，$P(f_2>50)$ 的数值在两个制剂的溶出特性相似时也可能会比较大。假定 $E(f_2)$ 的期望值存在，我们可以找到其 95% 置信区间下限，那么可以将 f_2 相似性系数方法中 f_2 替换为 $E(f_2)$ 的 95% 置信区间下限。第二个问题是在使用 f_2 相似性系数时，由于其使用的是平均溶出数据，所以反映的既不是局部相似性也不是全局相似性。

4.4　一致性测量

4.4.1　基于矩的方法

为评价受试制剂与参比制剂的平均生物等效性，考虑采用平行组设计的研究。假定 T 和 R 是两种关注的指标（比如药动学反应指标），其均数分别是 μ_T 和 μ_R。于是，两组产品平均生物等效性的区间假设检验可以表示为：

$$H_0 : \theta_L \geq \frac{\mu_T}{\mu_R} \text{ 或 } \theta_U \leq \frac{\mu_T}{\mu_R} \quad vs. \quad H_a : \theta_L < \frac{\mu_T}{\mu_R} < \theta_U \quad (4.5)$$

其中，(θ_L, θ_U) 是平均生物等效性界值。此外，如果 X 和 Y 分别是 T 和 R 的对数变换值，那么 4.5 中的假设检验可以表示为：

$$H_0 : \theta'_L \geq \mu_X - \mu_Y \quad \text{ 或 } \quad \theta'_U \leq \mu_X - \mu_Y \quad vs. \quad H_a : \theta'_L < \mu_X - \mu_Y < \theta'_U \quad (4.6)$$

其中，μ_X 和 μ_Y 分别是 X 和 Y 的均值，相当于是 μ_T 和 μ_R 的对数变换；(θ'_L, θ'_U) 为 $(-0.2231, 0.2231)$，相当于是（80%，125%）的对数变换。

假定 X_i 和 Y_j 是研究中获得的观察指标 T 和 R 的对数变换值，且符合正态分布，它们各自的均值为 μ_X 和 μ_Y，方差为 V_X 和 V_Y，样本量为 n_X 和 n_Y。平行组设计的两组均数差值 $\mu_X - \mu_Y$ 的 $100(1-2\alpha)$% 置信区间 (L, U) 可以通过以下公式获得：

$$\left((\overline{X} - \overline{Y}) - t_{a,df}\sqrt{\frac{S_X^2}{n_X} + \frac{S_Y^2}{n_Y}}, (\overline{X} - \overline{Y}) + t_{a,df}\sqrt{\frac{S_X^2}{n_x} + \frac{S_X^2}{n_Y}} \right) \quad (4.7)$$

其中，$\overline{X}$、$\overline{Y}$、S_X^2 和 S_Y^2 依次是 μ_X、μ_Y、V_X 和 V_Y 的无偏估计。在 $V_X \neq V_Y$ 的假定下，前文提到的 t 分布的自由度 df 可以通过以下公式获得：

$$df = \frac{(S_X^2/n_X + S_Y^2/n_Y)^2}{(S_X^2/n_X)^2/(n_X-1) + (S_Y^2/n_Y)^2/(n_Y-1)}$$

如果置信区间（L，U）在等效性界值内（θ'_L，θ'_U），那么可以得到受试制剂和参比制剂具有平均生物等效性的结论。

4.4.2　基于概率的方法

Tse 等（2006）的研究提出了一个基于概率的指数，用来测量生产质量控制/质量保证环节中两个中药产品原料、中间产品、成品的一致性。后文具体描述其检验一致性的方法。

假定 T 和 R 是受试制剂和参比制剂关注的指标，其均数分别是 μ_T 和 μ_R。Tse 等（2006）提出如下概率检验 T 和 R 的一致性：

$$p_C = P\left(1-\delta < \frac{T}{R} < 1+\delta\right) = P(\log(1-\delta) < X - Y < \log(1+\delta)) \quad (4.8)$$

其中，$0<\delta<1$ 是一个一致性可接受范围的界值。这种方法可以应用于评价药品间的生物等效性（相似性）。在这种情况下，我们将这个基于概率估算的指数 p_C 认为是代表平均生物等效性或者平均生物相似性（以 p_{PB} 表示）的指标，即 $p_C = p_{PB}$。假定 X_i 和 Y_j 是研究中获得的观察指标 T 和 R 的对数变换值，且符合正态分布，它们各自的均值为 μ_X 和 μ_Y，方差为 V_X 和 V_Y，样本量为 n_X 和 n_Y。

根据第二个表达式 $p_C = p_{PB}$，以及极大似然估计的不变原则，从公式 4.8 中可以得到 p_{PB} 的极大似然估计（maximum likelihood estimator，MLE）表达式为：

$$\hat{p}_{PB} = \Phi\left(\frac{\log(1+\delta) - (\overline{X}-\overline{Y})}{\sqrt{\hat{V}_X + \hat{V}_Y}}\right) - \Phi\left(\frac{\log(1-\delta) - (\overline{X}-\overline{Y})}{\sqrt{\hat{V}_X + \hat{V}_Y}}\right) \quad (4.9)$$

其中，$\Phi(z_0) = P(Z<z_0)$ 中 Z 是标准正态分布随机变量。$\hat{V}_X$ 和 $\hat{V}_Y$ 分别是 V_X 和 V_Y 的 MLE。

此外，可以由 $\hat{p}_{PB}$ 得到渐近分布：

$$\frac{\hat{p}_{PB} - p_{PB} - B(\hat{p}_{PB})}{\sqrt{C(\hat{p}_{PB})}} \rightarrow N(0,1)$$

其中，$B(\hat{p}_{PB})$ 和 $C(\hat{p}_{PB})$ 分别是 $B(p_{PB})$ 和 $C(p_{PB})$ 的 MLE。$B(p_{PB})$ 和 $C(p_{PB})$ 的定义如下：

$$B(p_{PB}) = -\frac{\partial \hat{p}_{PB}}{\partial V_X}\frac{V_X}{n_X} - \frac{\partial \hat{p}_{PB}}{\partial V_Y}\frac{V_Y}{n_Y}$$
$$+ \frac{1}{2}\left[\frac{\partial^2 \hat{p}_{PB}}{\partial \mu_X^2}\frac{V_X}{n_X} + \frac{\partial^2 \hat{p}_{PB}}{\partial \mu_Y^2}\frac{V_Y}{n_Y} + \frac{\partial^2 \hat{p}_{PB}}{\partial V_X^2}\left(\frac{2V_X^2}{n_X}\right) + \frac{\partial^2 \hat{p}_{PB}}{\partial V_Y^2}\left(\frac{2V_Y^2}{n_Y}\right)\right]$$

$$C(p_{PB}) = \left[\left(\frac{\partial \hat{p}_{PB}}{\partial \mu_X} \right)^2 \frac{V_X}{n_X} + \left(\frac{\partial \hat{p}_{PB}}{\partial \mu_Y} \right)^2 \frac{V_Y}{n_Y} + \left(\frac{\partial \hat{p}_{PB}}{\partial V_X} \right)^2 \left(\frac{2V_X^2}{n_X} \right) + \left(\frac{\partial \hat{p}_{PB}}{\partial V_Y} \right)^2 \left(\frac{2V_Y^2}{n_Y} \right) \right]$$

$$\frac{\partial \hat{p}_{PB}}{\partial \mu_X} = - \frac{\partial \hat{p}_{PB}}{\partial \mu_Y} = \left(\frac{-1}{\sqrt{V_x + V_Y}} \right) [\phi(Z_2) - \phi(Z_1)] \overline{X}$$

$$\frac{\partial \hat{p}_{PB}}{\partial V_X} = \frac{\partial \hat{p}_{PB}}{\partial V_Y} = \left(\frac{-1}{2(V_X + V_Y)} \right) [Z_2 \phi(Z_2) - Z_1 \phi(Z_1)]$$

$$\frac{\partial^2 \hat{p}_{PB}}{\partial \mu_X^2} = \frac{\partial^2 \hat{p}_{PB}}{\partial \mu_Y^2} = \left(\frac{-1}{V_X + V_Y} \right) [Z_2 \phi(Z_2) - Z_1 \phi(Z_1)]$$

$$\frac{\partial^2 \hat{p}_{PB}}{\partial V_X^2} = \frac{\partial^2 \hat{p}_{PB}}{\partial V_Y^2} = \frac{1}{4(V_X + V_Y)^2} [(3Z_2 - Z_2^3)\phi(Z_2) - (3Z_1 - Z_1^3)\phi(Z_1)]$$

其中

$$Z_1 = \frac{\log(1-\delta) - (\overline{X} - \overline{Y})}{\sqrt{\hat{V}_X + \hat{V}_Y}}, \quad Z_2 = \frac{\log(1+\delta) - (\overline{X} - \overline{Y})}{\sqrt{\hat{V}_X + \hat{V}_Y}}$$

以及

$$\phi(Z) = \frac{1}{\sqrt{2\pi}} \exp\left(-\frac{z^2}{2} \right)$$

基于概率方法的平均生物等效性或平均生物相似性检验可以由下面的基于 p_{PB} 的假设检验得到：

$$H_0 : p_{PB} \leqslant p_0 \quad vs. \quad H_a : p_{PB} > p_0$$

其中 p_0 是平均生物等效性或平均生物相似性的界值下限。如果满足以下条件，我们将拒绝原假设而接受备择假设：

$$\hat{p}_{pB} > p_0 + B(\hat{p}_{PB}) + Z_a \sqrt{C(\hat{p}_{PB})}$$

其中 $B(\hat{p}_{PB})$ 和 $C(\hat{p}_{PB})$ 通过将 $\hat{V}_X$ 和 $\hat{V}_Y$ 分别取代 V_X 和 V_Y 代入相应的 $B(p_{PB})$ 和 $C(p_{PB})$ 公式中得到。

4.5 比较基于矩的标准和基于概率的标准

为了研究前文中介绍的基于矩的（MB）标准和基于概率的（PB）标准在评价生物制品生物相似性时的可行性和适用性，可以考虑使用下文中某个方法正确判断生物相似性的假设检验和概率。假定 T_i 代表基于 i 标准评价相似性的检验统计量，其中 $i = MB$ 代表矩法标准，$i = PB$ 代表概率法标准。采用如下假设检验对生物仿制药和原研创新药进行生物等效性检验：

$$H_{0i} : 两药不相似 \quad vs. \quad H_{ai} : 两药相似$$

其中，i 原假设代表基于 i 方法对 T_i 均数的检验。因此，

$$\alpha_i = P(拒绝\ H_{0i} \mid H_{0i})$$

表示当 H_{0i} 为真时拒绝 H_{0i} 的概率。同样，

$$p_i = 1 - \beta_i = 1 - P(拒绝\ H_{ai} \mid H_{ai}) = P(拒绝\ H_{0i} \mid H_{ai})$$

表示当生物仿制药确实与原研药相似时得到生物相似结论的把握度。因此，（p_{PB}）是采用 MB 标准（或采用 PB 标准）时正确判断为具有生物相似性的概率。

为了比较 MB 标准和 PB 标准在评价生物相似性时的相对表现，我们考虑检验下列的一致率情况（见表 4.1）

P_{11}：MB 和 PB 两种方法同时得到平均生物等效结论的概率

P_{12}：MB 方法未得到平均生物等效结论，但 PB 方法得到了该结论的概率

P_{21}：MB 方法得到平均生物等效结论，但 PB 方法未得到该结论的概率

P_{22}：MB 和 PB 两种方法均未得到平均生物等效结论的概率[*]

表 4.1　两种方法的一致率

基于概率的方法（PB）	基于矩的方法（MB）	
	相似 q	不相似 （$1-q$）
相似 p	$P_{11} = pq$	$P_{12} = p(1-q)$
不相似（$1-p$）	$P_{21} = (1-p)\,q$	$P_{22} = (1-p)(1-q)$

假定 $P_{PB} = p$，$P_{MB} = q$。那么可以得出：

$$P_{11} = pq$$
$$P_{12} = p(1-q)$$
$$P_{21} = (1-p)q$$
$$P_{22} = (1-p)(1-q)$$

如上所示，在两种方法评价生物等效性方面，$P_{11} + P_{22}$ 代表两种方法一致的概率，而 $P_{12} + P_{21}$ 代表两种方法不一致的概率。如果 P_{12} 比较小，说明基于 PB 标准判定的生物相似结论很有可能按照 MB 标准也判定为生物相似。另一方面，如果 P_{21} 比较大，则说明即使按照 MB 标准被判定为生物相似，也不能确保数据能够满足 PB 标准而判定为生物等效。

下述研究是一项模拟研究，它通过在下述参数条件下模拟产生数据并观察 P_{12} 和 P_{21} 之间的关系来评价 MB 标准和 PB 标准在评价生物相似性方面的表现。

根据参数设置，对于每一个 27 个不同组合的（n，μ_T，μ_R，$\sqrt{V_T}$，$\sqrt{V_R}$）均产生 10 000 个随机样本，其中受试制剂和参比制剂的样本例数假定和 n 相等。对产生的随机样本同时使用 MB 或者 PB 方法评价平均生物等效性，均依据（（θ_L，θ_U），δ，p_0）的 8 个 ABE 标准组合进行评判。对表 4.2 中所列的 216 个不同组合的参数，通过数据模拟实验计算 P_{11}、P_{12}、P_{21} 和 P_{22} 的取值。此外，考虑到同时研究生物相似性界值 δ 以及变异大小 V_T 和 V_R 对两种方法一致性或不一致性的影响，也进行了表 4.3 和表 4.4 中所列的其余不同参数组合的单独模拟计算。

针对表 4.2 中参数模拟后的计算结果汇总于表 4.5 和表 4.6 中，从这些表中我们有如

下发现：

表 4.2 模拟研究中的参数设置明细

	T 和 R 的总体参数		ABE 标准 MB 法	ABE 标准 PB 法	
n	(μ_T, μ_R)	$(\sqrt{V_T}, \sqrt{V_R})$	(θ_L, θ_U)	δ	p_o
12	(100，95)	(10，5)	(80%，125%)	0.10	0.70
	(100，100)	(10，10)	(90%，111%)	0.20	0.90
	(100，105)	(10，15)			
		(20，15)			
		(20，20)			
		(20，25)			
		(30，25)			
		(30，30)			
		(30，35)			

表 4.3 针对 δ 影响的模拟研究参数设置明细

	T 和 R 的总体参数		ABE 标准 MB 法	ABE 标准 PB 法	
n	(μ_T, μ_R)	$(\sqrt{V_T}, \sqrt{V_R})$	(θ_L, θ_U)	δ	p_o
12	(100，100)	(10，10)	(80%，125%)	0.10	0.7
		(20，20)	(90%，111%)	0.15	0.9
				0.20	
				0.25	
				0.30	
				0.35	
				0.40	

表 4.4 针对方差影响的模拟研究参数设置明细

	T 和 R 的总体参数		平均生物等效标准 MB 法	平均生物等效标准 PB 法	
n	(μ_T, μ_R)	$(\sqrt{V_T}, \sqrt{V_R})$	(θ_L, θ_U)	δ	p_o
12	(100，100)	(5，5)	(80%，125%)	0.10	0.7
		(10，10)	(90%，111%)	0.20	0.9
		(15，15)			
		(20，20)			
		(25，25)			
		(30，30)			
		(35，35)			
		(40，40)			

表 4.5 每组 $n=12$、MB 等效性界值为（80%，125%）时，数据模拟计算的 P_{11}、P_{12}、P_{21} 和 P_{22}

μ_R	σ_T	σ_R	$p_o=0.7$				$p_o=0.9$			
			P_{11}	P_{12}	P_{21}	P_{22}	P_{11}	P_{12}	P_{21}	P_{22}
$\delta=0.10$										
95	1	5	0.005	0.0000	0.9938	0.0004	0.0000	0.0000	0.9996	0.0004
		10	0.000	0.0000	0.9916	0.0084	0.0000	0.0000	0.9916	0.0084
		15	0.000	0.0000	0.9239	0.0761	0.0000	0.0000	0.9239	0.0761
	2	15	0.000	0.0000	0.7192	0.2808	0.0000	0.0000	0.7192	0.2808
		20	0.000	0.0000	0.6095	0.3905	0.0000	0.0000	0.6095	0.3905
		25	0.000	0.0000	0.4588	0.5412	0.0000	0.0000	0.4588	0.5412
	30	25	0.000	0.0000	0.2595	0.7505	0.0000	0.0000	0.2495	0.7505
		30	0.000	0.0000	0.1597	0.8403	0.0000	0.0000	0.1597	0.8403
		35	0.0000	0.0000	0.0963	0.9037	0.0000	0.0000	0.0963	0.9037
100	10	5	0.024	0.0000	0.9753	0.0000	0.0001	0.0000	0.9999	0.0000
		10	0.000	0.0000	0.9992	0.0003	0.0000	0.0000	0.9997	0.0003
		15	0.000	0.0000	0.9912	0.0088	0.0000	0.0000	0.9912	0.0088
	20	15	0.000	0.0000	0.8412	0.1588	0.0000	0.0000	0.8412	0.1588
		20	0.000	0.0000	0.7185	0.2815	0.0000	0.0000	0.7185	0.2815
		25	0.000	0.0000	0.5551	0.4449	0.0000	0.0000	0.5551	0.4449
	30	25	0.000	0.0000	0.2962	0.7038	0.0000	0.0000	0.2962	0.7038
		30	0.000	0.0000	0.1928	0.8072	0.0000	0.0000	0.1928	0.8072
		35	0.000	0.0000	0.1248	0.8752	0.0000	0.0000	0.1248	0.8752
105	10	5	0.011	0.0000	0.9880	0.0001	0.0001	0.0000	0.9998	0.0001
		10	0.000	0.0000	0.9947	0.0049	0.0000	0.0000	0.9951	0.0049
		15	0.000	0.0000	0.9568	0.0432	0.0000	0.0000	0.9568	0.0432
	20	15	0.000	0.0000	0.7762	0.2238	0.0000	0.0000	0.7762	0.2238
		20	0.000	0.0000	0.6597	0.3403	0.0000	0.0000	0.6597	0.3403
		25	0.000	0.0000	0.5391	0.4609	0.0000	0.0000	0.5391	0.4609
	30	25	0.000	0.0000	0.2921	0.7079	0.0000	0.0000	0.2921	0.7079
		30	0.000	0.0000	0.2093	0.7907	0.0000	0.0000	0.2093	0.7907
		35	0.000	0.0000	0.1422	0.8578	0.0000	0.0000	0.1422	0.8578
$\delta=0.20$										
95	10	5	0.7314	0.0000	0.2682	0.0004	0.0976	0.0000	0.9020	0.0004
		10	0.3712	0.0000	0.6204	0.0084	0.0088	0.0000	0.9828	0.0084
		15	0.0786	0.0000	0.8453	0.0761	0.0005	0.0000	0.9234	0.0761
	20	15	0.0023	0.0000	0.7169	0.2808	0.0000	0.0000	0.7192	0.2808
		20	0.0004	0.0000	0.6091	0.3905	0.0000	0.0000	0.6095	0.3905
		25	0.0000	0.0000	0.4588	0.5412	0.0000	0.0000	0.4588	0.5412

（续表）

μ_R	σ_T	σ_R	$p_O=0.7$				$p_O=0.9$			
			P_{11}	P_{12}	P_{21}	P_{22}	P_{11}	P_{12}	P_{21}	P_{22}
	30	25	0.0000	0.0000	0.2495	0.7505	0.0000	0.0000	0.2495	0.7505
		30	0.0000	0.0000	0.1597	0.8403	0.0000	0.0000	0.1597	0.8403
		35	0.0000	0.0000	0.0963	0.9037	0.0000	0.0000	0.0963	0.9037
100	10	5	0.9536	0.0000	0.0464	0.0000	0.3081	0.0000	0.6919	0.0000
		10	0.7049	0.0000	0.2948	0.0003	0.0330	0.0000	0.9667	0.0003
		15	0.1869	0.0000	0.8043	0.0088	0.0010	0.0000	0.9902	0.0088
	20	15	0.0037	0.0000	0.8375	0.1588	0.0000	0.0000	0.8412	0.1588
		20	0.0006	0.0000	0.7179	0.2815	0.0000	0.0000	0.7185	0.2815
		25	0.0002	0.0000	0.5549	0.4449	0.0000	0.0000	0.5551	0.4449
	30	25	0.0000	0.0000	0.2962	0.7036	0.0000	0.0000	0.2962	0.7038
		30	0.0000	0.0000	0.1928	0.8072	0.0000	0.0000	0.1928	0.8072
		35	0.0000	0.0000	0.1248	0.8752	0.0000	0.0000	0.1248	0.8452
105	10	5	0.9439	0.0000	0.0560	0.0001	0.2910	0.0000	0.7089	0.0001
		10	0.7203	0.0000	0.2748	0.0049	0.0342	0.0000	0.9609	0.0049
		15	0.2126	0.0000	0.7442	0.0432	0.0022	0.0000	0.9546	0.0432
	20	15	0.0058	0.0000	0.7704	0.2238	0.0000	0.0000	0.7762	0.2238
		20	0.0005	0.0000	0.6592	0.3403	0.0000	0.0000	0.6597	0.3403
		25	0.0002	0.0000	0.5389	0.4609	0.0000	0.0000	0.5391	0.4609
	30	25	0.0000	0.0000	0.2921	0.7079	0.0000	0.0000	0.2921	0.7079
		30	0.0000	0.0000	0.2093	0.7907	0.0000	0.0000	0.2093	0.7907
		35	0.0000	0.0000	0.1422	0.8578	0.0000	0.0000	0.1422	0.8578

表 4.6　每组 $n=12$、MB 等效性界值为（90%，111%）时，数据模拟计算的 P_{11}、P_{12}、P_{21} 和 P_{22}

μ_R	σ_T	σ_R	$p_O=0.7$				$p_O=0.9$			
			P_{11}	P_{12}	P_{21}	P_{22}	P_{11}	P_{12}	P_{21}	P_{22}
$\delta=0.10$										
95	10	5	0.0058	0.0000	0.4626	0.5316	0.0000	0.0000	0.4684	0.5316
		10	0.0000	0.0000	0.3153	0.6847	0.0000	0.0000	0.3153	0.6847
		15	0.0000	0.0000	0.1438	0.8562	0.0000	0.0000	0.1438	0.8562
	20	15	0.0000	0.0000	0.0138	0.9862	0.0000	0.0000	0.0138	0.9862
		20	0.0000	0.0000	0.0033	0.9967	0.0000	0.0000	0.0033	0.9967
		25	0.0000	0.0000	0.0009	0.9991	0.0000	0.0000	0.0009	0.9991
	30	25	0.0000	0.0000	0.0002	0.9998	0.0000	0.0000	0.0002	0.9998
		30	0.0000	0.0000	0.0000	1.0000	0.0000	0.0000	0.0000	1.0000
		35	0.0000	0.0000	0.0000	1.0000	0.0000	0.0000	0.0000	1.0000

（续表）

μ_R	σ_T	σ_R	$p_O=0.7$				$p_O=0.9$			
			P_{11}	P_{12}	P_{21}	P_{22}	P_{11}	P_{12}	P_{21}	P_{22}
100	10	5	0.0247	0.0000	0.8381	0.1372	0.0001	0.0000	0.8627	0.1372
		10	0.0005	0.0000	0.6061	0.3934	0.0000	0.0000	0.6066	0.3934
		15	0.0000	0.0000	0.2684	0.7316	0.0000	0.0000	0.2684	0.7316
	20	15	0.0000	0.0000	0.0225	0.9775	0.0000	0.0000	0.0225	0.9775
		20	0.0000	0.0000	0.0047	0.9953	0.0000	0.0000	0.0047	0.9953
		25	0.0000	0.0000	0.0011	0.9989	0.0000	0.0000	0.0011	0.9989
	30	25	0.0000	0.0000	0.0000	1.0000	0.0000	0.0000	0.0000	1.0000
		30	0.0000	0.0000	0.0001	0.9999	0.0000	0.0000	0.0001	0.9999
		35	0.0000	0.0000	0.0000	1.0000	0.0000	0.0000	0.0000	1.0000
105	10	5	0.0119	0.0000	0.5052	0.4829	0.0001	0.0000	0.5170	0.4829
		10	0.0004	0.0000	0.3746	0.6250	0.0000	0.0000	0.3750	0.6250
		15	0.0000	0.0000	0.1986	0.8014	0.0000	0.0000	0.1986	0.8014
	20	15	0.0000	0.0000	0.0218	0.9782	0.0000	0.0000	0.0218	0.9782
		20	0.0000	0.0000	0.0061	0.9939	0.0000	0.0000	0.0061	0.9939
		25	0.0000	0.0000	0.0020	0.9980	0.0000	0.0000	0.0020	0.9980
	30	25	0.0000	0.0000	0.0001	0.9999	0.0000	0.0000	0.0001	0.9999
		30	0.0000	0.0000	0.0000	1.0000	0.0000	0.0000	0.0000	1.0000
		35	0.0000	0.0000	0.0000	1.0000	0.0000	0.0000	0.0000	1.0000
$\delta=0.20$										
95	10	5	0.4616	0.2698	0.0068	0.2618	0.0973	0.0003	0.3711	0.5313
		10	0.2621	0.1091	0.0532	0.5756	0.0088	0.0000	0.3065	0.6847
		15	0.079	0.0207	0.0859	0.8355	0.0005	0.0000	0.1433	0.8562
	20	15	0.0015	0.0008	0.0123	0.9854	0.0000	0.0000	0.0138	0.9862
		20	0.0002	0.0002	0.0031	0.9965	0.0000	0.0000	0.0033	0.9967
		25	0.0000	0.0000	0.0009	0.9991	0.0000	0.0000	0.0009	0.9991
	30	25	0.0000	0.0000	0.0002	0.9998	0.0000	0.0000	0.0002	0.9998
		30	0.0000	0.0000	0.0000	1.0000	0.0000	0.0000	0.0000	1.0000
		35	0.0000	0.0000	0.0000	1.0000	0.0000	0.0000	0.0000	1.0000
100	10	5	0.8504	0.1032	0.0124	0.0340	0.3029	0.0052	0.5599	0.1320
		10	0.5326	0.1723	0.0740	0.2211	0.0325	0.0005	0.5741	0.3929
		15	0.1283	0.0586	0.1401	0.6730	0.0010	0.0000	0.2674	0.7316
	20	15	0.0026	0.0011	0.0199	0.9764	0.0000	0.0000	0.0225	0.9775
		20	0.0004	0.0002	0.0043	0.9951	0.0000	0.0000	0.0047	0.9953
		25	0.0002	0.0000	0.0009	0.9989	0.0000	0.0000	0.0011	0.9989
	30	25	0.0000	0.0000	0.0000	1.0000	0.0000	0.0000	0.0000	1.0000

（续表）

μ_R	σ_T	σ_R	$p_O=0.7$				$p_O=0.9$			
			P_{11}	P_{12}	P_{21}	P_{22}	P_{11}	P_{12}	P_{21}	P_{22}
		30	0.0000	0.0000	0.0001	0.9999	0.0000	0.0000	0.0001	0.9999
		35	0.0000	0.0000	0.0000	1.0000	0.0000	0.0000	0.0000	1.0000
105	10	5	0.5136	0.4303	0.0035	0.0526	0.2499	0.411	0.2672	0.4418
		10	0.3457	0.3746	0.0293	0.2504	0.0314	0.0028	0.3436	0.6222
		15	0.1064	0.1062	0.0922	0.6952	0.0020	0.0002	0.1996	0.8012
	20	15	0.0035	0.0023	0.0183	0.9759	0.0000	0.0000	0.0218	0.9782
		20	0.0004	0.0001	0.0057	0.9938	0.0000	0.0000	0.0061	0.9939
		25	0.0002	0.0000	0.0018	0.9980	0.0000	0.0000	0.0020	0.9980
	30	25	0.0000	0.0000	0.0001	0.9999	0.0000	0.0000	0.0001	0.9999
		30	0.0000	0.0000	0.0000	1.0000	0.0000	0.0000	0.0000	1.0000
		35	0.0000	0.0000	0.0000	1.0000	0.0000	0.0000	0.0000	1.0000

1. 在上述研究中，几乎所有参数组合的 p_{MB} 均比 p_{PB} 高，差异非常明显，说明 PB 标准比 MB 标准更严苛。然而，如果我们将参数设置为高变异，这意味着 PB 的标准需要从（80%，125%）调整到（90%，111%），此时，MB 标准的拒绝率会升高，继而 p_{MB} 和 p_{PB} 将更接近。

2. 那些通过 MB 标准的生物等效性或生物相似性检验有较低的概率通过 PB 标准。从表 4.5 中可以看到，当 $n=24$ 时（即每治疗组 12 个受试者），在（μ_T，μ_R，V_T，V_R，δ，p_0）＝（100，100，20，20，0.2，0.7）和（θ_L，θ_U）＝（80%，125%）的情况下两个标准的不一致率（即 P_{12} 和 P_{21}）是 0.0000 和 0.7179，这意味着 PB 标准比 MB 标准要严格得多。

3. 考虑到 MB 标准是 FDA 推荐参考的，在鉴别产品的生物等效性或生物相似性时，若使用 PB 标准来获得和 MB 标准相同的准确性和可靠性，可以考虑将 PB 标准中的界值 δ 或 p_0 适当放宽。比如，在（μ_T，μ_R，V_T，V_R）＝（100，100，10，5）和（θ_L，θ_U）＝（90%，111%）的情况下，选择 $p_0=0.9$ 和 $\delta=0.1$ 作为 PB 标准的界值不能达到和 MB 相同的概率判断生物等效性或生物相似性（$p=0.0001\ vs.\ q=0.8628$）；然而选择 $p_0=0.7$ 和 $\delta=0.2$，就可以达到相近的概率（$p=0.8628\ vs.\ q=0.9536$）了。但在高变异度的情况下，无论如何调整生物等效性或相似性界值，两个标准均很难在准确性和可靠性上达到比较接近的水平。

图 4.1 和图 4.2 是基于表 4.3 和表 4.4 中所列参数的数据模拟结果，展示了 MB 和 PB 两种方法一致率和不一致率的变化与 δ 和 σ 的关系。其中 σ 代表总体的标准差，并假定其在受试制剂和参比制剂中相等。具体发现汇总如下：

1. 在图 4.1 中，$p=P_{11}+P_{12}$，即按照 PB 方法判定为生物相似的概率随着 δ 增大在两组图中均增加。另一方面，当 σ 和 p_0 增大时，p 的曲线斜率会变平。对于 $q=P_{11}+P_{21}$ 而言，即按照 MB 方法判定生物相似的概率，无论 δ 发生多大改变，q 的形状其仍保持为一条水平的线，因为 δ 是判断平均生物等效性的 PB 方法的标准，和 MB 标准的表现无关。

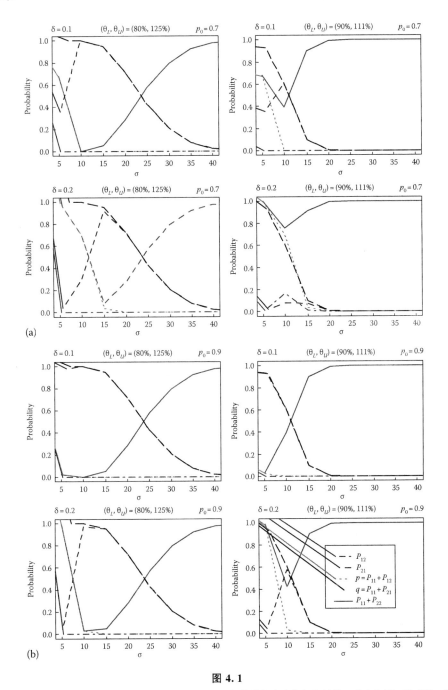

图 4.1

(a) 在 $p_0 = 0.7$ 和不同 δ 时，MB 方法与 PB 方法判定生物等效性或生物相似性的一致率和不一致率随 σ 的变化

(b) 在 $p_0 = 0.9$ 和不同 δ 时，MB 方法与 PB 方法判定生物等效性或生物相似性的一致率和不一致率随 σ 的变化

然而，当 (θ_L, θ_U) 由（80％，125％）调整到（90％，111％）时，q 相应变小，相当于 MB 方法的界值更严格了。另一方面，当 δ 增大时，P_{12} 增大而 P_{21} 变小，相当于 PB 方法的界值变宽松了。此外，当 $(\theta_L, \theta_U) = $（80％，125％）时，两种方法判定的一致率即 $P_{11} + P_{22}$ 在 δ 比较小时保持不变，当 δ 变大时也随之变大。而当 $(\theta_L, \theta_U) = $（90％，111％）时，在 δ 比较小时随着 δ 增大而变大，在 δ 比较大时随着 δ 增大而变小。值得注意的是，$P_{11} + P_{22}$ 变小的主要原因是 P_{22} 变小，当 MB 方法的等效性界值由（80％，125％）变化为

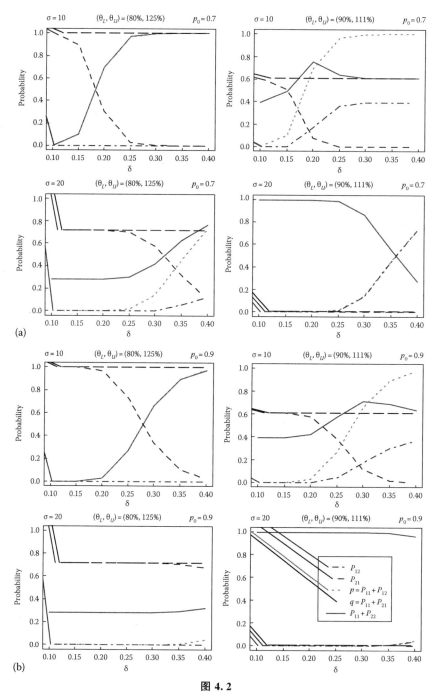

图 4.2

(a) 在 $p_0 = 0.7$ 和不同 σ 时，MB 方法与 PB 方法判定生物等效性或生物相似性的一致率和不一致率随 δ 的变化

(b) 在 $p_0 = 0.9$ 和不同 σ 时，MB 方法与 PB 方法判定生物等效性或生物相似性的一致率和不一致率随 δ 的变化

（90％，111％）时变严格了，也就导致 P_{22} 下降，继而 $P_{11} + P_{22}$ 也相应下降了。

2. 在图 4.2 中，所有小图都提示 p 和 q 均随着 σ 的增加快速下降。如果 δ 增加，（θ_L，θ_U）变宽，则线条变化更平缓。然而，在多数情况下，p 对 σ 的变化相比 q 而言更敏感，下降更快。另一方面，P_{21} 随着 σ 的改变变化更剧烈，而 P_{12} 在大多数小图里保持了其形状。σ 的变化对 PB 方法得到生物等效性概率的影响比 MB 方法更剧烈。因此，图 4.2 中的模拟结果体现了 PB 方法比 MB 方法对变异的变化更敏感。

4.6 其他标准

4.6.1 基于概率的相对距离

在 4.2.2 节介绍了 Schall 和 Luus（1993）提出的 MB 标准的相对距离法，此外，他们（Schall and Luus, 1993）还提出了 PB 方法来分析药品间药动学参数的差异，其中也包括了判断生物等效性的方法。该方法同样适用于生物相似性的评价。Schall 和 Luus（1993）提出的 MB 方法基于如下所示的均方差期望值：

$$d(Y_j; Y_{j'}) = \begin{cases} E(Y_T - Y_R)^2, & \text{如果 } j = T \text{ 且 } j' = R \\ E(Y_R - Y_R')^2, & \text{如果 } j = R \text{ 且 } j' = R \end{cases} \qquad (4.10)$$

对于事先规定的正数 r，PB 方法的差异性分析的统计量如下所示（Schall and Luus, 1993）：

$$d(Y_j; Y_{j'}) = \begin{cases} P\{|Y_T - Y_R| < r\}, & \text{如果 } j = T \text{ 且 } j' = R \\ P\{|Y_T - Y_R| < r\}, & \text{如果 } j = R \text{ 且 } j' = R \end{cases} \qquad (4.11)$$

$d(Y_T; Y_R)$ 为受试制剂和参比制剂间一些药动学参数的差异期望测量值，$d(Y_R; Y_R')$ 为参比制剂重复给药间的差异期望测量值。参比制剂间的 $d(Y_R; Y_R')$ 在生物等效性标准中的角色相当于是对照。背后的原理是参比制剂应该同它本身之间是生物等效的。因此，对于 MB 的方法，如果受试制剂确实与参比制剂之间生物等效，$d(Y_T; Y_R)$ 应该和 $d(Y_R; Y_R')$ 非常接近。继而如果判定等效的标准是 $d(Y_T; Y_R)$ 和 $d(Y_R; Y_R')$ 的差值（或者比值），那么如果其小于某一事先设定的界值，可以得出满足生物等效的结论。同样，对于 PB 方法，如果受试制剂确实与参比制剂之间生物等效，那么与 $d(Y_R; Y_R')$ 相比，$d(Y_R; Y_R')$ 也应该具有一个比较大的概率值。因此，如果基于概率测量的这个指标大于某一事先设定的界值，那么可以得出满足生物等效的结论。

4.6.2 可重现概率

Chow 等（2011）在近期提出了基于重现概率（Shao and Chow, 2002）的生物相似性评价指标，在给定的生物相似性标准下评价生物相似性。假定只有在 $|T| > c$ 的条件下拒绝原假设，其中 c 是一个大于 0 的常数，T 是检验的统计量。因此，当备择假设为真时，观察到某一显著临床结果的可重现概率可以表示为：

$$p = P(|T| > c|H_a) = P(|T| > c|\hat{\theta}) \qquad (4.12)$$

其中 $\hat{\theta}$ 是 θ 的一个估计值，θ 是一个未知参数或一个参数的向量。运用相同思路，可重现概率也可以被应用到基于任一标准来评价受试制剂和参比制剂的生物相似性中。举例来说，Chow 等（2011）提出的生物相似性系数是根据成熟的生物等效性标准按照如下步骤建立的。首先，使用现有的生物相似性标准评价受试制剂和参比制剂的平均生物相似性。为方便说明，假定生物等效性标准就是生物相似性标准。也就是说，如果基于对数变换的两组研究终点均数比值的90％置信区间落在（80％，125％）范围内，那么生物相似性的结论成立。如果产品在第一步中通过生物相似性检验，则基于观测到的均数比值（或者均数差值）和变异性计算可重现概率，作为生物相似性指数（Chow et al.，2011）。如果下述的原假设被拒绝，那么我们可以认可生物相似性：

$$H_0：p \leqslant p_0 \quad vs. \quad H_a：p > p_0 \tag{4.13}$$

同样的思路可以使用置信区间的方法进行推论。换而言之，如果可重现概率的95％置信区间下限比事先设定的某一界值 p_0 大，便接受两个产品具有生物相似性。在实际操作中，p_0 可以通过估算对照组自身与自身相比的可重现概率来获得。我们称这样的研究为R-R研究。

4.7　结语

尽管现有的药监指南以及文献报道中已经存在多个相似性的评价标准，这些评价标准之间却很难相互转化。换句话说，有时符合一个评价标准的却不符合另外一个标准。此外，这些标准没有考虑到以下这些重要问题：①多高的相似度可以被认为是高度相似；②相似度的高低对药物可替换性的影响。

EMA 在生物类似药申请中使用何种具体科学要求以及如何处理对照原研创新药数据等问题上不是十分明确。尽管他们提供了针对欧盟生物相似性相关立法和文献的一份总结，但却没有回答具体科学要求的问题。另一方面，尽管美国 FDA 正在筹备相关指南，但目前还没有明确的监管要求，且针对重复测量设计或序贯设计评价生物相似性没有合适的方法推荐。

在这一章中我们对比了使用 MB 标准和 PB 标准来评价生物等效性以及使用平行组设计下的生物相似性。结果表明，PB 标准不仅更加严格，而且对微小变异更加敏感。这就支持了当对生物相似性精度和可靠性都有较高要求时，应使用 PB 标准来评价生物仿制药间的生物相似性的建议。

此外，两者的比较是基于 ABE（生物相似性）的，这种标准没有将变异度考虑进去，而变异会给仿制药的临床表现带来很大影响。因此，我们建议遵循早前提出的类似理念，即统计学方法使用 PB 标准来比较变异。值得注意的是，变异的主要来源包括个体内变异、个体间变异以及由个体与治疗交互作用产生的变异，此种变异可以对药物的可替换性产生重大影响。

在实际工作中，我们可以考虑通过分别或同时比较均数和变异来评价生物等效性或者生物相似性。这就引出了所谓的分隔标准和汇集标准。分隔标准会提供不同层面的生物相似性。举例来说，与只符合平均生物相似性的研究相比，一个同时符合平均生物相似性和变异生物相似性的研究能提供两个产品具备生物相似性的更强有力的证据。另一方面，目前还不清楚汇集标准是否会因为均数和变异间的抵消（或遮蔽）作用而能够提供更为有力的生物相似性证据。我们需要进一步的研究来在汇集标准的基础上建立合适的统计检验方法，并且将其表现与分隔标准来进行比较。

5

评价平均生物相似性的统计学方法

5.1 引言

近年来，随着越来越多的生物制品失去专利保护，生物类似药（成仿制生物制品）与创新（参照）产品的生物相似性评价已受到广泛关注。对于生物类似药的批准，欧洲药品管理局（European Medicines Agency，EMA）已经发布了几个特定产品的概念文件作为生物类似药评审路径（approval pathway）的监管指南（EMA，2006a—g）。在美国，《生物制品价格竞争与创新法案》（Biologics Price Competition and Innovation Act，BPCI 法案）（美国《平价医疗法案》的一部分）赋予了 FDA 批准生物类似药的权力。如 BPCI 法案中所述，生物类似药是指一个与参照药在临床非活性成分（clinically inactive components）上有细微差异但高度相似，且在安全性、纯度与效价（potency）方面没有临床意义上的差异的产品。然而，BPCI 法案中缺少针对相似性标准以及何种相似可以被认为是高度相似的讨论。

对于生物相似性评价，评价小分子药物的生物等效性通常考虑标准方法。包括经典方法如置信区间法和区间假设（interval hypotheses）检验（如 Schuirmann 的双单侧检验过程）、贝叶斯方法和非参数方法（如 Wilcoxon-Mann-Whitney 双单侧检验过程）。需要注意的是，虽然这些方法可以很容易地应用到基于对数转换数据的平行组设计中，但它们衍生自交叉设计下的原始数据模型。在实际应用中，如前面章节所述（Chow et al.，2011），由于小分子药物与大分子生物制品存在本质差异，这些方法是否适用于评价生物相似性值得探讨。因此，对生物相似性标准、研究终点（相似性的测量）和统计学方法的探索已经成为生物相似性评价的焦点。

在实际应用中，评价生物类似药和原研药的生物相似性最常用的设计之一是两序列、两周期（2×2）交叉设计或两臂平行组设计。在一个有效的研究设计下，可以通过以下区间假设的等效性检验评价生物相似性：

$$H_0: \mu_T - \mu_R \leqslant \theta_L \quad \text{或} \quad \mu_T - \mu_R \geqslant \theta_U \quad vs. \quad H_a: \theta_L < \mu_T - \mu_R < \theta_U \qquad (5.1)$$

其中，(θ_L, θ_U) 是预先设定的等效界值（边界），μ_T 与 μ_R 分别为生物制品（受试）药与原研（参比）药的总体均数。

也即，生物相似性通过两个总体均数之间的绝对差来评价。另外，生物相似性也可由总体均数之间的相对差［即比（ratio）］来评价。注意，对于小分子药物的相似性评价，平均生物等效性、群体生物等效性和个体生物等效性被定义为交叉设计下适当参数的比。在实际应用中，由于许多生物制品的半衰期很长，交叉设计可能不适用于评价生物相似性，平行组设计反而更加合适。

本章旨在对交叉设计下常用的小分子药物平均生物等效性评价的标准统计学方法进行全面综述。此外，本章也聚焦于讨论 Kang 和 Chow（2013）新提出的三臂平行组设计下相似性研究的统计学方法。Kang 和 Chow（2013）提出的统计分析方法考虑了基于绝对均数差（absolute mean differences）的相对距离。在该三臂设计下，被随机分配到第一组的患者接受生物类似（受试）药，被随机分配到第二组和第三组的患者接受不同批次的原研（参比）药。受试药与参比药之间的距离被定义为两种产品之间的绝对均数差。类似地，不同批次参比药之间的距离也由此法定义。相对距离被定义为两个距离的比，其分母是两个不同批次的参比药之间的距离。Kang 和 Chow（2013）提出在该设计下，如果相对距离低于预先设定的边界值，那么两个产品具有生物相似性。

下一节将介绍最短置信区间法和 Schuirmann 双单侧检验过程等经典方法。5.3 节将介绍由 Rodda 和 Davis（1980）提出的贝叶斯法。5.4 节概述了 Wilcoxon-Mann-Whitney 双单侧检验的非参数方法。5.5 节将讨论在 Kang 和 Chow（2013）提出的三臂设计中评价生物类似药生物相似性的两种统计学方法。这一节还包括两种统计学方法的功效函数和效能比较。5.6 节将对前沿研究进行讨论。

5.2　评价生物相似性的经典方法

在一个 $p \times q$ 交叉设计下，针对原始数据，考虑如下统计模型：

$$Y_{ijk} = \mu + S_{ik} + P_j + F_{j,k} + C_{(j-1,k)} + e_{ijk} \tag{5.2}$$

其中

Y_{ijk} 是第 k 个序列的第 i 个受试者在第 j 周期的响应值（例如 AUC）

μ 是总体均数

S_{ik} 是第 k 个序列的第 i 个受试者的随机效应，$i = 1, 2, \cdots, q$

P_j 是第 j 周期的固定效应，$j = 1, \cdots, p$ 且 $\Sigma_j P_j = 0$

$F_{(j,k)}$ 是第 k 个序列第 j 周期接受的药物的直接固定效应，$\Sigma F_{(j,k)} = 0$

$C_{(j-1,k)}$ 是第 k 个序列第 $j-1$ 周期接受的药物的固定一阶延滞效应，$C_{(0,k)} = 0$；$\Sigma C_{(j-1,k)} = 0$

e_{ijk} 是观察 Y_{ijk} 时的（受试者内）随机误差

假设 $\{S_{ik}\}$ 独立同分布（i.i.d.）于均数为 0、方差为 σ_s^2 的分布，$\{e_{ijk}\}$ 独立同分布于均数为 0、方差为 σ_t^2 的分布，其中 $t = 1, 2, \cdots, L$（需比较的制剂数）。假设 $\{S_{ik}\}$ 与 $\{e_{ijk}\}$ 相互独立。σ_s^2 的估计通常用来解释受试者间变异，σ_t^2 的估计值通常用来评价第 t 个药物的受试者内变异。

5.2.1　置信区间法

对于小分子药物的生物等效性评价，FDA 采用基于对数转换数据的 80/125 规则。80/125 规则规定，如果受试药与参比药的几何均数比（geometric mean ratio，GMR）在

（80％，125％）的生物等效界值内，且具有一定的统计学保证，则可得出生物等效的结论。因此，典型的方法是考虑经典（最短）置信区间法。

在模型 5.2 下，考虑一个标准的两序列、两周期（即 $p=q=2$）的交叉设计，对数据进行对数变换后，可以通过计算序列–周期均数得到受试制剂与参比制剂的最小二乘均数和。那么，经典（或最短）$(1-2\alpha)\times100\%$ 置信区间可由如下 T 统计量得到。

$$T=\frac{(\overline{Y}_T-\overline{Y}_R)-(\mu_T-\mu_R)}{\hat{\sigma}_d\ \sqrt{(1/n_1)+(1/n_2)}} \tag{5.3}$$

其中

n_1 与 n_2 分别是序列 1 与序列 2 的受试者数

$\hat{\sigma}_d$ 是在每个序列中的每个受试者周期间差值的方差估计值，定义如下：

$$d_{ik}=\frac{1}{2}\ (Y_{i2k}-Y_{i1k}),\quad i=1,2,\cdots,n_k;\quad k=1,2$$

因此，$V(d_{ik})=\sigma_d^2=\sigma_e^2/2$。在正态假设下，$T$ 服从自由度为 n_1+n_2-2 的中心 t 分布（central Student t distribution）。因此，$\mu_T-\mu_R$ 的经典 $(1-2\alpha)\times100\%$ 置信区间可通过下式得到：

$$L_1=(\overline{Y}_T-\overline{Y}_R)-t(\alpha,\ n_1+n_2-2)\hat{\sigma}_d\sqrt{(1/n_1)+(1/n_2)} \tag{5.4}$$
$$U_1=(\overline{Y}_T-\overline{Y}_R)+t(\alpha,\ n_1+n_2-2)\hat{\sigma}_d\sqrt{(1/n_1)+(1/n_2)}$$

经过反对数变换后，之前提到的 $\log(\mu_T)-\log(\mu_R)=\log(\mu_T/\mu_R)$ 的 $(1-2\alpha)\times100\%$ 置信区间可以转换成 μ_T/μ_R 的 $(1-2\alpha)\times100\%$ 置信区间。

注意，在平行组设计下，可以类似得到 μ_T/μ_R 的一个 $(1-2\alpha)\times100\%$ 置信区间。

5.2.2 Schuirmann 双单侧检验过程

平均生物等效性评价基于药物生物利用度特性的比较。然而，实际工作中，普遍认为两种药物的生物利用度特性不会完全相同。因此，若有两种药物特性的差值小于一个（临床）有意义的界值，则可以认为这两种药物的特性相同。基于这个概念，Schuirmann（1987）首次提出利用区间假设 5.1 来评价平均生物等效性。区间假设 5.1 的概念是通过拒绝平均生物不等效的零假设来显示平均生物等效性。在大多数生物利用度和生物等效性研究中，往往选择 δ_L 和 δ_U 为 $-\theta_L=\theta_U=$ 参比均数（μ_R）的 20％。当考虑对数据进行自然对数变换时，与假设 5.1 相对应的假设可以表示为

$$H_0': \frac{\mu_T}{\mu_R}\leqslant\delta_L\quad \text{或}\quad \frac{\mu_T}{\mu_R}\geqslant\delta_U\quad vs.\quad H_a': \delta_L<\frac{\mu_T}{\mu_R}<\delta_U \tag{5.5}$$

其中

$\delta_L=\exp\ (\theta_L)$

$\delta_U=\exp\ (\theta_U)$

FDA 和其他监管机构推荐用 $(\delta_L,\ \delta_U)=(80\%,125\%)$ 来评价平均生物等效性。

注意，经对数处理后，对式 5.5 的假设检验与对原始数据进行假设 5.1 的检验相同。区间假设 5.1 可以分解为两组单侧假设：

$$H_{01}：\mu_T - \mu_R \leqslant \theta_L \quad vs. \quad H_{a1}：\mu_T - \mu_R > \theta_L$$

和

$$H_{02}：\mu_T - \mu_R \geqslant \theta_U \quad vs. \quad H_{a2}：\mu_T - \mu_R < \theta_U \tag{5.6}$$

第一组假设用来检验受试制剂的平均生物利用度不是太低，而第二组假设用来检验受试制剂的平均生物利用度不是太高。相对低（或高）的平均生物利用度可能涉及受试制剂的有效性（或安全性）。如果得出 $\theta_L < \mu_T - \mu_R$（即拒绝 H_{01}）和 $\mu_T - \mu_R < \theta_U$（即拒绝 H_{02}），即可得出：

$$\theta_L < \mu_T - \mu_R < \theta_U$$

因此，μ_T 与 μ_R 是等效的。拒绝 H_{01} 和 H_{02} 与在式 5.1 中拒绝 H_0 相同，均可得出平均生物等效的结论。

在假设 5.1 下，Schuirmann（1987）介绍了评价药物平均生物等效性的双单侧检验过程。该双单侧检验过程建议，在预先设定的 α 显著性水平下，当且仅当式 5.6 中的 H_{01} 与 H_{02} 被拒绝时，才可得出 μ_T 与 μ_R 在 α 显著性水平下等效的结论。在正态假设下，这两组单侧假设可以用一般单侧 t 检验来检验。如果下式成立，即可得出 μ_T 与 μ_R 平均等效。

$$T_L = \frac{(\overline{Y}_T - \overline{Y}_R) - \theta_L}{\hat{\sigma}_d \sqrt{(1/n_1) + (1/n_2)}} > t(\alpha, n_1 + n_2 - 2)$$

和

$$T_u = \frac{(\overline{Y}_T - \overline{Y}_R) - \theta_u}{\hat{\sigma}_d \sqrt{(1/n_1) + (1/n_2)}} < -t(\alpha, n_1 + n_2 - 2) \tag{5.7}$$

这两个单侧 t 检验过程在操作上相当于经典（最短）置信区间法；也即，经典置信区间法和 Schuirmann 双单侧检验过程将得出同样的生物等效结论。

注意，在平行组设计下，从两样本 t 检验统计量改为配对 t 检验统计量，可以类似实现 Schuirmann 双单侧检验过程。

5.3　贝叶斯法

在前面章节中，评价生物相似性的统计学方法是基于所关注参数估计值的抽样分布得出的，例如通常假设直接药效（即 $\theta = \mu_T - \mu_R$）是固定值，但实际未知。虽然可以从估计值的抽样分布得出未知的直接药效的统计推断（例如，置信区间和区间假设检验），但缺少关于未知的直接药效在等效界值（θ_L，θ_U）内的概率信息。贝叶斯法可以用来保证直接药效在（θ_L，θ_U）内的概率（Box and Tiao，1973），该方法假定未知的直接药效是一个服从先验分布的随机变量。

实际工作中，在进行生物类似药研究前，研究者可能会掌握一些研究药物的先验知识。例如在一个生物类似药的 PK 研究中，根据既往实验情况，研究者可能会掌握一些个体间和个体内变异的信息，以及受试药和参比药的 AUC 或 C_{max} 范围的信息。这些信息可用于选择未知直接药效的恰当的先验分布。恰当的先验分布能够反映研究者对研究药物的看法。研究完成后，可根据观测到的数据调整直接药效的先验分布，称之为后验分布。给定后验分布，可以对直接药效在生物相似性界值内的概率进行描述。

不同的先验分布会导致不同的后验分布，这将对直接药效的统计推断产生影响。因此，贝叶斯法的一个重要问题是如何选择先验分布。Box 和 Tiao（1973）提出，可以利用可能范围内的一个局部均匀分布（locally uniform distribution）作为 AUC 或 C_{max} 的无信息先验分布。无信息先验分布假设，可能范围内的任意两点是直接药效真实状态的概率都相等。在这种情况下，所得的后验分布可以用来提供直接药效的真实状态。然而，实际工作中，研究者也希望能提供一个直接药效最可能落入的区间范围。我们把这样的区间称为最大后验密度（highest posterior density，HPD）区间。HPD 区间也被视为置信区间（Edwards et al.，1963）或贝叶斯置信区间（Lindley，1965）。HPD 区间具有以下性质（Box and Tiao，1973）：①区间内任一点的密度均高于区间外的任一点；②对于一个给定的概率分布，该区间最短。可以证明，上述两个性质可以相互印证。

接下来，为进一步说明，将基于以下模型讨论由 Rodda 和 Davis 提出的贝叶斯法（1980）。该模型假定因为有足够的清洗期，可以完全消除一个给药周期到下一个给药周期产生的残留效应，因此不存在残留效应。模型如下：

$$Y_{ijk} = \mu + S_{ik} + F_{(i,k)} + P_j + e_{ijk} \tag{5.8}$$

其中，Y_{ijk}、μ、S_{ik}、$F_{(j,k)}$、P_j 和 e_{ijk} 已在式 5.2 中给出定义。结合生物等效性/生物类似药研究的结果，Rodda 和 Davis（1980）提出用贝叶斯评估法来估计临床重要差异（clinically important difference）的概率（即估计真实的直接药效落在生物等效性界值中的概率）。在正态和相等延滞效应的假设下，$\overline{d}_{.1}$、$\overline{d}_{.2}$ 和 $(n_1+n_2-2)\sigma_d^2$ 独立分布于 $N(\theta_1, \sigma_d^2/n_1)$、$N(\theta_2, \sigma_d^2/n_2)$ 和 $\sigma_d^2\chi^2(n_1+n_2-2)$，其中：

$$\overline{d}_{.k} = \frac{1}{n_k}\sum_{i=1}^{n_k} d_{ik}, k=1,2$$

$$\theta_1 = \frac{1}{2}\big[(P_2-P_1)+(F_T-F_R)\big]$$

$$\theta_2 = \frac{1}{2}\big[(P_2-P_1)+(F_R-F_T)\big]$$

$$\text{注意 } F = \theta_1 - \theta_2 = (\mu+F_T)-(\mu+F_R)$$
$$= \mu_T - \mu_R$$

假设 θ_1、θ_2 和 $\log(\sigma_d)$ 的无信息先验分布近似独立且局部均匀，那么给定数据 $Y = \{Y_{ijk}, i=1,2,\cdots,n_k; j,k=1,2\}$ 后，则 θ_1、θ_2 和 σ_d^2 的联合后验分布为

$$p(\theta_1, \theta_2, \sigma_d^2 \mid Y) = p(\theta_1 \mid \sigma_d^2, \overline{d}_{.1})p(\theta_2 \mid \sigma_d^2, \overline{d}_{.2})\ p(\sigma_d^2 \mid \hat{\sigma}_d^2) \tag{5.9}$$

$$p(\theta_i \mid \sigma_d^2, \overline{d}_{.i}) = N(\overline{d}_{.i}, \hat{\sigma}_d^2/n_i),\ i=1,2$$

$$p(\sigma_d^2 \mid \hat{\sigma}_d^2) = (n_1+n_2)\hat{\sigma}_d^2\chi^{-2}(n_1+n_2-2)$$

其中 $\chi^{-2}(n_1+n_2-2)$ 是 $\chi^2(n_1+n_2-2)$ 的逆分布。因此，$\mu_T-\mu_R(=F)$ 和 σ_d^2 的联合分布由下式得出：

$$p(\mu_T-\mu_R, \sigma_d^2 \mid Y) = p(\mu_T-\mu_R \mid \sigma_d^2, \overline{d}_{.1}-\overline{d}_{.2})p(\sigma_d^2 \mid \hat{\sigma}_d^2) \tag{5.10}$$

其中

$$p(\mu_T - \mu_R \mid \sigma_d^2, \ \overline{d}_{.1} - \overline{d}_{.2}) = N\left[\overline{d}_{.1} - \overline{d}_{.2}, \ \hat{\sigma}_d^2\left(\frac{1}{n_1} + \frac{1}{n_2}\right)\right]$$

$$= N\left[\overline{Y}_T - \overline{Y}_R, \ \hat{\sigma}_d^2\left(\frac{1}{n_1} + \frac{1}{n_2}\right)\right]$$

给定数据 Y 后，F 的边际后验分布为

$$p(\mu_T - \mu_R \mid Y) = \frac{(\hat{\sigma}_d^2 m)^{-1/2}}{B(1/2, v/2)\sqrt{n}}\left\{1 + \frac{[(\mu_T - \mu_R) - (\overline{Y}_T - \overline{Y}_R)]^2}{v\hat{\sigma}_d^2 m}\right\}^{-(v+1)/2} \tag{5.11}$$

其中 $m = 1/n_1 + 1/n_2$，$v = n_1 + n_2 - 2$，且 $-\infty < \mu_T - \mu_R < \infty$。

因此，我们有

$$T_{RD} = \frac{(\mu_T - \mu_R) - (\overline{Y}_T - \overline{Y}_R)}{\hat{\sigma}_d \sqrt{(1/n_1) + (1/n_2)}} \tag{5.12}$$

其服从自由度为 $n_1 + n_2 - 2$ 的中心 t 分布。根据式 5.12，F 在生物相似性界值 (θ_L, θ_U) 内的概率可以估计如下：

$$P_{RD} = P\{\theta_L < \mu_T - \mu_R < \theta_U\} \tag{5.13}$$
$$= F_t(t_U) - F_t(t_L),$$

其中 F_t 是自由度为 $n_1 + n_2 - 2$ 的中心 t 变量的累积分布函数，且：

$$t_U = \frac{\theta_U - (\overline{Y}_T - \overline{Y}_R)}{\hat{\sigma}_d \sqrt{(1/n_1) + (1/n_2)}}, \quad t_L = \frac{\theta_L - (\overline{Y}_T - \overline{Y}_R)}{\hat{\sigma}_d \sqrt{(1/n_1) + (1/n_2)}} \tag{5.14}$$

$(1 - 2\alpha) \times 100\%$ HPD 区间的上限和下限由下式得出：

$$L_{RD} = (\overline{Y}_T - \overline{Y}_R) - t(\alpha, \ n_1 + n_2 - 2)\hat{\sigma}_d\sqrt{\frac{1}{n_1} + \frac{1}{n_2}}$$
$$\tag{5.15}$$
$$U_{RD} = (\overline{Y}_T - \overline{Y}_R) + t(\alpha, \ n_1 + n_2 - 2)\hat{\sigma}_d\sqrt{\frac{1}{n_1} + \frac{1}{n_2}}$$

因此，可以证明式 5.15 的 $(1 - 2\alpha) \times 100\%$ HPD 区间在数值上等于基于抽样理论的 $(1 - 2\alpha) \times 100\%$ 经典置信区间。然而，这两个区间的解释完全不同。例如，F 的经典 90% 置信区间表示，长期来说，如果研究重复进行多次，90% 的时候会包含未知的直接药效 $\mu_T - \mu_R$。另一方面，基于 $\mu_T - \mu_R$ 的后验分布，$\mu_T - \mu_R$ 在 90% HPD 区间内的概率为 90%。

5.4　Wilcoxon-Mann-Whitney 双单侧检验过程

正如之前章节所述，评价药物平均生物相似性的统计学方法基于以下假设：$\{S_{ik}\}$ 和 $\{e_{ijk}\}$ 独立同分布于均数为 0、方差为 σ_s^2 和 σ_e^2 的正态分布。在该正态假设下，基于两样本 t 统计量或 F 统计量得到置信区间和区间假设的检验。然而实际工作中，比较药物时经常会遇到的问题之一就是正态（原始或未转换数据）或对数正态（对数转换的数据）假设是否有效。如果严重违背正态（或对数正态）假设，那么基于两样本 t 统计量或 F 统计量的

方法不再合理。这种情况下，无分布（distribution-free）（或非参数）方法是有效的。本节讨论一种非参数版本的双单侧检验过程来检验区间假设，称为 Wilcoxon-Mann-Whitney 双单侧检验过程。可以使用 Hodges-Lehmann 估计量与 Wilcoxon 秩和检验构建 $\mu_T - \mu_R$ 的平均生物相似性差的 $(1-2\alpha)\times 100\%$ 置信区间。

标准的 2×2 交叉设计由一对对偶序列（dual sequences）（即 RT 和 TR）构成。无分布秩和检验可直接用于双单侧检验过程（Cornell，1990；Hauschke et al.，1990），这种方法称为 Wilcoxon-Mann-Whitney 双单侧检验。设 $\theta = \mu_T - \mu_R$。式 5.6 的两组假设可以改写为

$$H_{01} : \theta_L^* \leqslant 0 \quad vs. \quad H_{a1} : \theta_L^* > 0$$

和

$$H_{02} : \theta_U^* \geqslant 0 \quad vs. \quad H_{a2} : \theta_U^* < 0$$

其中

$$\theta_L^* = \theta - \theta_L$$
$$\theta_U^* = \theta - \theta_U$$

因此，θ_L^* 和 θ_U^* 的估计值可由周期间差值 d_{ik}（$i=1,2,\cdots,n_k$，$k=1,2$）的线性函数得到。设

$$b_{hik} = \begin{cases} d_{ik} - \theta_h & \text{序列 1，} h = L, U \\ d_{ik} & \text{序列 2} \end{cases} \tag{5.16}$$

当没有延滞效应时，b_{hik}（其中 $h = L, U$，$i = 1, 2, \cdots, n_k$，且 $k = 1, 2$）的期望和方差由下式所得：

$$E(b_{hik}) = \begin{cases} \dfrac{1}{2} \left[(P_2 - P_1) + (\theta - 2\theta_h) \right] & , k = 1 \\ \dfrac{1}{2} \left[(P_2 - P_1) - \theta \right] & , k = 2 \end{cases} \tag{5.17}$$

和

$$V(b_{hik}) = V(d_{ik}) = \sigma_d^2 = \frac{\sigma_e^2}{2}$$

可以看出：$E(b_{hi1}) - E(b_{hi2}) = (\theta - \theta_h) = \theta_h^*$。

因此，对于固定的 h，除去定位在真实制剂效应上的差值（$=\theta_h^*$）后，$\{b_{hi1}\}$ 与 $\{b_{hi2}\}$ 具有相同的分布。这里，对于非配对两样本定位问题，Wilcoxon-Mann-Whitney 秩和检验（Wilcoxon，1945；Mann and Whitney，1947）可直接用来检验先前给出的两组假设。考虑第一组假设：

$$H_{01} : \theta_L^* \leqslant 0 \quad vs. \quad H_{a1} : \theta_L^* > 0$$

Wilcoxon-Mann-Whitney 检验统计量衍生自 $\{b_{Li1}\}$（$i=1,2,\cdots,n_1$）和 $\{b_{Li2}\}$（$i=1,2,\cdots,n_2$）。设组合样本 $\{b_{Lik}\}$（$i=1,2,\cdots,n_k$，$k=1,2$）中 b_{Lik} 的秩为 $R(b_{Lik})$，再设 R_L 为序列 1 受试者响应值的秩和，也即：

$$R_L = \sum_{i=1}^{n_1} R(b_{Li1})$$

因此，H_{01} 的 Wilcoxon-Mann-Whitney 检验统计量由下式得出：

$$W_L = R_L - \frac{n_1(n_1+1)}{2}$$

我们拒绝 H_{01}，如果

$$W_L > w(1-\alpha) \tag{5.18}$$

其中，$w(1-\alpha)$ 为 W_L 分布的第 $(1-\alpha)$ 分位数。同样，对于第二组假设：

$$H_{02}: \theta_U^* \geqslant 0 \quad vs. \quad H_{a2}: \theta_U^* < 0$$

我们拒绝 H_{02}，如果

$$W_U = R_U - \frac{n_1(n_1+1)}{2} < w(\alpha) \tag{5.19}$$

其中 R_U 是序列 1 受试者 $\{b_{Uik}\}$ 的秩和。因此，如果 H_{01} 与 H_{02} 被拒绝，可得出平均生物等效性的结论，也即：

$$W_L > w(1-\alpha) \quad 且 \quad W_U < w(\alpha) \tag{5.20}$$

当观测值间无关联时，在 H_{01} 与 H_{02} 的零假设下，W_L 与 W_U 的期望值与方差由下式得出：

$$E(W_L) = E(W_U) = \frac{n_1 n_2}{2}$$
$$V(W_L) = V(W_U) = \frac{1}{12} n_1 n_2 (n_1 + n_2 + 1) \tag{5.21}$$

当观测值间有关联时，可以用平均秩计算 W_L 与 W_U。此时，W_L 与 W_U 的期望值与方差变为：

$$E(W_L) = E(W_U) = \frac{n_1 n_2}{2}$$
$$V(W_L) = V(W_U) = \frac{1}{12} n_1 n_2 (n_1 + n_2 + 1 - Q) \tag{5.22}$$

其中

$$Q = \frac{1}{(n_1 + n_2)(n_1 + n_2 - 1)} \sum_{v=1}^{q} (r_v^3 - r_v)$$

其中

q 是关联组数

r_v 是关联组的大小

注意，如果观测值间不相关，$q = n_1 + n_2$，$r_v = 1$（$v = 1, 2, \cdots, n$，且 $Q = 0$），那么式 5.22 会化简为式 5.21。因为 W_L 与 W_U 关于它们的均数 $(n_1 n_2)/2$ 对称，我们有：

$$w(1-\alpha) = n_1 n_2 - w(\alpha) \tag{5.23}$$

当受试者的总数 $n_1 + n_2$ 较大（比如 $n_1 + n_2 > 40$）且 n_1 和 n_2 的比接近 $1/2$ 时，标准正态分布可用于大样本的平均生物相似性的近似检验。也就是说，我们可以得出生物等效性的结论，如果

$$Z_L > z(\alpha) \quad 且 \quad Z_U < -z(\alpha)$$

其中 $z(\alpha)$ 是标准正态分布的第 α 分位数，并且

$$Z_L = \frac{W_L - E(W_L)}{\sqrt{V(W_L)}} = \frac{R_L - [n_1(n_1 + n_2 + 1)/2]}{\sqrt{\frac{1}{12}n_1 n_2(n_1 + n_2 + 1)}}$$

$$Z_U = \frac{W_U - E(W_U)}{\sqrt{V(W_U)}} = \frac{R_U - [n_1(n_1 + n_2 + 1)/2]}{\sqrt{\frac{1}{12}n_1 n_2(n_1 + n_2 + 1)}}$$

(5.24)

注意，如果观测值间有关联，Z_L 与 Z_U 的方差需要用式 5.22 中的结果来替代。

5.5 三臂平行组设计

设 T 表示一个生物类似药，R_1 与 R_2 分别表示不同批次的原研药。假设 N 名患者被随机分为 3 组。被分配到第一组的患者接受生物类似药，患者数记为 n_1。被分配到第二组和第三组的患者分别接受原研药 R_1 和 R_2，并且简单起见，两组患者的数量以 n_2 表示。随机分配比例为 $2 : 1 : 1$，所以 $n_1 = 2n_2$，总样本大小为 $N = n_1 + 2n_2$。假设我们只有一个主要连续响应变量 Y。如果试验为药代动力学研究，Y 可以是 AUC 或 C_{max}。如果试验是关键试验，Y 可以是临床响应值。

5.5.1 生物相似性标准

设 $d(T, R)$ 为生物类似药 T 和原研药 R 之间的距离。类似地，$d(R_1, R_2)$ 表示 R_1 和 R_2 之间的距离。规定距离的选择形式很多，例如：

$$d_1(T, R) = |\mu_T - \mu_R|$$

$$d_2(T, R) = \left|\frac{\mu_T}{\mu_R}\right|$$

$$d_3(T, R) = (\mu_T - \mu_R)^2$$

$$d_4(T, R) = E(\mu_T - \mu_R)^2$$

其中

μ_T 是服用生物类似药 T 的患者 Y 值的总体均数

μ_R 为 $(\mu_{R1} + \mu_{R2})/2$，其中 μ_{R1} 和 μ_{R2} 分别为服用参比药物 R_1 和 R_2 的患者 Y 值的总体均数

本节我们考虑采用以下相对距离评价生物类似药和原研药的生物相似性：

$$rd = \frac{d(T, R)}{d(R_1, R_2)}$$

由于距离只能取非负值，所以相对距离也是非负数。在提出的设计中，如果相对距离 rd 小于预先指定的界值 δ ($\delta > 0$)，我们认为两个产品生物相似。因此，关注的假设如下：

$$H_0 : rd \geqslant \delta \quad vs. \quad H_a : rd < \delta$$

Kang 和 Chow（2013）采用绝对均数差 $d_1(T, R) = |\mu_T - \mu_R|$ 来评价两者的生物相似性。之后，假设 $\mu_{R1} \neq \mu_{R2}$，则相对距离由下式得出：

$$rd = \left| \frac{d(T,\ R)}{d(R_1,\ R_2)} \right| = \left| \frac{\mu_T - (\mu_{R_1} + \mu_{R_2})/2}{\mu_{R_1} - \mu_{R_2}} \right|$$

之后式 5.1 中的假设可重新表示为：

$$H_0 : \theta \leqslant -\delta \quad 或 \quad \theta \geqslant \delta \quad vs. \quad H_a : -\delta < \theta < \delta \tag{5.25}$$

其中

$$\theta = \frac{\mu_T - (\mu_{R_1} + \mu_{R_2})/2}{\mu_{R_1} - \mu_{R_2}} \tag{5.26}$$

众所周知，式 5.25 中的假设可以分解为如下两个单侧假设：

$$H_{01} : \theta \leqslant -\delta \quad vs. \quad H_{a1} : -\delta < \theta \tag{5.27}$$

和

$$H_{02} : \theta \geqslant \delta \quad vs. \quad H_{a2} : \theta < \delta \tag{5.28}$$

5.5.2　生物相似性的统计学检验

设 $Y_{T,i}$（$i=1,2,\cdots,n_1$）与 $Y_{Rk,i}$（$k=1,2,\ i=1,2,\cdots,n_2$）分别表示第一组生物类似药和第二、三组原研药的响应变量，且 $n_1 = 2n_2$。首先，假定 $Y_{T,i}$ 与 $Y_{Rk,i}$（$k=1,2$）独立服从均数为 μ_T 和 μ_{Rk}（$k=1,2$）、共同方差为 σ^2 的正态分布。当需要衍生出检验统计量的渐近分布和功效函数时，我们假设样本量足够大，因此可以采用中心极限定理。在下面两个小节中，我们提出了两种统计学检验，用以检验式 5.27 和 5.28 中的假设。

5.5.2.1　基于比的统计学检验

可以采用样本均数来代替式 5.26 中的总体均值，以获得 θ 的估计量。由下式得出：

$$\hat{\theta} = \frac{\overline{V}}{\overline{U}} \equiv \frac{\overline{Y} - (\overline{Y}_{R_1} + \overline{Y}_{R_2})/2}{\overline{Y}_{R_1} - \overline{Y}_{R_2}}$$

其中

$$\overline{Y}_T = \frac{1}{n_1} \sum_{i=1}^{n_1} Y_{T,i}$$

$$\overline{Y}_{R_k} = \frac{1}{n_2} \sum_{i=1}^{n_2} Y_{R_k,i},\ k = 1,2$$

由于 $\hat{\theta}$ 的确切分布非常复杂，Kang 和 Chow（2013）得到如下 $\sqrt{n_1}\ (\hat{\theta} - \theta)$ 的近似正态分布。首先，注意到：

$$\frac{\overline{V}}{\overline{U}} - \frac{v}{\mu} = \frac{\overline{V}_\mu - \overline{U}_v}{\overline{U}_\mu} = \frac{\mu(\overline{V} - v) - v(\overline{U} - \mu)}{\overline{U}_\mu} = \frac{(\overline{V} - v)}{\overline{U}} - \frac{v}{\mu}\frac{(\overline{U} - \mu)}{\overline{U}}$$

其中

$$\mu = \mu_{R_1} - \mu_{R_2} \quad 且 \quad v = \mu_T - \frac{\mu_{R_1} + \mu_{R_2}}{2}$$

因此，我们有：

$$\sqrt{n_1}\,(\hat{\theta}-\theta)=\sqrt{n_1}\left(\frac{\overline{V}}{\overline{U}}-\frac{v}{\mu}\right)$$

$$=\sqrt{n_1}\,\frac{(\overline{V}-v)}{\overline{U}}-\frac{\sqrt{n_1}}{\sqrt{n_2}}\frac{v}{\mu}\sqrt{n_2}\frac{(\overline{U}-\mu)}{\overline{U}}$$

由于 $\overline{U}\xrightarrow{p}\mu$，我们有：

$$\sqrt{n_1}\,(\hat{\theta}-\theta)\sim\sqrt{n_1}\,\frac{(\overline{V}-v)}{\mu}-\sqrt{2}\,\frac{v}{\mu^2}\sqrt{n_2}\,(\overline{U}-\mu)$$

$$\xrightarrow{d}N\left(0,\,\frac{2\sigma^2}{\mu^2}+\frac{4v^2}{\mu^4}\sigma^2\right)$$

利用 $\sqrt{n_1}\,(\hat{\theta}-\theta)$ 的近似正态性，我们可以进行假设检验，并且建立 θ 的近似置信区间。如果 $Z_1>z_\alpha$，则拒绝式 5.27 中的零假设 H_{01}，其中：

$$Z_1=\frac{\hat{\theta}+\delta}{(s/\sqrt{n_1})\sqrt{(2/(\overline{U})^2)+4((\overline{V})^2/(\overline{U})^4)}}=\frac{(\overline{V}/\overline{U})+\delta}{(s/\sqrt{n_1})\sqrt{(2/(\overline{U})^2)+4((\overline{V})^2/(\overline{U})^4)}}$$

z_α 是标准正态分布的第 α 分位数，且：

$$s^2=\frac{1}{n_1+2n_2-3}\left[\sum_{i=1}^{n_1}(Y_{T,i}-\overline{Y}_T)^2+\sum_{i=1}^{n_2}(Y_{R_1,i}-\overline{Y}_{R_1})^2+\sum_{i=1}^{n_2}(Y_{R_2,i}-\overline{Y}_{R_2})^2\right] \quad (5.29)$$

类似地，如果 $Z_2<-z_\alpha$，则拒绝式 5.28 中的零假设 H_{02}，其中：

$$Z_1=\frac{(\overline{V}/\overline{U})-\delta}{(s/\sqrt{n_1})\sqrt{(2/(\overline{U})^2)+4((\overline{V})^2/(\overline{U})^4)}}$$

如果在显著性水平 α 上，式 5.27 与 5.28 中的零假设均被拒绝，我们认为两个产品具有生物相似性。

另一种评价两个产品生物相似性的方法是使用 θ 的双侧近似置信区间。由于 θ 的 $(1-\alpha)\times100\%$ 近似置信区间可由下式得出：

$$\left(\frac{\overline{V}}{\overline{U}}\pm z_{\alpha/2}\,\frac{s}{\sqrt{n_1}}\sqrt{\frac{2}{(\overline{U})^2}+4\,\frac{(\overline{V})^2}{(\overline{U})^4}}\right) \quad (5.30)$$

因此，如果 θ 的 $(1-\alpha)\times100\%$ 近似置信区间处于区间 $(-\delta,\delta)$ 内，我们认为两个产品具有生物相似性。

尽管得到了 θ 的 $(1-\alpha)\times100\%$ 近似置信区间，实际上我们可以基于 Fieller 定理（Fieller，1954，1944）得到 θ 的 $(1-\alpha)\times100\%$ 准确置信区间，因为我们假定 $Y_{T,i}$ 与 $Y_{Rk,i}$ （$k=1,2$）服从正态分布。根据 Fieller 定理，由于

$$\mathrm{Var}(\overline{V})=\left[\frac{1}{n_1}+\frac{1}{2n_2}\right]\sigma^2 \quad \mathrm{Var}(\overline{U})=\frac{1}{n_2}\sigma^2 \quad \mathrm{Cov}(\overline{V},\overline{U})=0$$

θ 的 $(1-\alpha)\times100\%$ 准确置信区间可由下式得出：

$$\frac{1}{1-g}\left\{\frac{\overline{V}}{\overline{U}}\pm\frac{t_{a,m}s}{\overline{U}}\left[\frac{1}{n_1}+\frac{1}{2n_2}+\left(\frac{\overline{V}}{\overline{U}}\right)^2\frac{2}{n_2}-g\left(\frac{1}{n_1}+\frac{1}{2n_2}\right)\right]^{1/2}\right\} \tag{5.31}$$

其中

$$g=\frac{t_{1-a,m}^2s^2}{(\overline{U})^2}\left(\frac{2}{n_2}\right),\ m=n_1+2n_2-3$$

且 $t_{a,m}$ 是自由度为 m 的 t 分布的第 α 分位数。

5.5.2.2　线性方法

当我们对参数比进行假设检验时，通常构建假设检验的方法是线性方法（Howe，1974；Hyslop et al.，2000）。在假设中的不等式两边都乘以比的分母，然后将比的分子移动到不等式的另一边，即可得到线性参数。

本节关注的参数为式 5.8 中的 θ，分母为 $\mu_{R1}-\mu_{R2}$。首先，我们需要检查分母的符号，因为假设中不等式的方向取决于分母的符号。假定 $\mu_{R1}\neq\mu_{R2}$。否则，无法定义 θ。为检验分母 $\mu_{R1}-\mu_{R2}$ 的符号，我们检验以下初步假设：

$$H_0:\mu_{R_1}<\mu_{R_2}\qquad vs.\qquad H_a:\mu_{R_1}>\mu_{R_2} \tag{5.32}$$

拒绝式 5.32 中的零假设，如果

$$T_R=\frac{\overline{Y}_{R_1}-\overline{Y}_{R_2}}{S_R\ \sqrt{2/n_2}}>t_{a,2n_2-2}$$

其中

$$s_R^2=\frac{1}{2n_2-2}\left[\sum_{i=1}^{n_2}(Y_{R_1,i}-\overline{Y}_{R_1})^2+\sum_{i=1}^{n_2}(Y_{R_2,i}-\overline{Y}_{R_2})^2\right]$$

当式 5.32 中的零假设被拒绝时，式 5.9 中的零假设 "$H_{01}:\theta\leqslant-\delta$" 可表达为：

$$H_{01}:\mu_T-\frac{1}{2}(\mu_{R_1}+\mu_{R_2})-\delta(\mu_{R_1}-\mu_{R_2})\leqslant0$$

类似地，式 5.28 中的零假设 "$H_{02}:\theta\geqslant\delta$" 可改写为：

$$H_{02}:\mu_T-\frac{1}{2}(\mu_{R_1}+\mu_{R_2})-\delta(\mu_{R_1}-\mu_{R_2})\geqslant0$$

因此，两个产品被认为具有生物相似性，如果

$$T_1^L>t_{a,n_1+2n_2-3}\quad\text{且}\quad T_2^L<-t_{a,n_1+2n_2-3}$$

其中

$$T_1^L\equiv\frac{\overline{Y}_T-((1/2)-\delta)\overline{Y}_{R_1}-((1/2)+\delta)\overline{Y}_{R_2}}{s\sqrt{(1/n_1)+((1/2)-\delta)^2(1/n_2)+((1/2)+\delta)^2(1/n_2)}}$$

$$T_2^L\equiv\frac{\overline{Y}_T-((1/2)-\delta)\overline{Y}_{R_1}-((1/2+\delta)\overline{Y}_{R_2}}{s\sqrt{(1/n_1)+((1/2)+\delta)^2(1/n_2)+((1/2)-\delta)^2(1/n_2)}}$$

类似地，当接受零假设时，式 5.27 中的零假设 "$H_{01}：\theta\leqslant-\delta$" 可以表示为：

$$H_{01}：\mu_T-\frac{1}{2}（\mu_{R_1}+\mu_{R_2}）-\delta（\mu_{R_1}-\mu_{R_2}）\geqslant0$$

式 5.28 中的零假设 "$H_{02}：\theta\geqslant\delta$" 可改写为：

$$H_{02}：\mu_T-\frac{1}{2}（\mu_{R_1}+\mu_{R_2}）-\delta（\mu_{R_1}-\mu_{R_2}）\leqslant0$$

因此，可认为两个产品具有生物相似性，如果

$$T_1^L<-t_{\alpha,n_1+2n_2-3}\quad 且 \quad T_2^L>t_{\alpha,n_1+2n_2-3}$$

5.5.2.3 功效函数

在前面章节中，我们阐述了 Kang 和 Chow（2013）提出的两种统计学检验方法来检验式 5.25 中的假设。本节将会继 Kang 和 Chow（2013）之后，提出两个统计学检验（大样本）的功效函数。首先，在备择假设 "$H_a：-\delta<\theta<\delta$" 下，基于比的大样本统计学检验的功效函数由下式得出：

$$
\begin{aligned}
功效（power）&=P(Z_2<-z_\alpha\quad 且\quad Z_1>z_\alpha\mid-\delta<\theta<\delta)\\
&\sim-P\left(\frac{(\overline{V}/\overline{U})-\delta}{\sigma\sqrt{n_1}\sqrt{(2/\mu^2)+4(v^2/\mu^4)}}<-z_\alpha\right.\\
&\qquad 且\left.\frac{(\overline{V}/\overline{U})+\delta}{\sigma\sqrt{n_1}\sqrt{(2/\mu^2)+4(v^2/\mu^4)}}>z_\alpha\mid-\delta<\theta<\delta\right)\\
&=P\left(Z<-z_\alpha+\frac{\delta-\theta}{\sigma\sqrt{n_1}\sqrt{(2/\mu^2)+4(v^2/\mu^4)}}\right.\\
&\qquad 且\quad \left.Z>z_\alpha-\frac{\delta+\theta}{\sigma\sqrt{n_1}\sqrt{(2/\mu^2)+4(v^2/\mu^4)}}\right)\\
&=\Phi\left(-z_\alpha+\frac{\delta-\theta}{\sigma\sqrt{n_1}\sqrt{(2/\mu^2)+4(v^2/\mu^4)}}\right)\\
&\quad-\Phi\left(-z_\alpha-\frac{\delta-\theta}{\sigma\sqrt{n_1}\sqrt{(2/\mu^2)+4(v^2/\mu^4)}}\right)
\end{aligned}
\tag{5.33}
$$

其中

$$\theta=\frac{\mu_T-(\mu_{R_1}+\mu_{R_2})/2}{\mu_{R_1}-\mu_{R_2}}, \quad \mu=\mu_{R_1}-\mu_{R_2}, \quad v=\mu_T-\frac{\mu_{R_1}+\mu_{R_2}}{2}$$

随机变量 Z 服从标准正态分布，Φ 表示标准正态分布的累积分布函数。为得到正效能（positive powers），必须满足以下条件：

$$-z_\alpha+\frac{\delta-\theta}{\sigma\sqrt{n_1}\sqrt{(2/\mu^2)+4(v^2/\mu^4)}}>z_\alpha-\frac{\delta+\theta}{\sigma\sqrt{n_1}\sqrt{(2/\mu^2)+4(v^2/\mu^4)}}$$

界值 δ 应该满足以下不等式：

$$\delta>z_\alpha\frac{\sigma}{\sqrt{n_1}}\sqrt{\frac{2}{\mu^2}+4\frac{v^2}{\mu^4}}$$

为了研究线性方法的功效函数，需要注意随着样本量增加，在 H_{01} 与 H_{02} 下随机向量 (T_1^L, T_2^L) 收敛于服从二元正态分布 $N_2(\mu_{2\times1}, \Sigma_{2\times2})$（其中均数向量 $\mu_{2\times1}$ 为 $(0，0)'$）的随机向量 (Z_1^L, Z_2^L)，且

$$
\begin{aligned}
\mu_{2\times1} &= (\mu_1, \ \mu_2)' \\
&= \left(\frac{\mu_T - ((1/2)-\delta)\mu_{R_1} - ((1/2)+\delta)\mu_{R_2}}{\sigma\sqrt{(1/n_1) + ((1/2)-\delta)^2(1/n_2) + ((1/2)+\delta)^2(1/n_2)}}, \right. \\
&\qquad \left. \frac{\mu_T - ((1/2)+\delta)\mu_{R_1} - ((1/2)-\delta)\mu_{R_2}}{\sigma\sqrt{(1/n_1) + ((1/2)-\delta)^2(1/n_2) + ((1/2)+\delta)^2(1/n_2)}} \right)'
\end{aligned}
$$

在 H_{a1} 与 H_{a2} 下，方差协方差矩阵为：

$$
\sum\nolimits_{2\times2} = \begin{pmatrix} 1 & \rho \\ \rho & 1 \end{pmatrix}
$$

和

$$
\rho = \frac{1-2\delta^2}{1+2\delta^2} \tag{5.34}
$$

因此，在大样本中，线性方法的功效函数由下式得出：

$$
\begin{aligned}
\text{功效} &= Pr(\mu_T, \mu_{R_1}, \mu_{R_2}) \\
&= P(\text{拒绝 5.32 中的 } H_0) + P(\text{接受式 5.32 中的 } H_0) \\
&= P(T_1^L > t_{a,n_1+2n_2-3} \quad \text{且} \quad T_2^L < -t_{a,n_1+2n_2-3}) \\
&\quad + P(T_1^L < -t_{a,n_1+2n_2-3} \quad \text{且} \quad T_2^L > t_{a,n_1+2n_2-3}) \\
&\sim [1-\Phi(w_1)](P(Z_1^L < \infty, Z_2^L < -z_a) - P(Z_1^L < z_a, Z_2^L < -z_a)) \\
&\quad + \Phi(w_1)(P(Z_1^L < -z_a, Z_2^L < \infty) - P(Z_1^L < -z_a, Z_2^L < z_a)) \\
&= [1-\Phi(w_1)](\Phi_2(\infty, -z_a-\mu_2, \rho) - \Phi_2(z_a-\mu_1, -z_a-\mu_2, \rho)) \\
&\quad + \Phi(w_1)(\Phi_2(-z_a-\mu_1, \infty, \rho) - \Phi_2(-z_a-\mu_1, z_a-\mu_2, \rho))
\end{aligned} \tag{5.35}
$$

其中，Φ_2 是标准二元正态分布（均数为 0，方差为 1）的累积分布函数，ρ 为式 5.34 中的相关系数，且

$$
w_1 = z_a - \frac{\mu_{R_1} - \mu_{R_2}}{\sigma\sqrt{2/n_2}}
$$

5.5.2.4 数值结果

Kang 和 Chow（2013）对基于比和线性方法的统计学检验效能进行了比较，两种方法的公式分别在式 5.33 和 5.35 中给出。考虑到解析比较式 5.33 和 5.35 似乎不可行，因此采用数值比较方法。图 5.1 至 5.3 显示了式 5.33 和 5.35 计算得到的两种方法的效能。在所研究的参数范围内，基于比的统计学检验的效能总是高于线性方法的效能。表 5.1 和表 5.2 展示了计算式 5.33 的样本量的方法。

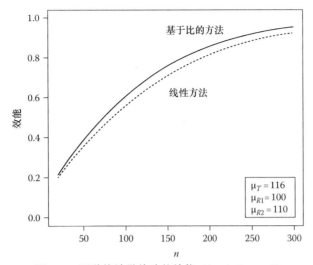

图 5.1 两种统计学检验的效能（$\delta = 1.2$，$\sigma = 2$）

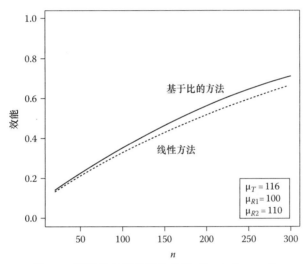

图 5.2 两种统计学检验的效能（$\delta = 1.2$，$\sigma = 3$）

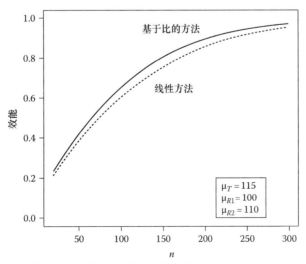

图 5.3 两种统计学检验的效能（$\delta = 1.1$，$\sigma = 3$）

表 5.1　基于比的统计学检验的样本量计算（μ＝8 和 μ＝10）

μ	v	σ	n_1 (80%)	n_1 (90%)	μ	v	σ	n_1 (80%)	n_1 (90%)
10	11.5	2	722	999	8	9.0	2	486	673
10	11.0	2	170	235	8	8.5	2	134	185
10	10.5	2	71	98	8	8.0	2	58	81
10	10.0	2	38	52	8	7.5	2	31	43
10	9.5	2	23	31	8	7.0	2	19	26
10	9.0	2	15	20	8	6.5	2	12	17
10	10.5	3	159	220	8	8.5	3	300	416
10	10.0	3	84	116	8	8.0	3	131	181
10	9.5	3	50	70	8	7.5	3	70	97
10	9.0	3	33	45	8	7.0	3	42	58
10	8.5	3	23	31	8	6.5	3	27	38
10	8.0	3	16	22	8	6.0	3	19	26
10	10.0	4	149	206	8	8.0	4	232	322
10	9.5	4	89	124	8	7.5	4	124	172
10	9.0	4	58	80	8	7.0	4	75	103
10	8.5	4	40	55	8	6.5	4	48	67
10	8.0	4	29	40	8	6.0	4	33	45
10	7.5	4	21	29	8	5.5	4	23	32

表 5.2　基于比的统计学检验的样本量计算（μ＝4 和 μ＝6）

μ	v	σ	n_1 (80%)	n_1 (90%)	μ	v	σ	n_1 (80%)	n_1 (90%)
6	6.5	2	338	469	4	4.2	2	411	610
6	6.3	2	196	272	4	4.0	2	232	322
6	6.0	2	104	143	4	3.8	2	139	193
6	5.5	2	46	64	4	3.5	2	75	103
6	5.0	2	25	34	4	3.0	2	33	45
6	4.5	2	15	20	4	2.5	2	17	24
6	6.3	3	441	610	4	4.0	3	522	723
6	6.0	3	232	322	4	3.8	3	313	433
6	5.5	3	104	143	4	3.5	3	167	231
6	5.0	3	55	77	4	3.0	3	73	102
6	4.5	3	33	45	4	2.5	3	38	52
6	4.0	3	21	29	4	2.0	3	22	30
6	6.0	4	413	571	4	3.2	4	177	245
6	5.5	4	184	255	4	3.0	4	130	180
6	5.0	4	98	136	4	2.7	4	86	119
6	4.5	4	58	80	4	2.5	4	67	93
6	4.0	4	37	51	4	2.0	4	38	53
6	3.5	4	25	34	4	1.1	4	24	33

由于基于比的统计学检验采用大样本理论，我们需要研究其在有限样本中的表现。我们从正态分布中生成随机样本 $X_{T,i}$ 与 $X_{Rk,i}$（$k=1,2$）。计算两个检验统计量 Z_1 和 Z_2。如果 $Z_1 > z_{0.05}$ 且 $Z_2 < -z_{0.05}$，则拒绝式 5.25 的零假设。Kang 和 Chow（2013）生成了 5000 个模拟样本，并计算式 5.25 中的零假设被拒绝的样本比例作为经验（empirical）I 型错误率。表 5.3 的模拟结果表明，基于比的统计学检验将经验 I 型错误率控制在标准水平以下。

表 5.3 基于比估计量的统计学检验的经验 I 型错误率

δ	μ_T	μ_{R1}	μ_{R2}	σ	n_1	I 型错误率	μ_T	μ_{R1}	μ_{R2}	σ	n_1	I 型错误率
1.2	117	100	110	1	30	0.028	110.2	106	100	1	30	0.033
					50	0.031					50	0.027
					100	0.030					100	0.032
1.2	117	100	110	2	30	0.034	110.2	106	100	2	30	0.043
					50	0.033					50	0.036
					100	0.034					100	0.034
1.2	117	100	110	3	30	0.035	110.2	106	100	3	30	0.045
					50	0.038					50	0.045
					100	0.038					100	0.036
1.1	116	100	110	1	30	0.032	109.6	106	100	1	30	0.032
					50	0.029					50	0.033
					100	0.033					100	0.030
1.1	116	100	110	2	30	0.034	109.6	106	100	2	30	0.043
					50	0.033					50	0.037
					100	0.032					100	0.035
1.1	116	100	110	3	30	0.043	109.6	106	100	3	30	0.050
					50	0.035					50	0.049
					100	0.034					100	0.035

5.6 结语

本章对 Kang 和 Chow（2013）提出的评价生物相似性的设计及分析方法进行了大量讨论。Kang 和 Chow 的方法衍生自观察到的受试药和参比药均数的相对距离。该设计由三组构成：一组为受试药，另两组为不同批次的参比药。这种设计使我们根据 T 和 R 的差值与 R_1 和 R_2 的差值的比评价相对距离。在该设计下，我们从理论和模拟研究角度对衍生的统计学检验的效能进行了评价。由于基于比的统计学检验的效能优于线性方法，Kang 和 Chow（2013）推荐采用基于比的统计学检验。

实际工作中，评价生物类似药与原研药的生物相似性最常用的设计可能为两臂平衡设计，并采用两个总体均数的差值评价生物相似性。这种方法的缺点之一是不能包含不同批次的同一参比药之间的差异。因此，当等效/相似界值大于参比药的变异时，尽管两产品的差异可能较大，该方法仍可能得出两个产品具有生物相似性的结论。如果可以在临床试验前纳入参比药的变异确定等效/相似界值，也可以解决该问题。然而，实际工作中，这可能并不容易，因为参比药的变异可能是未知的。这一点是笔者提出的设计的优势之一，因为采用相对距离而非绝对差来评价生物相似性。

如之前提及的，有很多种可能的距离选择形式。对于小分子药物的生物等效性评价，平均生物等效性采用 $d_2(T, R) = |\mu_T/\mu_R|$，群体和个体生物等效性采用 $d_4(T, R) = E(Y_T - Y_R)^2$。由于不同距离会导致不同的生物相似性结论，对统计文献中常用的几种差异距离进行统计学检验将非常有趣。本章使用绝对均数差作为距离，不包含方差。距离的另一种自然选择是标准化绝对均数差 $d_1' = \dfrac{|\mu_T - \mu_R|}{\sigma}$。然而，由于假设共同方差，共同标准差 σ 在相对距离中被消除了。因此，实际上本章采用标准化绝对均数差作为距离。当共同方差假设不成立时，开发统计学检验很令人感兴趣。

本章中，生物类似药与原研药之间的距离被定义为 $d_1(t, R) = |\mu_T - (\mu_{R1} + \mu_{R2})/2|$。但是，也存在其他定义距离的方式，如：

$$d_1(T, R)' = \max(|\mu_T - \mu_{R_1}|, |\mu_T - \mu_{R_2}|)$$

和

$$d_1(T, R)'' = \min(|\mu_T - \mu_{R_1}|, |\mu_T - \mu_{R_2}|)$$

为这些新的距离开发合适的统计学检验方法将非常有趣。

需要注意，本章中 n_1 与 n_2 的随机化比采用了 2 : 1。然而，可以采用通用的随机化比 $k : 1$。寻找 k 的最佳值也可能是一个有趣的前沿研究。

6

评价生物相似性的通用方法

6.1 背景

　　如前面章节所述，生物等效性和（或）生物相似性的评价对生物等效性/相似性标准非常敏感。通用的评价小分子药物生物等效性的标准受到批评，被认为不适合评价生物相似性。然而，监管指南中几乎没有提供关于最适合评价生物相似性的标准的有效信息。如果没有定义明确且被广泛认可的生物相似性标准，就很难证明受试药和参比药高度相似。为解决该问题，Kang 和 Chow（2013）建议考虑评估 T-R 与 R-R 之间的相对距离，并提出了评价生物相似性的有效统计方法，前面章节已有阐述。然而，Kang 和 Chow（2013）提出的方法仍然依赖于生物相似性标准的选择。

　　基于对 T-R 研究与 R-R 研究的重现概率（reproducibility probability）的比较，Chow 等（2011）提出了评价生物相似性的一般方法。Chow 等（2011）认为他们提出的计算给定域内的局部生物相似性指数的方法可以作为一般方法。Chow 等（2011）认为，该相似性指数可以考虑到变异，并且对生物相似性标准的选择不敏感。基于局部生物相似性指数，可以在生物类似药研发的功能结构或域内得到一个用于提供证据链完备性（totality-of-the-evidence）的总体生物相似性指数（totality biosimilarity index）。如 Chow 等（2013）所述，在某一针对替换和（或）交替的研究设计下，可以用类似的想法得到替换指数（switching index）和（或）评价约物可转换性（drug interchangeability）的交替指数（alternating index）。

　　另外，Tsou 等（2012）采用其 2011 年在原区域与新区域间的桥接研究中提出的评估相似性的想法，提出了评价生物相似性产品与原研药相似性的一致性方法。Tsou 等（2012）的一致性方法基于一个正向或负向效应的响应值。该方法有助于在某些假设条件下评估药物可转换性。

　　下一节会简单介绍不同研究设计下对重现概率的评价。6.3 节将介绍基于 Chow（2010）和 Chow 等（2011）提出的重现概率的概念，生物相似性指数的发展情况。6.4 节研究了生物相似性标准与变异之间的关系。6.5 节概括了基于贝叶斯法的生物相似性指数。一般的评价生物相似性的一致性方法将在 6.6 节中简要介绍。本章最后一节将提供一个简要总结。

6.2 重现概率

美国食品药品监督管理局（Food and Drug Administration，FDA）要求：一种新药产品的上市准入，需要至少进行两次充分且有良好对照的临床试验，为研究药物的有效性提供充分证据。进行第二次试验的目的是研究第一次试验所观察到的临床结果是否在同一目标患者群体中可重复。设 H_0 为零假设，指药物与对照（如安慰剂）的平均响应值相同，H_a 为备择假设。如果观察到的临床试验的结果拒绝 H_0，则该试验结果有显著性意义。针对临床结果具有显著性意义的临床试验能否提供充分证据，证明该结果在未来采用同样研究方案的临床试验中可否重现往往比较有趣。在某些特定情况下，1997 年的《FDA 现代化法案》（FDA Modernization Act，FDAMA）出台了一项规定（FDAMA 第115 节），该规定允许在风险/收益评价中，用一个充分且有良好对照的临床试验的研究数据和验证证据证明候选药物和生物制品的效益。假设当且仅当 $|T|>c$ 时，拒绝零假设 H_0，其中 c 为已知的正数，T 是检验统计量。这通常涉及一个双侧备择假设。单侧备择假设的讨论与之类似。在统计理论中，当 H_a 确实为真时，观察到有显著性意义临床结果的概率被称为检验过程的效能。如果基于 H_a 的统计模型为参数模型，则效能为：

$$P(|T|>c \mid H_a)=P(|T|>c \mid \theta) \qquad (6.1)$$

其中，θ 是未知参数或参数向量。假设现在进行了一个临床试验，且其结果显著，那么第二次试验产生显著性结果的概率是多少？也就是说，第一次试验的显著性结果是否可重复？从数学的角度来讲，如果两个试验是独立的，当 H_a 为真时，无论第一次试验的结果是否显著，从第二次试验中观察到显著性结果的概率仍可由式 6.1 得出。然而，第一次临床试验的信息应该有助于评估第二次试验观察到显著性结果的概率，这引入了重现概率的概念，而不同于式 6.1 中定义的效能。

一般而言，重现概率是指当一个人观察到一个或几个既往试验的显著性结果时，在未来试验中观察到有显著性意义临床结果的主观概率。例如，Goodman（1992）认为，重现概率指基于既往试验数据得到的估计值来替换式 6.1 中 θ 得到的概率。或者说，重现概率可定义为基于既往试验数据对未来试验的估计效能。在 6.2 节，我们根据几个研究设计，研究如何利用该方法估计重现概率。当采用重现概率为一个药物的有效性提供证据时，估计效能法（estimated power approach）可能会产生相对乐观的结果。更保守的方法是将重现概率定义为第二次试验效能的置信下限。这将在 6.3 节中进行探讨。通过贝叶斯法也许可以得到更敏感的重现概率定义。基于该方法，未知参数 θ 为已知的先验分布 $\pi(\theta)$ 的随机向量。因此，给定既往试验的观测数据集 x，可定义重现概率为未来试验中 $|T|>c$ 的条件概率，即：

$$P(|T|>c \mid x)=\int P(|T|>c \mid \theta)\pi(\theta \mid x)d\theta \qquad (6.2)$$

其中，$T=T(Y)$ 是基于未来试验的数据集 y，$\pi(\theta \mid X)$ 为给定 X 后 θ 的后验密度。实际工作中，当临床试验按顺序进行时，重现概率是有用的。当第一次临床试验的结果非常显著时，它为监管机构提供了重要的信息，以决定是否需要第二次临床试验。另一方面，如果第二次试验是必要的，重现概率可用于调整第二次试验的样本量大小。为研究重现概率，我们需要指定检验过程，即检验统计量 T 的形式。我们考虑几种不同的研究设计。

6.2.1 方差齐的两样本

假设总共有 $n=n_1+n_2$ 名患者被随机分配到试验组和对照组。在试验组，n_1 名患者接受治疗（或试验药），产生响应值为 $x_{11},\cdots,x_{1n_1}$。在对照组，n_2 名患者接受安慰剂（或是参比药），产生响应值为 $x_{21},\cdots,x_{2n_2}$。该设计为临床试验中典型的两臂平行组设计。我们假定 x_{ij} 独立分布于均数为 μ_i（$i=1,2$）、共同方差为 σ^2 的正态分布。假定关注的假设为：

$$H_0：\mu_1-\mu_2=0 \quad vs. \quad H_a：\mu_1-\mu_2\neq 0 \tag{6.3}$$

单侧 H_a 的讨论与之类似。

考虑采用常用的两样本 t 检验，当且仅当 $|T|>t_{0.975,n-2}$ 时，拒绝 H_0，其中 $t_{0.975,n-2}$ 为 t 分布（自由度为 $n-2$）的第 97.5 百分位数。

$$T=\frac{\overline{x}_1-\overline{x}_2}{\sqrt{((n_1-1)s_1^2+(n_2-1)s_2^2)/(n-2)}\sqrt{(1/n_1)+(1/n_2)}} \tag{6.4}$$

$\overline{x}_i$ 和 s_i^2 分别为第 i 个治疗组的样本均数与方差。第二次试验得到的 T 的效能为：

$$\begin{aligned}p(\theta)&=P(|T(y)|>t_{0.975,n-2})\\&=1-\mathfrak{T}_{n-2}(t_{0.975,n-2}|\theta)+\mathfrak{T}_{n-2}(-t_{0.975,n-2}|\theta)\end{aligned} \tag{6.5}$$

其中

$$\theta=\frac{\mu_1-\mu_2}{\sigma\sqrt{((1/n_1)+(1/n_2))}} \tag{6.6}$$

$\mathfrak{T}_{n-2}(\cdot|\theta)$ 指非中心 t 分布（non-central t-distribution）（自由度为 $n-2$，非中心参数为 θ）的分布函数。注意，$p(\theta)=p(|\theta|)$。

表 6.1 中提供了 $|\theta|$ 的函数 $P(\theta)$ 的值。利用 θ 的估计值 $T(x)$ 替换 θ（式 6.4 对 T 进行了定义），我们得到以下重现概率：

$$\hat{P}=1-\mathfrak{T}_{n-2}(t_{0.975,n-2}|T(x))+\mathfrak{T}_{n-2}(-t_{0.975,n-2}|T(x)) \tag{6.7}$$

这是 $|T(x)|$ 的函数。当 $|T(x)|>t_{0.975,x-2}$ 时，

$$\hat{P}\approx\begin{cases}1-\mathfrak{T}_{n-2}(t_{0.975,n-2}|T(x)),\ 若\ T(x)>0\\\mathfrak{T}_{n-2}(-t_{0.975,n-2}|T(x)),\ 若\ T(x)<0\end{cases} \tag{6.8}$$

如果 $\mathfrak{T}_{n-2}$ 被替换为正态分布，$t_{0.975,n-2}$ 被替换为正态分布的百分位数，式 6.8 与 Goodman（1992）曾研究过的案例相同（已知方差 σ^2）。当样本大小固定为 n 时，可用表 6.1 寻找式 6.7 中的重现概率 $\hat{P}$。例如，如果在一个样本量为 $n=n_1+n_2=40$ 的临床试验中观察到 $|T(x)|=2.9$，则重现概率为 0.807。如果在一个样本量为 36 的临床试验中观察到 $T(x)=2.9$，则可对表 6.1 中的结果进行外推（对于 $n=30$ 和 40），得到重现概率为 0.803。

表 6.1 式 6.5 中的功效函数 $p(\theta)$ 的值

$|\theta|$	总样本量							
	10	20	30	40	50	60	100	∞
1.96	0.407	0.458	0.473	0.480	0.484	0.487	0.492	0.500
2.02	0.429	0.481	0.496	0.504	0.508	0.511	0.516	0.524
2.08	0.448	0.503	0.519	0.527	0.531	0.534	0.540	0.548
2.14	0.469	0.526	0.542	0.550	0.555	0.557	0.563	0.571
2.20	0.490	0.549	0.565	0.573	0.578	0.581	0.586	0.594
2.26	0.511	0.571	0.588	0.596	0.601	0.604	0.609	0.618
2.32	0.532	0.593	0.610	0.618	0.623	0.626	0.632	0.640
2.38	0.552	0.615	0.632	0.640	0.645	0.648	0.654	0.662
2.44	0.573	0.636	0.654	0.662	0.667	0.670	0.676	0.684
2.50	0.593	0.657	0.675	0.683	0.688	0.691	0.697	0.705
2.56	0.613	0.678	0.695	0.704	0.708	0.711	0.717	0.725
2.62	0.632	0.698	0.715	0.724	0.728	0.731	0.737	0.745
2.68	0.652	0.717	0.735	0.743	0.747	0.750	0.756	0.764
2.74	0.671	0.736	0.753	0.761	0.766	0.769	0.774	0.782
2.80	0.690	0.754	0.771	0.779	0.783	0.786	0.792	0.799
2.86	0.708	0.772	0.788	0.796	0.800	0.803	0.808	0.815
2.92	0.725	0.789	0.805	0.812	0.816	0.819	0.824	0.830
2.98	0.742	0.805	0.820	0.827	0.831	0.834	0.839	0.845
3.04	0.759	0.820	0.835	0.842	0.846	0.848	0.853	0.860
3.10	0.775	0.834	0.849	0.856	0.859	0.862	0.866	0.872
3.16	0.790	0.848	0.862	0.868	0.872	0.874	0.879	0.884
3.22	0.805	0.861	0.874	0.881	0.884	0.886	0.890	0.895
3.28	0.819	0.873	0.886	0.892	0.895	0.897	0.901	0.906
3.34	0.832	0.884	0.897	0.902	0.905	0.907	0.911	0.916
3.40	0.844	0.895	0.907	0.912	0.915	0.917	0.920	0.925
3.46	0.856	0.905	0.916	0.921	0.924	0.925	0.929	0.932
3.52	0.868	0.914	0.925	0.929	0.932	0.933	0.936	0.940
3.58	0.879	0.923	0.933	0.937	0.939	0.941	0.943	0.947
3.64	0.889	0.931	0.940	0.944	0.946	0.947	0.950	0.953
3.70	0.898	0.938	0.946	0.950	0.952	0.953	0.956	0.959
3.76	0.907	0.944	0.952	0.956	0.958	0.959	0.961	0.965
3.82	0.915	0.950	0.958	0.961	0.963	0.964	0.966	0.969
3.88	0.923	0.956	0.963	0.966	0.967	0.968	0.970	0.973
3.94	0.930	0.961	0.967	0.970	0.971	0.972	0.974	0.977

来源:Shao, J. and Chow, S. C., *Stat. Med.*, 21, 1727, 2002.

6.2.2 方差不齐的两样本

如果没有方差齐的假设，考虑在两臂平行组设计下检验假设 6.3 存在的问题。也就是说，x_{ij} 独立分布于 $N(\mu_i, \sigma_i^2)$，$i=1,2$。当 $\sigma_1^2 \neq \sigma_2^2$ 时，不存在式 5.3 中假设的确切检验过程。在 n_1 与 n_2 均足够大的情况下，当 $|T| > z_{0.975}$ 时，一个近似 5% 水平的检验拒绝 H_0，其中：

$$T = \frac{\overline{x}_1 - \overline{x}_2}{\sqrt{(s_1^2/n_1) + (s_2^2/n_2)}} \tag{6.9}$$

由于 T 近似分布于 $N(\theta, 1)$ 且

$$\theta = \frac{\mu_1 - \mu_2}{\sqrt{(\sigma_1^2/n_1) + (\sigma_2^2/n_2)}} \tag{6.10}$$

采用效能估计法得到的重现概率为：

$$\hat{P} = \Phi(T(x) - z_{0.975}) + \Phi(-T(x) - z_{0.975}) \tag{6.11}$$

当不同治疗的方差不同且样本量不大时，推荐不同的研究设计，如配对平行组设计或者 2×2 交叉设计。配对平行组设计涉及 m 对配对患者，每一对中的一个患者被分配至试验组而另一个患者被分配至对照组。设 x_{ij} 为第 i 组第 j 对的观察结果，假设差值 $x_{1j} - x_{2j}$ ($j=1,\cdots,m$) 独立同分布于 $N(\mu_1 - \mu_2, \sigma_D^2)$。如果 $|T| > t_{0.975, m-1}$，则在 5% 显著性水平上拒绝零假设，其中

$$T = \frac{\sqrt{m}(\overline{x}_1 - \overline{x}_2)}{\hat{\sigma}_D^2} \tag{6.12}$$

且 $\hat{\sigma}_D^2$ 是基于差值 $x_{1j} - x_{2j}$ ($j=1,\cdots,m$) 的样本方差。

注意到 T 服从非中心 t 分布，自由度为 $m-1$，非中心参数为：

$$\theta = \frac{\sqrt{m}(\mu_1 - \mu_2)}{\sigma_D^2} \tag{6.13}$$

因此，利用式 6.12 定义的 T，并用 $m-1$ 替换 $n-2$，就得到了式 6.7 中采用效能估计法得到的重现概率。

假设研究为 2×2 交叉设计，n_1 名患者在第一周期接受治疗，在第二周期接受安慰剂，n_2 名患者在第一周期接受安慰剂，在第二周期接受治疗。设 x_{lij} 为第 l 序列第 i 周期第 j 名患者的观察结果，那么疗效 μ_D 的无偏估计为：

$$\hat{\mu}_D = \frac{\overline{x}_{11} - \overline{x}_{12} - \overline{x}_{21} + \overline{x}_{22}}{2} \sim N\left(\mu_D, \frac{\sigma_D^2}{4}\left(\frac{1}{n_1} + \frac{1}{n_2}\right)\right)$$

其中

$\overline{x}_{li}$ 是 x_{lij} ($j=1,\cdots,n_1$) 的样本均数

$\sigma_D^2 = \mathrm{var}(x_{l1j} - x_{l2j})$

σ_D^2 的无偏估计为：

$$\hat{\sigma}_D^2 = \frac{1}{n_1 + n_2 - 2} \sum_{l=1}^{2} \sum_{j=1}^{m} (x_{l1j} - x_{l2j} - \overline{x}_{l1} + \overline{x}_{l2})^2$$

其独立于 $\hat{\mu}_D$，分布于 $\hat{\sigma}_D^2/(n_1+n_2-2)$ 倍的自由度为 n_1+n_2-2 的卡方分布。因此，如果 $|T| > t_{0.975, n-2}$，则在 5% 显著性水平上拒绝零假设 "$H_0 : \mu_D = 0$"，其中 $n = n_1 + n_2$ 且

$$T = \frac{\hat{\mu}_D}{\hat{\sigma}_D / 2\sqrt{(1/n_1) + (1/n_2)}} \tag{6.14}$$

注意，T 服从非中心 t 分布，自由度为 $n-2$，非中心参数为：

$$\theta = \frac{\mu_D}{\sigma_D / 2\sqrt{(1/n_1) + (1/n_2)}} \tag{6.15}$$

因此，利用式 6.14 定义的 T，就得到了式 6.7 中采用效能估计法得到的重现概率。

6.2.3 平行组设计

平行组设计在临床试验中经常被采用，以比较多个治疗与一个安慰剂对照，或比较一种治疗、一种安慰剂对照和一种阳性对照。设组数 $a \geqslant 3$，x_{ij} 为第 i 组第 j 名患者的观察数据，$j = 1, \cdots, n_i$，$i = 1, \cdots, a$。假设 x_{ij} 分布于 $N(\mu_i, \sigma^2)$，零假设为 "$H_0 : \mu_1 = \mu_2 = \cdots = \mu_a$"，如果 $T > F_{0.95; a-1, n-a}$，则在 5% 显著性水平拒绝零假设，其中 $F_{0.95; a-1, n-a}$ 为自由度为 $a-1$ 与 $n-a$ 的 F 分布的第 95 百分位数，$n = n_1 + n_2 + \cdots + n_a$。

$$T = \frac{SST/(a-1)}{SST/(n-a)} \tag{6.16}$$

且

$$SST = \sum_{i=1}^{a} n_i (\overline{x}_i - \overline{x})^2, \quad SSE = \sum_{i=1}^{a} \sum_{j=1}^{n_i} (x_{ij} - \overline{x}_i)^2$$

其中

$\overline{x}_i$ 为第 i 组的样本均数

$\overline{x}$ 为总体样本均数

注意，T 服从非中心 F 分布，自由度为 $a-1$ 与 $n-a$，非中心参数为：

$$\theta = \sum_{i=1}^{a} \frac{n_i (\mu_i - \overline{\mu})^2}{\sigma^2}$$

其中 $\overline{\mu} = \sum_{i=1}^{a} n_i \mu_i / n$。设 $\mathfrak{T}_{a-1, v-a}(\cdot \mid \theta)$ 为 T 的分布函数，那么第二个临床试验的效能为：

$$P\ (T(y) > F_{0.95, n-1, n-a}) = 1 - \mathfrak{T}_{a-1, n-a}\ (F_{0.95; a-1, n-a} \mid \theta)$$

因此，采用效能估计法得到的重现概率为

$$\hat{P} = 1 - \mathfrak{T}_{a-1, n-a}(F_{0.95; a-1, n-a} \mid T(x))$$

其中 $T(x)$ 为基于第一次临床试验的数据 x 观察到的 T。

6.3 生物相似性指数的发展

Chow（2010）提出，评价生物类似药生物相似性的复合指数的发展基于以下事实：①生物制品（由活细胞制成）生物相似性的概念与药物生物等效性的概念非常不同；②生物制品对生产过程中的微小变化非常敏感（即有可能导致临床结果产生剧烈变化）。对于一些特定的研究终点，虽然在文献中（见 Chow et al.，2010；Hsieh et al.，2010）可以见到一些对基于矩和基于概率标准的比较研究通过应用生物等效性标准来评价平均生物相似性和生物相似性变异，但监管指南/指导原则中未见广泛认可的生物相似性标准。因此，基于重现概率的概念，Chow（2010）与 Chow 等（2011）提出了如下生物相似性指数：

第一步：根据给定的生物相似性标准，评价受试药和参比药的平均生物相似性。为便于说明，将生物等效性标准作为生物相似性标准。也就是说，如果给定研究终点均数比的 90% 置信区间落在生物相似性界值（80%，125%）（基于原始数据）或（−0.2231，0.2231）（基于对数转换后数据）内，可以认为具有生物相似性。

第二步：一旦产品通过第一步中的生物相似性检验，基于观察到的比（或观察到的均数差）和变异计算重现概率。因此，计算重现概率将考虑变异和方差异质性的灵敏度以评价生物相似性。

第三步：如果重现概率的 95% 置信区间的下限大于预先设定的数值 p_0（该数值可根据一个参比药自身比较研究的重现概率的估计值得出），我们认为其具有生物相似性。这项研究被称为 R-R 研究。或者说，如果生物相似性指数的 95% 置信区间的下限大于 p_0，则我们可以认为其具有（局部）生物相似性。

在一个 R-R 研究中，定义：

$$P_{TR} = P \left(\begin{array}{l} \text{第一个试验按照 ABE 标准达到平均生物相似性后，} \\ \text{第二个试验中受试制剂和参比制剂达到平均生物相似性} \end{array} \right) \quad (6.17)$$

另外，根据 ABE 标准，评价两个相同参比药生物相似性的重现概率可被定义为：

$$P_{RR} = P \left(\begin{array}{l} \text{第一个试验按照 ABE 标准达到平均生物相似性后，} \\ \text{第二个试验中两组相同参比制剂达到平均生物相似性} \end{array} \right) \quad (6.18)$$

由于生物相似性指数的想法是为了表明参比药自身比较的重现概率高于生物类似药与创新（参比）产品比较的重现概率，因此通过 R-R 研究可以得到可接受的生物相似性评价的重现概率（即 p_0）标准。例如，R-R 研究建议重现概率为 90%，也就是说 $P_{RR} = 90\%$，生物相似性研究的重现概率标准可以选择 90% 的 80%，即 $p_0 = 80\% \times P_{RR} = 72\%$。

前面提到的生物相似性指数具有以下优势：①有利于选定研究终点、生物相似性标准和研究设计；②重现概率可以体现方差异质性的灵敏度。

注意，以上提出的生物相似性指数可用于不同的生物制品功能区域（域），如药动学（pharmacokinetics，PK）、生物活性、生物标志物（如药效学）、免疫原性、制造工艺、效价等。一个总体相似性指数或跨域的总体相似性指数同样可以由如下步骤得到：

第一步：获得第 i 个域的重现概率 $\hat{P}_i$，$i = 1, \cdots, K$。

第二步：定义生物相似性指数 $\hat{p} = \sum_{i=1}^{K} w_i \hat{p}_i$，其中 w_i 为第 i 个域的权重。

第三步：如果拒绝零假设 $p \leqslant p_0$，其中 p_0 为预先设定的被认可的重现概率，则认为具有总体生物相似性（global biosimilarity）。或者说，如果 p 的 95% 置信区间的下限大于 p_0，我们认为具有（总体）生物相似性。

设 T 和 R 分别为受试药和参比药的关注参数（如一个 PK 测量值），均数分别为 μ_T 和 μ_R。因此，检验两种产品的 ABE 的区间假设可表示为

$$H_0 : \theta_L' \geqslant \frac{\mu_T'}{\mu_R'} \quad \text{或} \quad \theta_U' \leqslant \frac{\mu_T'}{\mu_R'} \quad vs. \quad H_a : \theta_L' < \frac{\mu_T'}{\mu_R'} < \theta_U'$$

其中，(θ_L', θ_U') 为 ABE 界值。对于个体内试验的生物等效性，(θ_L', θ_U') 通常选为 $(80\%, 125\%)$。上述假设可以重新表述为

$$H_0 : \theta_L \geqslant \mu_T - \mu_R \quad \text{或} \quad \theta_U \leqslant \mu_T - \mu_R \quad vs. \quad H_a : \theta_L < \mu_T - \mu_R < \theta_U$$

其中

μ_T 和 μ_R 为对数转换后数据的均数，与对数转换后的 μ_T' 和 μ_R' 的值相等

(θ_L, θ_U) 为 $(-0.2231, 0.2231)$，与 $(80\%, 125\%)$ 对数转换后的数值相等

计算之前提到的区间假设下的重现概率时，平行组设计（生物制品的常用设计）下 P_{TR} 的概率可表达如下：

$$P(\delta_L, \delta_U)$$
$$= P(T_L(\overline{Y}_T, \overline{Y}_{R, s_T, s_R}) > t_{a, dfp} \quad \text{且} \quad T_u(\overline{Y}_T, \overline{Y}_{R, s_T, s_R}) < -t_{a, dfp} \mid \delta_L, \delta_U) \quad (6.19)$$

其中 s_T、s_R、n_T 与 n_R 分别为受试制剂和参比制剂的样本标准差和样本量。dfp 的值可由下式计算得出：

$$dfp = \frac{((s_T^2/n_1) + (s_R^2/n_2))^2}{((s_T^2/n_T)^2/(n_T - 1)) + ((s_R^2/n_T)^2/(n_R - 1))}$$

$$T_L(\overline{Y}_T, \overline{Y}_R, \hat{\sigma}_T, \hat{\sigma}_R) = \frac{(\overline{Y}_T - \overline{Y}_R) - \theta_L}{\sqrt{(s_T^2/n_T) + (s_R^2/n_R)}}$$

$$T_U(\overline{Y}_T, \overline{Y}_R, \hat{\sigma}_T, \hat{\sigma}_R) = \frac{(\overline{Y}_T - \overline{Y}_R) - \theta_U}{\sqrt{(s_T^2/n_T) + (s_R^2/n_R)}}$$

$$\delta_L = \frac{\mu_T - \mu_R - \theta_L}{\sqrt{(\sigma_T^2/n_T) + (\sigma_R^2/n_R)}} \quad , \quad \delta_U = \frac{\mu_T - \mu_R - \theta_U}{\sigma_d \sqrt{(\sigma_T^2/n_T) + (\sigma_R^2/n_R)}} \quad (6.20)$$

σ_T^2 与 σ_R^2 分别为受试制剂和参比制剂的方差。

向量 (T_L, T_U) 服从二元非中心 t 分布，自由度为 $n_1 + n_2 - 2$ 和 dfp，相关系数为 1，非中心参数为 δ_L 和 δ_U（Phillips，1990；Owen，1965）。Owen（1965）的研究表明，前面的二元非中心 t 分布的积分可以表示为两个单变量的非中心 t 分布之间的积分差。因此，式 6.19 中的功效函数可由下式得到：

$$P(\delta_L, \delta_U) = Q_f(t_U, \delta_u; 0, R) - Q_f(t_L, \delta_L; 0, R) \quad (6.21)$$

其中

$$Q_f(t, \delta; 0, R) = \frac{\sqrt{2\pi}}{\Gamma(f/2) 2^{(f-2)/2}} \int_0^R G(tx/\sqrt{f} - \delta) x^{f-1} G'(x) dx$$

$$R = (\delta_L - \delta_U)\sqrt{f}/(t_L - t_U), \quad G'(x) = \frac{1}{\sqrt{2\pi}}e^{-x^2/2}, \quad G(x) = \int_{-\infty}^{x} G'(t)dt$$

且

$$t_L = t_{a,dfp}, \quad t_U = -t_{a,dfp}, \quad 且 \ f = 平行组设计的 \ dfp$$

注意，当 $0 < \theta_U = -\theta_L$ 时，$P(\delta_L, \delta_U) = P(-\delta_U, -\delta_L)$。

图 6.1 展示了不同样本量与均数比下重现性与变异之间的关系。当样本量增加且均数比接近 1 时，重现概率增加；当样本量和均数比不变时，随着变异增加，重现概率降低。以上表明了变异对重现概率的影响。

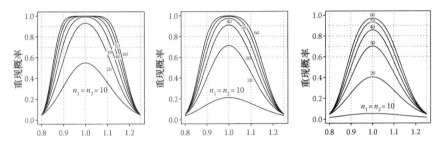

图 6.1 样本量 $n_T = n_R = 10, 20, 30, 40, 50$ 和 60，显著性水平为 0.05，$(\theta'_L, \theta'_U) = (80\%, 125\%)$，当 $\sigma_T = 0.2, 0.3, 0.4$ 与 $\sigma_R = 0.2$ 时基于估计法的重现概率曲线

当 δ_L 与 δ_U 的值未知时，利用第一次研究中的样本估计值替代式 6.20 中 δ_L 与 δ_U，则重现概率的估计值可由下式得到：

$$\hat{P}(\hat{\delta}_L, \hat{\delta}_U) = Q_f(t_L, \hat{\delta}_U; 0, \hat{R}) - Q_f(t_U, \hat{\delta}_L; 0, \hat{R}) \tag{6.22}$$

其中

$$\hat{\delta}_L = \frac{\overline{Y}_T - \overline{Y}_L - \theta'_L}{\sqrt{(s_T^2/n_T) + (s_R^2/n_R)}}, \quad \hat{\delta}_U = \frac{\overline{Y}_T - \overline{Y}_L - \theta'_U}{\sqrt{(s_T^2/n_T) + (s_R^2/n_R)}}, \quad \hat{R} = (\hat{\delta}_L - \hat{\delta}_U)\sqrt{\frac{f}{t_L - t_U}}$$

6.4 生物相似性标准与变异的关系

如前面章节所述，判定受试药和参比药具有生物相似性的预设标准 p_0 是基于重现概率 P_{RR} 选择的，P_{RR} 可从 R-R 研究中得到。不同参比药具有不同的 p_0，因为每个参比药有其特定的重现概率。因此，P_{RR} 与参比药的变异相关。为研究变异对选定的 p_0 的影响进行了模拟研究。本研究的参数设定情况为 $n_R = 24, 36, 72$，$\sigma_R = 0.1, 0.15$，$(\theta_L, \theta_U) = (-0.2231, 0.2231)$。

注意在模拟试验中，因为存在两个相同的产品，假设两个参比药的均数和变异相同。另外，设两个产品个体内变异的相关系数为 1，使得 t 分布中受试者与制剂的交互作用为 0。每个参数组合生成了 1000 个随机样本。表 6.2 中的模拟结果表明，根据 BE 标准判定生物相似性的概率 P_{BE} 高于重现概率 P_{RR}。估计重现概率的均数 $avg.\hat{P}_{RR}$ 接近于

表 6.2　基于估计法计算的 P_{BE}、P_{RR}、均数与变异

σ_R	$(\sqrt{S_R^2+S_R^2})$	P_{BE}	P_{RR}	$avg.\hat{P}_{RR}$	$p_{0,0.7}$	$p_{0,0.8}$	P_{BE}	P_{RR}	$avg.\hat{P}_{RR}$	$p_{0,0.7}$	$p_{0,0.8}$	P_{BE}	P_{RR}	$avg.\hat{P}_{RR}$	$p_{0,0.7}$	$p_{0,0.8}$
0.1	0.14	1.0000	1.0000	1.0000	0.7000	0.8000	1.0000	1.0000	1.0000	0.7000	0.8000	1.0000	1.0000	1.0000	0.7000	0.8000
0.1	0.21	1.0000	0.9994	0.9886	0.7000	0.8000	1.0000	1.0000	0.9991	0.7000	0.8000	1.0000	1.0000	1.0000	0.7000	0.8000
0.1	0.28	1.0000	0.9694	0.9198	0.7000	0.8000	1.0000	0.9976	0.9556	0.7000	0.8000	1.0000	1.0000	0.9999	0.7000	0.8000

注：P_{BE}是根据 BE 标准判定生物相似性的概率；P_{RR}是 R-R 比较研究的重现概率；$avg.\hat{P}_{RR}$是 R-R 比较研究的估计重现概率的均数。

R-R 比较中 P_{RR} 的真实重现概率。由于假设受试者与制剂的交互作用为 0,不同的受试者内变异仅仅在 $avg.\hat{P}_{RR}$ 中产生很小的变化。正如预期的一样,P_{RR} 与 $avg.\hat{P}_{RR}$ 随着 σ_d 与 $\sqrt{\sigma_R^2 + \sigma_l^2}$ 的总变异的增加而降低。当样本量增加时,P_{RR} 与 $avg.\hat{P}_{RR}$ 增加。表中列举了 p_0 的两个值(即对应 70% 和 80% 的 P_{RR}),供研究者参考选择适合自己产品的值。如果我们定义 $d=p_0/P_{RR}$,则可用 d 表示相似性的程度并回答问题"何种程度的相似可以被认为是相似"。

6.5 基于贝叶斯法的生物相似性指数

之前提出的重现概率的计算基于用估计值替换未知参数的估计法。Goodman(1992)和 Shao 与 Chow(2002)提出了重现概率的另一个定义。设 $p(\theta)$ 为功效函数,其中 θ 为未知参数或参数向量。根据贝叶斯法,假设 θ 是一个先验分布已知的随机变量。可以认为重现概率为未来试验的功效函数的后验均数:

$$\int p(\theta)\pi(\theta \mid x)d\theta \tag{6.23}$$

其中给定既往试验的观测数据集 x,$\pi(\theta \mid x)$ 为 θ 的后验密度。

6.5.1 与 6.5.2 节中将分别给出以下两个版本贝叶斯法的重现概率,假设:① (μ_T, μ_R) 随机,方差固定;② (μ_T, μ_R) 与方差均随机。

6.5.1 (μ_T, μ_R) 随机,方差固定

统计理论认为,当 H_1 为真时,观察到显著性结果的概率为检验过程的效能。该效能由下式得出:

$$P(T_L(\overline{X}_T, \overline{X}_R) > z_\alpha, T_U(\overline{X}_T, \overline{X}_R) < -z_\alpha \mid \mu_T, \mu_R)$$
$$= \Phi\left[-\frac{(\mu_T - \mu_R) - \theta_U}{\sigma\sqrt{1/n_T + 1/n_R}} - z_\alpha\right] + \Phi\left[\frac{(\mu_T - \mu_R) - \theta_L}{\sigma\sqrt{1/n_T + 1/n_R}} - z_\alpha\right] - 1$$

其中

$$T_L(\overline{X}_T, \overline{X}_R) = \frac{(\overline{X}_T - \overline{X}_R) - \theta_L}{\sigma\sqrt{1/n_T + 1/n_R}}, \quad T_U(\overline{X}_T, \overline{X}_R) = \frac{(\overline{X}_T - \overline{X}_R) - \theta_U}{\sigma\sqrt{1/n_T + 1/n_R}}$$

σ 为受试药和参比药的共同方差。Goodman(1992)和 Shao 与 Chow(2002)认为,可以将重现概率作为未来试验的功效函数的后验均数。根据贝叶斯法,假设未知参数 (μ_T, μ_R) 是一个先验分布 $\pi(\mu_T, \mu_R)$ 已知的随机向量。因此,给定既往试验的观测值 x,重现概率可定义为未来试验的条件概率 $P(T_L > z_\alpha, T_U < -z_\alpha \mid x)$。这里 $T_L = T_L(y)$ 且 $T_U = T_U(y)$,y 为未来试验中的数据。可以根据式 6.22,采用功效函数的后验均数估计重现概率,也即:

$$\hat{P}_{TR} = P(T_L > z_\alpha, T_U < -z_\alpha \mid x)$$

$$= \iint P(T_L(\overline{X}_T, \overline{X}_R) > z_a, T_U(\overline{X}_T, \overline{X}_R) < -z_a \mid \mu_T, \mu_R)$$
$$\cdot \pi(\mu_T, \mu_R \mid x) d\mu_T d\mu_R \tag{6.24}$$

根据贝叶斯法，给定既往试验的数据 x，构建式 6.24 中的后验密度 $\pi(\mu_T, \mu_R \mid x)$ 非常必要。首先考虑 σ^2 已知，$\pi(\mu_T, \mu_R)$ 常用的先验为无信息先验 $\pi(\mu_T, \mu_R)$。因此，可由下式导出：

$$\hat{P}_{TR,TR} = \Phi\left(-\frac{T_U(\overline{X}_T, \overline{X}_R) - z_a}{\sqrt{2}}\right) + \Phi\left(\frac{T_L(\overline{X}_T, \overline{X}_R) - z_a}{\sqrt{2}}\right) - 1$$

6.5.2 (μ_T, μ_R) 与方差均随机

对于更实际的情况（σ^2 未知），我们需要 σ^2 的先验。σ^2 常用的无信息先验为 Lebegue 密度 $\pi(\sigma^2) = \sigma^{-2}$。如果 σ^2 未知，样本方差为：

$$S^2 = \frac{\sum_{i=1}^{n_T}(X_{Ti} - \overline{X}_T)^2 + \sum_{i=1}^{n_R}(X_{Ri} - \overline{X}_R)^2}{n_1 + n_2 - 2}$$

其中 X_{Ti} 与 X_{Ri} 分别为受试药和参比药对数转换后的值，效能为：

$$P(\delta_L, \delta_U) = P(T_L(\overline{X}_T, \overline{X}_R, S) > t_{a,n_1+n_2-2}, T_U(\overline{X}_T, \overline{X}_R, S) < -t_{a,n_1+n_2-2} \mid \delta_L, \delta_U) \tag{6.25}$$

其中

$$T_L(\overline{X}_T, \overline{X}_R, S) = \frac{(\overline{X}_T - \overline{X}_R) - \theta_L}{S\sqrt{1/n_T + 1/n_R}}, \qquad T_U(\overline{X}_T, \overline{X}_R, S) = \frac{(\overline{X}_T - \overline{X}_R) - \theta_U}{S\sqrt{1/n_T + 1/n_R}}$$

且

$$\delta_L = \frac{(\mu_T - \mu_R) - \theta_L}{S\sqrt{1/n_T + 1/n_R}}, \qquad \delta_U = \frac{(\mu_T - \mu_R) - \theta_U}{S\sqrt{1/n_T + 1/n_R}}$$

假设 μ_T、μ_R 与 σ^2 的先验独立。在该假设下，我们可以得到 $(\mu_T - \mu_R \mid \sigma^2, x)$ 的后验密度正态分布于

$$\pi(\mu_T - \mu_R \mid \sigma^2, x) \sim N(\overline{X}_T - \overline{X}_R, \sigma^2(1/n_1 + 1/n_2))$$

且 $(\sigma^2 \mid x)$ 的后验密度为逆 gamma 函数 $IG(\alpha, \beta)$，由下式得出：

$$\pi(\sigma^2 \mid x) = \frac{1}{\Gamma(\alpha)\beta^\alpha} \frac{1}{(\sigma^2)^{\alpha+1}} e^{-1/(\beta\sigma^2)}, \quad 0 < \sigma^2 < \infty$$

其中 $\alpha = (n_1 + n_2 - 2)$，$\beta = (n_1 + n_2 - 2) S^2/2$。因此，$p(\delta_L, \delta_U)$ 的后验均数为：

$$\hat{P}_{TR} = \int_0^\infty \left[\int_{-\infty}^\infty p(\delta_L, \delta_U) \pi(\mu_T - \mu_R \mid \sigma^2, x) d(\mu_T - \mu_R)\right] \pi(\sigma^2 \mid x) d\sigma^2 \tag{6.26}$$

也即基于贝叶斯法的重现概率。可以对式 6.26 中 $\hat{P}_{TR}$ 的概率进行数值估计。可应用 Monte Carlo 法近似 $\hat{P}_{TR}$。

给定 σ 和模型配置后，再基于 1000 个重复的数据集通过 Monte Carlo 模拟计算本节提出的生物相似性指数的估计值。计算出 1000 个估计值，则可计算出估计值的均数和 SE 值。（μ_T，μ_R）随机、方差固定的模拟研究的结果见表 6.3 和图 6.2。

表 6.3　当（μ_T，μ_R）随机、方差固定时，基于贝叶斯法的 P_{BE} 和 $\hat{P}_{RR,RR}$ 与变异

	$n_T = n_R = 12$			$n_T = n_R = 24$			$n_T = n_R = 36$			$n_T = n_R = 48$		
		$\hat{P}_{RR,RR}$			$\hat{P}_{RR,RR}$			$\hat{P}_{RR,RR}$			$\hat{P}_{RR,RR}$	
σ	P_{BE}	均数	SE	P_{BE}	均数	SE	P_{BE}	均数	SE	P_{BE}	均数	SE
0.05	0.30	0.97	0.08	0.36	0.99	0.06	0.35	0.99	0.05	0.39	0.99	0.06
0.10	0.28	0.93	0.13	0.31	0.96	0.10	0.33	0.97	0.10	0.35	0.97	0.09
0.15	0.22	0.85	0.15	0.27	0.92	0.13	0.31	0.94	0.14	0.29	0.94	0.12
0.20	0.17	0.75	0.14	0.25	0.88	0.14	0.25	0.90	0.14	0.28	0.92	0.13
0.25	0.10	0.64	0.08	0.20	0.82	0.13	0.23	0.88	0.14	0.27	0.91	0.13
0.30	0.03	0.54	0.03	0.16	0.72	0.13	0.21	0.81	0.15	0.23	0.85	0.16
0.35	0.00	NA	NA	0.11	0.66	0.08	0.16	0.76	0.15	0.20	0.82	0.14
0.40	0.00	NA	NA	0.04	0.57	0.04	0.12	0.67	0.10	0.17	0.76	0.13
0.45	0.00	NA	NA	0.02	0.51	0.01	0.10	0.62	0.07	0.12	0.71	0.10
0.50	0.00	NA	NA	0.00	NA	NA	0.07	0.57	0.04	0.08	0.65	0.07

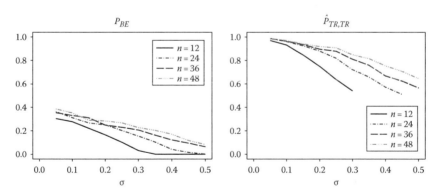

图 6.2　当（μ_T，μ_R）随机、方差固定时，基于贝叶斯法得到的重现概率曲线

6.6　一致性法

Tsou 等（2011）为评估桥接研究提出了一致性法。基于类似的想法，Tsou 等（2012）开发了评价生物相似性产品的一致性标准。为便于进一步说明，我们仅仅聚焦于比较受试产品和安慰剂对照的试验。

6.6.1　正向效应的响应值

假设有 K 个用来批准创新产品的历史参照研究。基于 K 个历史参照研究，创新产品已经在传统试验中被批准，因为这些试验证明了与安慰剂对照相比，该产品有正向效应。为评价生物类似药与创新产品的相似性，需要进行临床试验来比较生物类似药与创新产品在正向效应方面的差异。

设 x_{ij} 为第 i 个历史参照研究中第 j 个患者接受创新产品后的响应值，$i=1,\cdots,K$，$j=1,\cdots,m_i$，y_{ij} 为第 i 个历史参照研究中第 j 个患者接受安慰剂对照后的响应值，$i=1,\cdots,K$，$j=1,\cdots,n_i$。假设高分表示更大的正向效应，并且简单起见，假设 x_{ij} 与 y_{ij} 均服从正态分布。则第 i 个研究中治疗组均数的差异为：

$$w_i = \bar{x}_i - \bar{y}_i \tag{6.27}$$

其中 $\bar{x}_i = 1/m_i \sum_{j=1}^{m_i} x_{ij}$ 和 $\bar{y}_i = 1/n_i \sum_{j=1}^{n_i} y_{ij}$ 分别为创新产品与安慰剂组的 m_i 和 n_i 个观察值的样本均数。当样本量足够时，假设 w_i 近似服从均数为 Δ、方差为 σ_i^2 的正态分布 $N(\Delta, \sigma_i^2)$，其中 σ_i^2 的估计值 $\hat{\sigma}_i^2 = s_i^2((1/m_i)+(1/n_i))$，且 s_i 为第 i 个既往试验的标准差的估计值，$i=1,\cdots,K$。这里，Δ 代表治疗差异的真实参数。设 $w=(w_1,\cdots,w_k)$ 为 K 个参照研究的结果。

在评价生物相似性的新试验中，设 x_{Br} 与 y_{Bs} 分别为患者 r 与 s 接受生物类似药与安慰剂对照后的响应值，$r=1,\cdots,m_B$，$s=1,\cdots,n_B$。与式 6.27 类似，设 v 为新试验中治疗组均数间的差异，即：

$$v = \bar{x}_B - \bar{y}_B$$

其中 $\bar{x}_B = 1/m_B \sum_{r=1}^{m_B} x_{Br}$ 且 $\bar{y}_B = 1/n_B \sum_{s=1}^{n_B} y_{Bs}$。现在评价 v 是否与 K 个既往研究的结果具有一致性。与 Tsou 等（2011）类似，我们构建预测概率函数 $p(v \mid w)$，根据既往结果 w 提供 v 的合理测量值。另外，我们也构建了 $p(w_i \mid w)$，$i=1,\cdots,K$。我们认为当且仅当下式成立时，结果 v 与参照结果 w 一致：

$$p(v \mid w) \geqslant \rho \min\{p(w_i \mid w), i=1,\cdots,k\} \tag{6.28}$$

且预先设定 $\rho > 0$，这里 ρ 代表一致性趋势的大小。因为生物类似药需要与参比药高度相似，我们假定 $0.9 \leqslant \rho \leqslant 1$ 或特别情况下 $\rho=1$。

根据 $c\Delta$ 的模糊先验，给定参照集 w，$p(\Delta \mid w)$ 的后验概率密度函数（probability density function，pdf）由下式得出：

$$\begin{aligned}
p(\Delta \mid w) &\propto p(\Delta) l(\Delta \mid w) \\
&\propto \exp\left\{ -\frac{1}{2} \sum_{i=1}^{K} \frac{1}{\sigma_i^2} (\Delta - w_i)^2 \right\} \\
&\propto \exp\left\{ -\frac{1}{2} \left(\sum_{i=1}^{K} \frac{1}{\sigma_i^2} \right) \left(\Delta - \frac{\sum_{i=1}^{K} w_i/\sigma_i^2}{\sum_{i=1}^{K} 1/\sigma_i^2} \right)^2 \right\}
\end{aligned}$$

其中 $l(\Delta \mid w) = \Pi_{i=1}^{K}(1/\sqrt{2\pi}\sigma_i)\exp\{-(1/2)(w_i-\Delta)^2/\sigma_i^2\}$ 表示似然函数。因此，$\Delta \mid w$ 服从均数为 $\overline{w}$、方差为 Σ^2 的正态分布，其中

$$\overline{w} = \frac{\sum_{i=1}^{K} w_i/\sigma_i^2}{\sum_{i=1}^{K} 1/\sigma_i^2}$$

且 $\sum^2 = \left(\sum_{i=1}^{K} 1/\sigma_i^2\right)^{-1}$。也就是说，$\Delta \mid w \sim N(\overline{w}, \sum^2)$。

假设新试验的结果 v 也渐近分布于均数为 C、方差为 σ_B^2 的正态分布。σ_B^2 的估计值为 $\hat{\sigma}_B^2 = s_B^2((1/m_B)+(1/n_B))$，其中 s_B 为新试验中响应值标准差的估计值。给定 w，则 v 和均数参数 Δ 的联合后验概率密度函数由下式得出：

$$p(v, \Delta \mid w) = p(v \mid \Delta, w)p(\Delta \mid w) \tag{6.29}$$

其中

$p(v \mid \Delta, w) = 1/\sqrt{2\pi}\sigma_B \exp\{-(1/2)(v-\Delta)^2/\sigma_B^2\}$ 是 v 的条件 pdf，给定 w 和 Δ

$p(\Delta \mid w)$ 是 Δ 的后验 pdf

通过 Δ 的积分方程 6.29，预测概率密度函数（Aitchison and Dunsmore，1975）可以表示为：

$$\begin{aligned}
p(v \mid w) &= \int p(v, \Delta \mid w)d\Delta \\
&= \int p(v, \Delta \mid w)p(\Delta \mid w)d\Delta \\
&\propto \int \exp\left\{-\frac{1}{2}\left[\frac{1}{\sigma_B^2}(v-\Delta)^2 + \frac{1}{\sum^2}(\Delta-\overline{w})^2\right]\right\}d\Delta \\
&\propto \int \exp\left\{-\frac{1}{2}\left[\left(\frac{1}{\sigma_B^2}+\frac{1}{\sum^2}\right)\left(\Delta - \frac{(v/\sigma_B^2)+(\overline{w}/\sum^2)}{(v/\sigma_B^2)+(1/\sum^2)}\right)^2 \right.\right. \\
&\qquad\qquad \left.\left. + \frac{1}{\sigma_B^2+\sum^2}(v-\overline{w})^2\right]\right\}d\Delta \\
&\propto \int \exp\left\{-\frac{1}{2(\sigma_B^2+\sum^2)}(v-\overline{w})^2\right\}d\Delta
\end{aligned}$$

因此，我们可以导出 $v \mid w \sim N(\overline{w}, \tau_B^2)$ 与 $w_i \mid w \sim N(\overline{w}, \tau_i^2)$，其中

$$\tau_B^2 = \sum^2 + \sigma_B^2$$

且

$$\tau_i^2 = \sum{}^2 + \sigma_i^2$$

其中 $i = 1, \cdots, K$。τ_B^2 的估计为：

$$\hat{\tau}_B^2 = \hat{\Sigma}^2 + \hat{\sigma}_B^2 = \left(\sum_{i=1}^K 1/\hat{\sigma}_B^2 \right)^{-1} + s_B^2 ((1/m_B) + (1/n_B))$$

且 τ_i^2 的估计为：

$$\hat{\tau}_i^2 = \hat{\Sigma}^2 + \hat{\sigma}_i^2 = \left(\sum_{i=1}^K 1/\hat{\sigma}_i^2 \right)^{-1} + s_i^2 ((1/m_i) + (1/n_i))$$

其中 Σ^2 的估计为：

$$\hat{\Sigma}^2 = \left(\sum_{i=1}^K 1/\hat{\sigma}_i^2 \right)^{-1}$$

令 $p_i = (1/\tau_i) \exp\{-(1/2\tau_i^2)(w_i - \overline{w})^2\}$ 且 $p_0 = \min\{p_i, i = 1, \cdots, K\}$。那么当且仅当 $(v - \overline{w})^2 \leqslant -2\tau_B^2 \ln(\rho \tau_B p_0)$ 时，一致性标准 $p(v \mid w) \geqslant \rho \min\{p(w_i \mid w), i = 1, \cdots, K\}$ 成立。

本节提出的方法旨在评价生物类似药与安慰剂的响应值差是否与创新产品与安慰剂的响应值差一致。可以考虑采用该方法的简版。直接比较生物类似药和既往研究中与均数偏离（标准化后）最大的创新产品的平均响应值可能已经足够。因此，也许可以不需要安慰剂。

6.6.2　负向效应的响应值

以上提出的方法不仅可以应用于正向效应，也可应用于负向效应。设 x_{ij} 为第 i 个历史参照研究中第 j 名患者接受创新药的负向效应的响应值，$i = 1, \cdots, K$，$j = 1, \cdots, m_i$。假设高分意味着更大的负向效应。这里我们需要直接比较生物类似药与创新产品的平均响应值，不考虑安慰剂。

采用相同的标记法，假设 x_{ij} 服从正态分布，第 i 个研究中创新药的 m_i 个观察值的样本均数为 $w_i = 1/m \sum_{i=1}^{m_i} x_{ij}$。当样本量足够大时，$w_i$ 近似服从 $N(\Delta, \sigma_i^2)$，其中 σ_i^2 的估计值 $\hat{\sigma}_i^2 = s_i^2/m_i$，$s_i$ 为第 i 个既往试验的标准差，$i = 1, \cdots, K$。设 $w = (w_1, \cdots, w_K)$ 为 K 个参照研究的结果。类似地，设 x_{Br} 为患者 r 在评价生物相似性产品相似性的新试验中接受生物相似性产品的负向效应响应值，$r = 1, \cdots, m_B$。设 v 为新试验中 m_B 个观察值的样本均数。也就是说，$v = 1/m_B \sum_{r=1}^{m_B} x_{Br}$。目的是评价 v 是否与之前 K 个结果保持一致。与 2.1 节类似，我们构建预测概率函数 $p(v \mid w)$ 与 $p(w_i \mid w)$，$i = 1, \cdots, K$。由于高分意味着具有更大的负向效应，我们认为结果 v 与参考结果 w 一致，当且仅当

$$p(v \mid w) \leqslant \frac{1}{\rho} \max\{p(w_i \mid w), i = 1, \cdots, K\}$$

且预先指定的 $0.9 \leqslant \rho \leqslant 1$ 或 $\rho = 1$。类似地，以下一致性标准成立：

$$p(v \mid w) \leqslant \frac{1}{\rho} \max\{p_i, \ p_2, \ \cdots, \ p_k\}$$

当且仅当

$$(v - \overline{w})^2 \geqslant -2\tau_B^2 \ln\left(\tau_B \frac{p_{\max}}{p}\right)$$

其中

$$\overline{w} = \frac{\sum_{i=1}^{K}(w_i/\sigma_i^2)}{\sum_{i=1}^{K}(1/\sigma_i^2)}$$

$$\Sigma^2 = \left(\sum_{i=1}^{K} \frac{1}{\sigma_i^2}\right)^{-1}$$

$$p_i = \frac{1}{\tau_i}\exp\left\{-\frac{1}{2\tau_i^2}(w_i - \overline{w})^2\right\}$$

$$p_{\max} = \max\{p_i, i = 1, \cdots, K\}$$

$$\tau_B^2 = \Sigma^2 + \sigma_B^2$$

$$\tau_i^2 = \Sigma^2 + \sigma_i^2, i = 1, \cdots, K$$

6.6.3 确定样本量

本节仅仅关注正向效应的响应值。对于新临床试验的样本量，设 n 代表新试验中每个治疗组的患者数。假设新试验中受试产品与安慰剂对照的响应值均服从正态分布，方差为 σ^2。在设计阶段，假设 σ^2 已知，因此，新试验中治疗组差值的均数 v 也服从均数为 Δ、方差为 $\sigma_B^2 = 2\sigma^2/n$ 的正态分布。类似地，6.2 节中的 τ_i^2 将变为：

$$\tau_B^2 = \Sigma^2 + \sigma_B^2 = \left(\sum_{i=1}^{K} \frac{1}{\sigma_i^2}\right)^{-1} + \frac{2\sigma^2}{n}$$

以下一致性标准再次成立：

$$p(v \mid w) \geqslant \rho \min\{p(w_i \mid w), i = 1, \cdots, K\}$$

当且仅当

$$(v - \overline{w})^2 \leqslant -2\tau_B^2 \ln(\rho\tau_B p_0)$$

设 $R = \{v : (v - \overline{w})^2 \leqslant -2\tau_B^2 \ln(\rho\tau_B p_0)\}$ 为所有一致性试验的延伸。因此，可用如下预测概率表示本次一致性延伸的覆盖范围：

$$p(R) = \int_R p(v \mid w) dv$$

$$= p\{(v - \overline{w})^2 \leqslant -2\tau_B^2 \ln(\rho\tau_B p_0)\}$$

$$= p\left(\frac{-\sqrt{-2\tau_B^2 \ln(\rho\tau_B p_0)}}{\tau_B} \leqslant \frac{v - \overline{w}}{\tau_B} \leqslant \frac{\sqrt{-2\tau_B^2 \ln(\rho\tau_B p_0)}}{\tau_B}\right)$$

$$= 1 - 2\Phi\left(-\sqrt{-2\ln(\rho\tau_B p_0)}\right)$$

其中，$\Phi(\cdot)$ 为标准正态分布的累积分布函数。为保证一致性延伸的覆盖概率至少为 γ（如 80％），每个治疗组的样本量 n 需要事先决定。也就是说，

$$p(R)=1-2\Phi\left(-\sqrt{-2\ln(\rho\tau_B p_0)}\right)\geqslant\gamma \tag{6.30}$$

最终，当下式成立时，式 6.30 成立：

$$\Phi\left(-\sqrt{-2\ln(\rho\tau_B p_0)}\right)\leqslant\frac{1-\gamma}{2}$$

因此，

$$\tau_B\leqslant\frac{1}{\rho p_0}\exp\left\{-\frac{1}{2}Z_{1-\gamma/2}^2\right\}$$

于是通过找到最小的 n，可以确定样本量，即：

$$n\geqslant\frac{2\sigma^2}{(1/\rho p_0)^2\exp\{-Z_{1-\gamma/2}^2\}-\Sigma^2} \tag{6.31}$$

注意，分母可能为负数。经验表明，当 $K\geqslant 2$ 时，可以降低分母为负数的概率。

6.7 结语

生物制品或者药品是由一个活性系统或组织构成的。由于许多生物制品专利即将到期，开发这些原研药的生物类似药可能会使原研药的市场占有率降低，并为医生和患者提供更低价的相似治疗选择。然而，与创新产品相比，新开发产品的价格是否会降低仍未确定，因为价格更便宜的生物相似分子可能与原研产品不同，也可能会存在副作用。与传统小分子药物情况不同，生物制品的特性和研发更复杂，且对很多因素也更敏感。任何制作工艺中的微小变化都可能导致生物制品疗效的变化。传统的小分子药物平均生物等效性的评价标准可能并不适用于评估生物制品的生物相似性。因此，本章我们评价了 Chow 等（2011）提出的评价创新产品与参比药生物相似性的评价指数。基于估计法与贝叶斯法的结果均表明，基于生物相似性指数，可以评价变异的特点及对生物制品疗效的影响。然而，基于贝叶斯法的重现概率估计取决于先验分布的选择。如果采用不同的先验作为信息先验，可能需使用敏感性分析来评价不同先验分布的影响。

本章所提方法是基于重现概率发展而来的，所以其另一优势在于可以应用到不同的生物产品功能区域（域），比如 PK、生物活性、生物标志物（如药效学）、免疫原性、生产过程、有效性等。对于跨域的生物相似性评估的统计检验方法，需要进一步研究。

由于本质不同，目前用于评价具有相同活性成分药物生物等效性的方法不适用于生物类似药。生物类似药和创新产品之间在替代终点［如 PK 参数和（或）药效学响应值］或生物标志物（例如基因组标志物）方面的生物相似性评价需要建立基本相似性假设，以建立替代终点和（或）生物标志物与临床安全性和有效性之间的桥梁。

与传统药物不同，生物类似药对制造过程中的微小变化特别敏感，这会对临床结果产生影响。因此，用于评价小分子药物生物等效性的标准与法规要求是否适用于生物类似药的生物相似性评价仍存疑虑。建议对目前已经存在的生物等效性和生物相似性的评估标

准进行科学/统计学评价，以选择评价生物类似药生物相似性的最合适方法。建议选出的生物相似性标准应该能阐明：①对点位（偏倚）或范围（变异）参数产生的微小变异的灵敏度；②相似性程度，以反映对药物可替换性的保障。

根据建立的基本生物相似性假设与选择的生物相似性标准，笔者推荐基于有效的研究设计（如之前提到的设计 A 与设计 B）开发合适的统计方法（如比较分布、开发生物相似性指数）以达到预期的研究结果（如确定特定域的生物相似性或药物可转换性），验证预期的统计推断（如效能或置信区间）。为保证生物制品生物相似性评价的研究成功，需要开发监管指南/指导原则。欧洲药品管理局（European Medicines Agency，EMA）发布的特定药物的指南/指导原则因为缺少标准而被批评。尽管特定药物的指南/指导原则对建立生物相似性评价标准不具有帮助作用，但它们确实能为将来建立标准积累宝贵的经验/信息。因此，笔者推荐进行数值研究，包括模拟、meta 分析和（或）灵敏度分析，用以：①为这些特定产品的指南/指导原则提供更好的解释；②检验基本生物相似性假设的有效性，作为评价生物类似药 μ'_T/μ'_R（原始尺度）生物相似性的法律依据。

7

非劣效性与等效/相似性

7.1 背景

在临床研究与开发中，通常采用假设检验的方法来检验试验效果。其目的不仅在于检验是否存在具有重要临床意义的试验效果，而且还要确保检验出的试验效果（或观察到的差异）有统计学意义，它不是偶然的，并且可以在相同的试验条件下重现。假设检验一般可包括差异性检验、非劣效性检验、优效性检验和等效性/相似性检验。在给定的、有效的研究设计中，实现研究目的所需的样本大小随假设检验（即差异性、非劣效性、优效性和等效性/相似性假设）而不同。在下文中，讨论两种产品的等效性时等同于讨论两种产品的相似性。

对于临床研究中的假设检验，以下可能是临床研究者最常提出的问题：

1. 非劣效性检验等同于等效性检验么？
2. 非劣效性检验的界值和等效性检验的界值有什么差别？
3. 切换假设检验对样本量的影响是什么？
4. 非劣效性、优效性和等效性检验的关系是什么？

在这个章节中，我们将努力阐述这些问题。在下面的章节中（7.2 至 7.5 节），差异性、非劣效性、优效性和等效性的假设检验将被描述。非劣效性、优效性和等效性检验间的关系将在 7.6 节中描述。7.7 节阐述了假设检验切换对样本量的影响，该章节中包含了一个从等效性检验切换到非劣效性检验的例子。最后一节给出了一些结论性意见。

7.2 差异性检验

在检验某种干预对患有某种疾病病人作用的临床研究中，一般证明干预有效性和安全性的方法是通过检验该措施无效的假设来证明试验组和对照组（如安慰剂）间有差异。在治疗措施间无差异的无效假设被拒绝后，可说明如果治疗差异确实存在，至少有 80% 的把握能正确地将其检验出来。

为了检验没有治疗差异（或差异性检验）的无效假设，统计学假设可表示如下：

$$H_0: \mu_T = \mu_S \quad vs. \quad H_a: \mu_T \neq \mu_S \tag{7.1}$$

这里 μ_T 和 μ_S 分别为试验组和对照组（例如安慰剂对照或标准治疗）的均值。在实践当中，希望拒绝无效假设而接受备择假设，得出组间有差异的结论。一旦拒绝无治疗差异的无效假设，就可以在备择假设下估计把握度。把握度是当差异真实存在时能够将其正确检验出来的能力。

如果设 $\delta = \mu_T - \mu_S$，那么之前提到的假设检验可以写成如下的形式：

$$H_0: \delta = 0 \quad vs. \quad H_a: \delta \neq 0 \tag{7.2}$$

在实践中，如果 δ 在预先设定的检验水准上（比如 5%）有统计学意义，则 δ 可以被称为统计学差异。换句话说，统计学差异是非偶然机会下观察到的差异。另一方面，如果 δ 具有临床重要性，可以被称为有临床意义的差异。

在临床试验中，差异性假设检验的一个有争议性的问题是统计学差异和临床差异两者间不能相互转换。在实践中，下列情况是很常见的：①被观察到的差异没有临床意义但是有统计学意义；②被观察到的差异有临床意义但是没有统计学意义。为了克服这个困难，一个典型的方法是在提前设定的检验水准上通过适当的样本量来获得期望的效能，以检验出有临床意义的差异（Chow et al.，2008）。换句话说，我们加强了检验出具有统计学意义的临床差异（临床意义）的效能。统计学差异和临床差异的关系见表 7.1。

表 7.1　统计学差异和临床差异的关系

		临床差异	
		有	无
统计学差异	有	无混淆	[a]
	无	[a]	无混淆

[a] 临床差异和统计学差异不一致，可能由于样本量小或者观察结果的变异大。

另一个有争议性的问题是使用单侧检验还是双侧检验来检验有统计学意义的临床差异。式 7.1 的备择假设是双侧检验，即试验组的均值可能大于或小于对照或标准治疗。对于单侧检验，检验水准将和名义检验水准相同，但是检验水准将会是双侧检验的名义水准的一半。

7.3　非劣效性检验

和差异性检验不同，非劣效性检验的目的是为了说明试验干预非劣于或者至少和标准治疗或者阳性治疗一样有效。适用的情况包括：①试验干预的毒性较小；②试验干预更容易管理；③试验干预比较便宜；④试验干预有其他临床获益。

无效假设是试验干预劣于标准治疗，备择假设是试验干预至少和标准护理或治疗一样有效。用 $\mu_T > \mu_S$ 表示有改善。因此，非劣效性假设检验可表示如下：

$$H_0: \mu_T - \mu_S \leqslant -\delta \quad vs. \quad H_a: \mu_T - \mu_S > -\delta \tag{7.3}$$

这里 $\delta > 0$ 是非劣效界值。为了更好地理解非劣效性检验的概念，图 7.1 进行了说明。

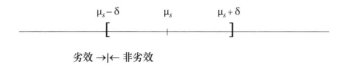

图 7.1　非劣效性检验

　　统计学上，我们倾向拒绝无效假设，得出试验药物和标准治疗的差异小于临床意义上的差异（即非劣效界值），因此试验药物和标准治疗一样有效。

　　在非劣效性试验中一个最具争议的问题可能是非劣效界值的选择。非劣效界值的不同选择可能会影响临床数据的分析方法并最终改变临床研究结论。正如国际协调会议（International Conference on Harmonization，ICH）的指导原则中指出的，非劣效界值的确定应该基于统计学考虑和临床判断（ICH，2000）。尽管进行了一些研究（Tsong et al.，1999；Hung et al.，2003；Laster and Johnson，2003；Phillips，2003；Chow and Shao，2006），仍没有确立选择阳性对照试验非劣效界值的规则或金标准，直到最近美国食品药品监督管理局（FDA）制定出草案。非劣效界值的确定在 7.7 节进行讨论。

7.4　优效性检验

　　优效性检验的目的是说明试验药物优于标准治疗或监管部门已经批准上市的阳性对照药。无效假设是试验干预不优于标准治疗，备择假设是试验干预优于标准治疗。用 $\mu_T > \mu_S$ 表示试验干预较标准治疗有所改善。因此，优效性假设检验可以表示如下：

$$H_0 : \mu_T - \mu_S \leqslant \delta \quad vs. \quad H_a : \mu_T - \mu_S > \delta \tag{7.4}$$

这里 $\delta \geqslant 0$ 是优效性界值。当 $\delta = 0$，前述的假设是检验统计学优效。另一方面，当 $\delta > 0$，则为临床优效的假设检验。需注意的是在一些情况下，非劣效界值不需要和优效界值相同（即关于标准治疗的治疗效果是对称的）。为了能更好地理解，优效性检验用图 7.2 进行了说明。

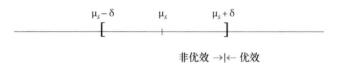

图 7.2　优效性检验

　　类似地，倾向于拒绝无效假设并且得出试验干预优于标准治疗的结论；也就是说，试验干预和标准治疗间的差异大于有临床意义的差异（即优效界值），因此试验干预优于标准治疗。

　　为了研究一个新开发的治疗药物，经常会采用优效性假设检验来检验试验药是否优于安慰剂对照。但是对于以阳性对照药（已经被监管部门认可）或标准治疗为对照的研究，除非研究中给出了足够的临床效果方面（安全性、有效性和风险获益方面）强有力的证据，统计学优效（$\delta = 0$）或临床优效（$\delta > 0$）的假设检验通常不会被监管部门接受。监管部门对试验药优效性的认可将迫使阳性对照药品从市场上被撤下。

在实践当中，一般建议首先做非劣效性假设检验。优效性检验可以在非劣效性检验被确立的基础上再进行。在这种情况下，我们由于封闭检验过程而不会受到统计学惩罚。

7.5 等效性检验

在临床研究中，等效性检验的目的是说明试验干预可以达到和标准治疗（或阳性药物）同样的效果或它们疗效相等。实践当中，等效性检验的适用情况包括：①检验试验干预和标准治疗或阳性药物间的治疗等效性；②检验创新药和它的仿制药间的生物等效性。

无效假设是试验干预不等效于标准治疗，备择假设为试验干预和标准治疗等效。用 $\mu_T > \mu_S$ 表示试验干预较标准治疗有所改善。等效性假设检验可表示如下：

$$H_0: \mid \mu_T - \mu_S \mid \geqslant \delta \quad vs. \quad H_a: \mid \mu_T - \mu_S \mid < \delta \tag{7.5}$$

这里 $\delta > 0$ 是等效性界值。为了更好地理解，等效性检验的概念用图 7.3 进行说明。

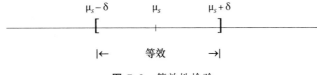

图 7.3 等效性检验

拒绝无效假设检验说明试验药物和标准治疗间无临床意义上的差异，于是我们得到试验药物和标准治疗等效的结论。

注意，在治疗等效性检验和生物等效性检验间有细微的差别。治疗等效性检验经常基于检验水准为 5% 的双侧检验，但是生物等效性检验经常基于两个检验水准为 5% 的单侧检验（FDA，1988，2003）。换句话说，检验治疗等效性的检验水准（基于双侧检验）为 5%，但是检验生物等效性（基于两个单侧检验）的检验水准为 10%。如果想进一步研究治疗等效性和生物等效性的关系，可参考 Chow 和 Shao（2002）的研究。

7.6 非劣效性检验、优效性检验和等效性检验间的关系

图 7.4 总结了不同类型假设检验间的关系，包括非劣效性、优效性和等效性假设检验。可以从图 7.4 中看到，非劣效性检验和优效性检验（或非优效性检验）有时指单侧等效性检验。

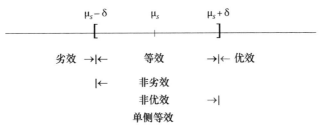

图 7.4 非劣效性、优效性和等效性假设检验间的关系

非劣效性检验包括等效性和优效性检验。换句话说，当非劣效性被确定后，我们可以检验等效性或者优效性。但是，非劣效并不意味着等效。需要注意非劣效/优效经常是基于 5％检验水准的单侧检验，等同于检验水准为 10％的双侧检验。因此在进行非劣效性检验时，建议以 2.5％作为单侧检验的检验水准，以等同于双侧检验时 5％的检验水准。

类似地，优效性检验包括等效性检验和非劣效性检验。换句话说，如果我们不能拒绝非优效的无效假设，可以检验等效性或非劣效性。同样需要注意的是，优效性不意味着等效性。在实践中，优效性检验同样建议采用单侧 2.5％的检验水准，等同于双侧 5％的检验水准。为了更好地说明非劣效性/优效性和等效性间的关系，图 7.5 在图形下提供了相应的假设检验标注。需要注意的是，这些假设检验设 $\mu_T-\mu_S>0$ 为改善。如果 $\mu_T-\mu_S>0$ 为效果变差，则假设检验需要被修改。

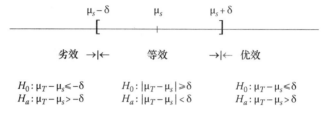

图 7.5 非劣效性、优效性和等效性假设检验

7.7 非劣效界值的确定

设 θ_T、θ_A 和 θ_P 分别为试验治疗、阳性对照物和安慰剂未知的人群效果参数。设 $\Delta \geqslant 0$ 为非劣效界值。为不失一般性，我们假设需要大样本的效果参数。非劣效性检验可以表示如下：

$$H_0 : \theta_T-\theta_A \leqslant -\Delta \quad vs. \quad H_a : \theta_T-\theta_A > -\Delta \tag{7.6}$$

如果 Δ 是一个预先确定的值，那么标准统计方法可以用来检验式 7.6 的假设检验。但是在实践中，Δ 经常是不知道的。目前有基于安慰剂历史对照试验构建 Δ 值的方法。例如，可以基于一些历史研究试验数据（例如 CBER/FDA，1999）得到 $\theta_A-\theta_P$ 的 95％置信区间下限 $\Delta = a$。尽管这个方法很保守，但它在统计方面无效，因为①如果置信区间下限为固定值，那么历史研究数据的变异就被忽略了，且②如果置信区间下限按统计学方法制定，那么这个方法就违背了频率统计规则，也就是说，假设检验不能包括目前或过去的任何研究中的估计结果（Hung et al.，2003）。

从统计学的观点来看，ICH E10 指导原则建议非劣效界值 Δ 的选择应该至少满足下面两个标准：

准则 1：希望能声称试验治疗非劣于阳性对照药且优于安慰剂（尽管安慰剂在阳性对照试验中不被考虑）。

准则 2：非劣效界值应该适当保守，即应当考虑变异。

一个固定的 Δ（即如果它不依赖于任何参数）很少能满足准则 1。如果是通过安慰剂对照试验来检验试验治疗优效于安慰剂对照，设 $\delta > 0$ 为优效界值。因为阳性对照是已经确立的治疗方法，可以假设 $\theta_A - \theta_P > \delta$。但是对于固定的 Δ，当 $\theta_T - \theta_A > -\Delta$（即试验治疗非劣于阳性对照），不能确定 $\theta_T - \theta_P > \delta$（即试验治疗优于安慰剂），除非 $\Delta = 0$。因此，非劣效界值依赖于未知参数是合理的。Hung 等（2003）总结了非劣效界值的应用形式：

$$\Delta = \gamma \, (\theta_A - \theta_P) \tag{7.7}$$

这里 γ 为在 0 和 1 之间的固定常数，是基于保留阳性对照药品效果 $\theta_A - \theta_P$ 的一部分来考虑的。$\theta_A - \theta_P$ 越小，Δ 越小。但是没有讨论 γ 的比例如何选择。

Chow 和 Shao（2006）提出了非劣效界值需满足准则 1。如果试验中选择安慰剂对照，设 $\delta > 0$ 为优效界值。假设非劣效界值 Δ 正比于 δ，即 $\Delta = r\delta$，这里 r 是在研究开始时选定的已知值。为保守起见，r 应该 $\leqslant 1$。如果试验治疗不劣于阳性对照物且优于安慰剂，那么以下两者都应满足：

$$\theta_T - \theta_A > -\Delta \quad \text{且} \quad \theta_T - \theta_P > \delta \tag{7.8}$$

在最坏的情况下，即 $\theta_T - \theta_A$ 达到它的下限 $-\Delta$，最大可能满足式 7.8 的 Δ 为：

$$\Delta = \theta_A - \theta_P - \delta$$

由此得出：

$$\Delta = \frac{r}{1+r} \, (\theta_A - \theta_P) \tag{7.9}$$

由式 7.7 和 7.9 得出，$\gamma = r/(r+1)$。如果 $0 < r \leqslant 1$，那么 $0 < \gamma \leqslant 1/2$。

前面描述的讨论在用准则 1 来确定 Δ，但是不够保守，因为没有考虑到变异。设 $\hat{\theta}_T$ 和 $\hat{\theta}_P$ 分别为基于安慰剂对照试验数据的 θ_T 和 θ_P 的估计值。假设 $\hat{\theta}_T - \hat{\theta}_P$ 符合以 $\theta_T - \theta_P$ 为均值且 SE_{T-P} 为标准误的正态分布（在一定条件下是成立的或在大样本的中心极限定理下是近似成立的）。当 $\theta_T = \theta_A - \Delta$，

$$P(\hat{\theta}_T - \hat{\theta}_P < \delta) = \Phi\left(\frac{\delta + \Delta - (\theta_A - \theta_P)}{SE_{T-P}}\right) \tag{7.10}$$

这里 Φ 表示标准正态分布函数。如果 Δ 的选择是基于式 7.9 和 $\theta_T = \theta_A - \Delta$，那么 $\hat{\theta}_T - \hat{\theta}_P$ 小于 δ 的概率等于 $1/2$。根据准则 2，对于该概率，希望获得一个比 $1/2$ 小得多的值，因为这是估计试验治疗效果不优于安慰剂的概率。因为式 7.10 的概率是 Δ 的增函数，Δ（更保守的非劣效界值）越小，$\hat{\theta}_T - \hat{\theta}_P$ 小于 δ 的机会越小。将方程 7.10 左侧的概率设为 ε，其中 $0 < \varepsilon \leqslant 1/2$，我们得到：

$$\Delta = \theta_A - \theta_P - z_{1-\varepsilon} SE_{T-P}$$

这里 $z_a = \Phi^{-1} \, (a)$。因为 $\delta = \Delta/r$，我们得到：

$$\Delta = \frac{r}{1+r} \, (\theta_A - \theta_P - z_{1-\varepsilon} SE_{T-P}) \tag{7.11}$$

图 7.6 提供了根据这个方法选择非劣效界值的说明。比较式 7.7 和 7.11，我们可以得到：

$$\gamma = \frac{r}{1+r}\left(1 - \frac{z_{1-\varepsilon}SE_{T-P}}{\theta_A - \theta_P}\right)$$

即式 7.7 的比例 γ 是一种噪声信号比（或者变异系数）的衰减函数。

式 7.11 的非劣效界值也可以从一种稍微不同的角度来看。假设我们进行了一个优效界值为 δ 的安慰剂对照试验来评估试验治疗优于安慰剂的优效性。那么假设检验 $\theta_T - \theta_P \leqslant$ δ 和 $\theta_T - \theta_P > $ δ 的大样本 t 检验的效能约等于：

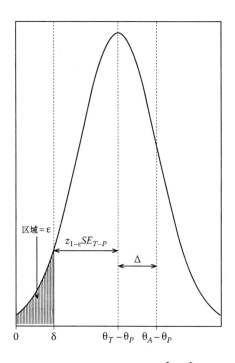

图 7.6 非劣效界值 Δ 的选择（实线是 $\hat{\theta}_T - \hat{\theta}_P$ 的概率密度）

$$\Phi\left(\frac{\theta_T - \theta_P - \delta}{SE_{T-P}} - z_{1-\alpha}\right)$$

这里 α 为检验水准。假设最差的情况 $\hat{\theta}_T = \hat{\theta}_A - \Delta$ 且 β 为期望的把握度水平。那么设效能 β 为：

$$\frac{\theta_A - \theta_P - \delta - \Delta}{SE_{T-P}} - z_{1-\alpha} = z_\beta$$

$$\Delta = \frac{r}{1+r}\left[\theta_A - \theta_P - (z_{1-\alpha} + z_\beta)SE_{T-P}\right] \tag{7.12}$$

比较式 7.11 和 7.12，得到 $z_{1-\varepsilon} = z_{1-\alpha} + z_\beta$。对于 $\alpha = 0.05$，下面的表格给出 β、ε 和 $z_{1-\varepsilon}$ 为不同值时的一些例子（表 7.2）。

表 7.2　α＝0.05 时不同的 β、ε 和 $Z_{1-\varepsilon}$

β	ε	$z_{1-\varepsilon}$
0.36	0.1000	1.282
0.50	0.0500	1.645
0.60	0.0290	1.897
0.70	0.0150	2.170
0.75	0.0101	2.320
0.80	0.0064	2.486

现在总结前面的讨论如下：

1. 式 7.12 所给出的 Chow 和 Shao（2006）提出的非劣效界值考虑了变异，即 Δ 是 $\hat{\theta}_T - \hat{\theta}_P$ 标准误的降函数。因为 SE_{T-P} 随着样本量的增加而降低，所以式 7.2 是样本量的增函数。非劣效界值的选择依赖于样本量不违反基本的频率统计原则。实际上，当样本估计值的变异被考虑时，它是不可能被避免的。统计分析，包括在试验计划阶段的样本量估算，仍然可以进行。在极限情况下（$SE_{T-P} \to 0$），式 7.12 的非劣效界值和公式 7.10 相同。

2. 式 7.12 中的 ε 值代表了保守程度。任意选择 ε 可能导致高度保守的检验。当样本量很大时（SE_{T-P} 小），可以采用小的 ε。合理的 ε 值和样本量可以在试验计划阶段确立。

3. 式 7.12 的非劣效界值当且仅当 $\theta_A - \theta_P \geqslant z_{1-\varepsilon} SE_{T-P}$ 时是非负数，即阳性对照效果显著或者样本量很大。可以将非劣效界值设定为式 7.12 和 0 中的较大值，以强制非劣效界值为非负值。但是不这样做可能是明智的。注意，如果 θ_A 较 θ_P 不够大，那么非劣效检验是不合理的，因为即使 Δ＝0，H_a 也不能意味着试验治疗优于安慰剂。使用公式 7.12 中的 Δ，当 Δ 是负数时，检验假设转换为检验试验治疗相对于阳性对照药是优效的。换句话说，当 $\theta_A - \theta_P$ 小于一定的界值时，检验自动变为优效性检验，$P(\hat{\theta}_T - \hat{\theta}_P < \delta) = \varepsilon(\delta = |\Delta|/r)$ 仍然成立。

4. 在许多情况下，没有历史数据可用。在这些情况下，与安慰剂相关的参数是无法估计的，因此需要不依赖于这些参数的非劣效界值。由于阳性对照药的疗效是已经得到验证的，设在以 δ 为阳性对照药优于安慰剂界值的 α 检验水准下，检验效能在 η 水平。这意味着：

$$\theta_A - \theta_P \geqslant \delta + (z_{1-\alpha} + z_\eta) SE_{A-P}$$

用前面给出表达式的下限替代式 7.12 中的 $\theta_A - \theta_P - \delta$，我们可以获得非劣效界值：

$$\Delta = (z_{1-\alpha} + z_\eta) SE_{A-P} - z_{1-\varepsilon} SE_{T-P}$$

为了使用非劣效界值，需要知道安慰剂组人群的变异信息。例如，考虑采用试验药和阳性对照药两种处理的平行设计。假设安慰剂对照试验采用两组平行设计。那么 $SE_{A-P} = \sqrt{\sigma_A^2/n_A + \sigma_P^2/n_P}$ 和 $SE_{T-P} = \sqrt{\sigma_T^2/n_T + \sigma_P^2/n_P}$，这里 σ_k^2 是 $\sqrt{n_k}(\hat{\theta}_k - \hat{\theta}_k)$ 的渐近方差，且 n_k 是治疗 k 下的样本量。如果假设 $\sigma_p/\sqrt{n_p} = c$，那么

$$\Delta = (z_{1-\alpha} + z_\eta) \sqrt{\frac{\sigma_A^2}{n_A} + c^2} - z_{1-\varepsilon} \sqrt{\frac{\sigma_T^2}{n_T} + c^2} \tag{7.13}$$

式 7.13 可以用于两个方面。一个方面是通过估计值替换式 7.13 中的 c。当没有安慰剂对照信息可用时，建议 c 的估计值是 $\sigma_T / \sqrt{n_T}$ 和 $\sigma_A / \sqrt{n_A}$ 中较小的值。另一个方面是采用式 7.13 中的 Δ，对 c 值进行敏感性分析。

2010 年 FDA 公布的指南草案定义了两个非劣效界值，命名为 M_1 和 M_2。这里 M_1 为非劣效性研究中阳性对照的全部效应，M_2 为临床可接受的试验药物相对于阳性对照的最大差异（劣效程度）。在 2010 年 FDA 的指南草案中指出，M_1 的值基于①从阳性对照药历史经验中估计的治疗效应，②阳性对照药目前效应和过去效应的相似性估计（常数假设），以及③非劣效试验的质量估计，特别关注会缩小阳性对照和新药差距的缺陷。另一方面 M_2 是永远不能大于 M_1 的临床评估，即使对于效应小的阳性对照药，临床评估也可能会认为更大的差异在临床上并不重要。排除阳性对照和试验药物之间的差别大于 M_1 是支持有效性结论的关键。

7.8　当假设检验转换时的样本量要求

在实践当中，为了增加临床试验的成功率，从优效性假设检验转换为非劣效性假设检验非常常见。典型的方法为进行非劣效性检验，在非劣效性检验成立后检验优效性。在这种情况下，由于采用了封闭检验过程而避免受到统计学惩罚。在一些情况下，研究可以从等效性检验转化为非劣效性检验（单侧等效）。假设检验的转换将会对为达到研究目的在期望的效能和提前确定的检验水平下获得的样本量产生影响。在这种情况下，用几个例子说明当转换发生时对样本量要求的影响。

7.8.1　等效性假设检验转换为非劣效性/优效性假设检验

如 Chow 等（2008）所述，优效性和非劣效性检验的问题可以由下面的假设来统一：

$$H_0 : \mu_T - \mu_S \leqslant \lambda \quad vs. \quad H_a : \mu_T - \mu_S > \lambda \tag{7.14}$$

这里 λ 是优效或非劣效界值。当 $\lambda > 0$，拒绝无效假设说明试验干预优于标准治疗。当 $\lambda < 0$，拒绝无效假设说明试验干预非劣于标准治疗。因此，样本量需要在 α 检验水准下获得 $1-\beta$ 的把握度，可通过下式计算：

$$n_1 = k n_2$$
$$n_2 = \frac{(z_\alpha + z_\beta)^2 \sigma^2 (1 + (1/k))}{(\varepsilon - \lambda)^2} \tag{7.15}$$

这里 $k = n_1/n_2$，$\varepsilon = \mu_T - \mu_S$，且 σ 为标准治疗的标准差。另一方面，在 α 检验水准下获得 $1-\beta$ 把握度的等效性检验的样本量由下式给出：

$$n_1 = k n_2$$

但

$$n_2 = \frac{(z_\alpha + z_\beta)^2 \sigma^2 (1 + (1/k))}{(\lambda - |\varepsilon|)^2} \tag{7.16}$$

设 $k = 1$ 且假设每个处理组的样本量是相同的。因此，当从等效性假设检验转换为优效性或非劣效性检验时，样本量可以通过下式中的因子进行估计：

$$R = \left(\frac{z_\alpha + z_{\beta/2}}{z_\alpha + z_\beta}\right)^2 \left(\frac{\varepsilon - \lambda}{\lambda - |\varepsilon|}\right)^2 \tag{7.17}$$

这里 R 是式 7.15 和 7.16 的比值。

7.8.2　例子

注意当 $\varepsilon = \mu_T - \mu_S = 0$ 时，公式 7.17 简化为

$$R = \left(\frac{z_\alpha + z_{\beta/2}}{z_\alpha + z_\beta}\right)^2 \tag{7.18}$$

当从等效性检验转换为非劣效性检验时，样本量可以基于公式 7.18 估算。表 7.3 概括了在几种检验水准的各种把握度下从检验等效性转化为检验非劣效性时样本量减少的情况。例如检验水准为 5%、检验效能为 80% 的情况下，如果从等效性检验转换为非劣效性检验，将减少 27.8% 的样本量。

表 7.3　等效性假设检验转换为非劣效性假设检验的样本量要求

A	β	把握度（%）	样本量减少（%）
0.10	0.1	90	23.3
	0.2	80	31.4
0.05	0.1	90	20.9
	0.2	80	27.8
0.01	0.1	90	17.5
	0.2	80	22.9

注：α 为检验水准，把握度 = $(1 - \beta) \times 100\%$

7.8.3　小结

在合理的试验设计前提下，可以选择不同的检验效能和检验水准，并根据试验数据不同的变异水平来分析检验假设的调整（转换）对样本量的影响。不同数据类型（连续性、分类、多分类及事件－时间数据）的分析方法相近。

7.9　结语

如图 7.1 至图 7.4 中所示，非劣效性检验包括等效性和优效性检验。优效性检验不意味着等效性检验。在非劣效性检验成立后，有机会对优效性进行检验。

在非劣效性/等效性检验中，非劣效/等效界值的选择是临床研究成功的关键。在和阳

性药物对照比较的临床试验中，非劣效界值和等效界值相同。根据 ICH 指导原则，非劣效界值应该在临床和统计方面都是合理的。特别是，非劣效界值应该按照优于安慰剂对照但是非劣于标准治疗或阳性对照药物进行选择。为了这个目的，FDA 指南（草案）是非常有用的。但是，为了检验生物等效性/生物相似性，目前的生物等效界值是根据主要药动学结果来确定的，例如血浆的浓度-时间曲线（AUC）下面积或者最大浓度（C_{max}）的几何均数比为 $80\%\sim125\%$，这是所有药物的通用标准。

非劣效性和等效性（相似性）检验的样本量要求不同。当假设转换时，对样本量的影响依赖于非劣效界值的选择以及试验干预和标准治疗间的差异。

8

生物类似药变异性的相似性评价方法

8.1 引言

对于生物等效性评价，现行的监管要求关注的重点是平均生物利用度，而忽略了生物利用度的变异性（FDA，2003；Chen et al.，1996；Chow and Liu，2008）。生物类似药研究中一个值得关注的问题是，由于小分子药品和生物制品存在本质上的差异（见 Fox，2010），因此小分子药品评价中的常规方法可能不适用于生物制品。这些差异包括：①生物制品由活细胞制成；②生物制品有不同的结构，难以表征；③生物制品变异性高，而且对诸如 pH、光照和温度等条件敏感；④生物制品通常为注射剂型，而且为处方药。实际上，与传统的小分子药品相比，生物制品的生物学机制、原料（input）以及生产过程中繁多且复杂的步骤所带来的变异会最终导致生物制品具有高变异性。药物的变异性可能导致疗效下降或对一些病人造成潜在的安全隐患，并且对生物类似药（FOBs）的临床效果有重大影响。因此，变异水平的等效性评价是生物制品之间生物相似性评价的重要部分。

生物制品的生产过程非常复杂，通常涉及细胞扩增、细胞生产、回收（通过过滤或离心）、纯化和配制 5 个步骤。发生在每个步骤的微小变异可能导致最终产品的结构差异，从而导致生物制品在有效性和安全性方面的差异。因此，鉴于 FOBs 的临床疗效受变异性影响较大，Chow 等（2010a）建议在生物类似药的评价中除了进行平均生物相似性评价以外，还应发展对变异性进行比较的统计学方法以评价生物制品间生物相似性。在交叉设计试验中，Pitman-Morgan 校正 F 检验是最为常用的经典的统计方法。Yang 等（2013）提出了一种 F 检验（F-type test）用于对 FOBs 的变异性进行同质性（homogeneity）检验。然而，F 检验（F-type test）受限于总体分布的正态性假设，当数据不满足正态分布时，检验的实际水准可能远高于设定检验水准。Zhang 等（2013）考虑了两种用于比较 FOBs 变异性的非参数方法，即 Conover 平方秩检验（Conover，1973，1999）和 Levene 检验（Levene，1960；Brown and Forsythe，1974）。Hsieh 等（2010）在 Tse 等（2006）提出的基于概率的平均生物相似性评价标准的基础上提出了一种比较生物类似药变异水平的方法，并对基于矩（moment-based）和基于概率的（probability-based）的方法进行了比较。结果表明，基于概率的标准不仅更为严格，也对任何变异性的微小变化敏感。因此，通过采用适当的统计方法对生物制品的变异性进行分析来评价生物相似性是有据可循的。

在接下来的两节中将简要介绍交叉设计下小分子药物生物等效性评价的 Pitman-Morgan 校正 F 检验和平行设计下 FOBs 变异性的同质性检验。8.3 节介绍了两种类型的非参数检验，并通过模拟研究对两种方法进行了比较。8.4 节讨论了基于概率的标准及其统计学假设，此外还介绍了 Hsieh 等（2010）提出的统计方法。基于概率的变异性标准与各类关键参数组合之间的关系将通过数值分析进行研究。一些结语和建议将在最后一节给出。

8.2　Pitman-Morgan 校正 F 检验（变异性比较）

在生物利用度和生物等效性研究中，交叉设计下最常用的变异性等效检验可能是 Pitman-Morgan 校正 F 检验。设 γ_T 和 γ_R 为受试药品（T）和参比药品（R）的参数（例如药动学参数），其均值分别为 μ_T 和 μ_R，方差为 V_T 和 V_R。检验两个药品变异性的研究假设可以表示为：

$$H_0 : V_T = V_R \quad vs. \quad H_a : V_T \neq V_R$$

为了进行假设检验，设 (Y_{iTk}, Y_{iRk}) 为交叉设计中序列 k 中受试者 i 的观察值，其中 $i=1,\cdots,n_k$，$k=1,2$，受试者间相互独立。Pitman（1939）和 Morgan（1939）提出了一个基于个体内差异与受试者总数的统计方法，可以表示为：

$$F_{PM} = \frac{(n_1 + n_2 - 2)\,(F_{TR} - 1)^2}{4 F_{TR}\,(1 - r_{TR}^2)}$$

其中 $F_{TR} = S_{TT}^2 / S_{RR}^2$，$r_{TR} = S_{TR} / S_{TT} S_{RR}$，$S_{TT}^2$、$S_{RR}^2$ 和 S_{TR} 为样本 γ_{iTk} 和 γ_{iRk} 的方差和协方差。另一方面，如果要检验药品间变异性的等效性，检验假设可以表示为：

$$H_0 : \theta_L \geqslant \frac{V_T}{V_R} \quad \text{或} \quad \theta_U \leqslant \frac{V_T}{V_R} \quad vs. \quad H_a : \theta_L < \frac{V_T}{V_R} < \theta_U \tag{8.1}$$

其中 (θ_L, θ_U) 是方差比的生物相似性界值，检验假设可以分解成两个单侧的假设：

$$H_{01} : \theta_L \geqslant \frac{V_T}{V_R} \quad vs. \quad H_{a1} : \theta_L < \frac{V_T}{V_R}$$

$$H_{02} : \theta_U \leqslant \frac{V_T}{V_R} \quad vs. \quad H_{a2} : \theta_U > \frac{V_T}{V_R} \tag{8.2}$$

或者

$$H_{01} : \theta_L V_R \geqslant V_T \quad vs. \quad H_{01} : \theta_L V_R < V_T$$

$$H_{02} : \theta_U V_R \leqslant V_T \quad vs. \quad H_{02} : \theta_U V_R > V_T$$

其中 V_T 和 V_R 总是正值。为了检验这两个单侧假设，Liu 和 Chow（1992）通过定义 $(\gamma_{iTk}, \theta_L \gamma_{iRk})$ 和 $(\gamma_{iTk}, \theta_U \gamma_{iRk})$ 对校正的 Pitman-Morgan 检验进行了扩展。然后按照下式计算统计量：

$$F_{PML} = \frac{(n_1 + n_2 - 3)\left[S_{TT}^2 - \theta_L S_{RR}^2 + (\theta_L - 1)S_{TR}\right]^2}{(\theta_L + 1)^2 (S_{TT}^2 S_{RR}^2 - S_{TR}^2)}$$

和

$$F_{PMU} = \frac{(n_1 + n_1 - 3)\left[S_{TT}^2 - \theta_U S_{RR}^2 + (\theta_U - 1)S_{TR}\right]^2}{(\theta_U + 1)^2 (S_{TT}^2 S_{RR}^2 - S_{TR}^2)}$$

8.3　平行组设计下的 *F* 检验

前文所述比较变异性的 Pitman-Morgan 校正 *F* 检验适用于交叉设计。由于大部分生物制品的半衰期较长，生物类似药研究中平行组设计较为常见。因此，需要考虑平行组设计下评价生物类似药之间变异性相似性的统计检验。Yang 等（2013）采用了一种类似两独立样本等方差 *F* 检验的统计方法来进行平行组设计下变异性的等效性评价。

假设一项平行设计的生物相似性研究需要对受试制剂和参比制剂变异水平的生物相似性进行分析。设 T_i 和 R_j 分别为 T 和 R 组中的独立样本，其中 $i=1,\cdots,n_T$ 和 $j=1,\cdots,n_R$。其研究假设为两个单侧假设：

$$H_{01}:\theta_L \geqslant \frac{V_T}{V_R} \quad vs. \quad H_{a1}:\theta_L < \frac{V_T}{V_R}$$

$$H_{02}:\theta_U \leqslant \frac{V_T}{V_R} \quad vs. \quad H_{a2}:\theta_U > \frac{V_T}{V_R}$$

为了对 *F* 检验进行扩展，令

$$\begin{cases} L_j = \sqrt{\theta_L}R_j, \ j=1,\cdots,n_R \\ U_j = \sqrt{\theta_U}R_j, \ j=1,\cdots,n_R \end{cases} \tag{8.3}$$

则 $\mathrm{Var}(L_j) \equiv V_L = \theta_L V_R$ 和 $\mathrm{Var}(U_j) \equiv V_U = \theta_U V_R$。研究假设可以变换为：

$$H_{01}:V_L \geqslant V_T \quad vs. \quad H_{a1}:V_L < V_T$$

$$H_{02}:V_U \leqslant V_T \quad vs. \quad H_{a2}:V_U > V_T$$

应用等方差的单侧 *F* 检验。如果

$$F_L = \frac{\sum_{i=1}^{n_T}(T_i - \overline{T})^2/(n_T-1)}{\sum_{j=1}^{n_R}(L_j - \overline{L})^2/(n_R-1)} = \frac{s_T^2}{s_L^2} > F(\alpha;n_T-1,n_R-1)$$

则在 α 水平拒绝 H_{01}；如果

$$F_U = \frac{\sum_{i=1}^{n_T}(T_i - \overline{T})^2/(n_T-1)}{\sum_{j=1}^{n_R}(U_j - \overline{U})^2/(n_R-1)} = \frac{s_T^2}{s_U^2} < F(1-\alpha;n_T-1,n_R-1)$$

则拒绝 H_{02}。我们依此可以得出结论：如果 H_{01} 和 H_{02} 在 α 显著性水平都被拒绝，那么 V_T 和 V_R 是等效的。

8.4　非参数方法

在满足正态性假设的情况下，预计前述扩展 *F* 检验是检验效能最高的统计方法。但当正态分布假设不满足时，*F* 检验的实际检验水准可以远高于设定检验水准。因此，Zhang 等（2013）考虑了两种用于比较生物类似药（FOBs）变异性的非参数方法，即 Conover

平方秩检验（Conover，1999）和 Levene 检验（Levene，1960）。非参数方法无总体分布假设，所以非参数方法有希望克服总体分布不服从正态性假设时扩展 F 检验的不足。

8.4.1 Conover 平方秩检验

当 T 和 R 非正态时，我们建议首选 Conover（1980）提出的平方秩检验。该方法基于 $(T_i - \overline{T})^2$（$i=1,\cdots,n_T$）和 $(R_j - \overline{R})^2$（$j=1,\cdots,n_R$）的联合秩（joint ranks）对方差齐性进行非参数检验，且具有较好的检验效能。在实际应用中通常不需要对上述偏差值平方后再进行秩变换，其原因是对偏差取绝对值后可以得到和平方运算同样的秩。因此，可设 $|T_i - \overline{T}|$ 的秩为 $u_i(T)$，$|R_j - \overline{R}|$ 的秩为 $u_j(R)$。检验统计量为：

$$Z_{calc} = \frac{\sum_{i=1}^{n_T} [u_i(T)]^2 - n_T \overline{u}}{s} \tag{8.4}$$

其中

$$\overline{u} = \frac{1}{n_T + n_R} \left(\sum_{i=1}^{n_T} [u_i(T)]^2 + \sum_{j=1}^{n_R} [u_j(R)]^2 \right)$$

$$s = \sqrt{\frac{n_T n_R \left(\sum_{i=1}^{n_T} [u_i(T)]^4 + \sum_{j=1}^{n_R} [u_j(R)]^4 - (n_T + n_R) \overline{u}^2 \right)}{(n_T + n_R)(n_T + n_R - 1)}}$$

Conover（1999）的书中（表 A9）给出了平方秩和 $\Sigma_{i=1}^{n_T} [u_i(T)]^2$ 精确分布的分位数和大样本下的近似值。当样本量较大时，统计量 Z 近似服从标准正态分布。因此，对于检验水准为 α 的单侧检验，

$$H_0 : V_R = V_T \quad vs. \quad H_a : V_R < V_T$$

如果 $Z_{calc} > Z(\alpha)$，则拒绝零假设，其中 $Z(\alpha)$ 是标准正态分布的 α 上分位数。对于单侧 α 水平检验，

$$H_0 : V_R = V_T \quad vs. \quad H_a : V_R < V_T$$

如果 $Z_{calc} < Z(1-\alpha)$，则拒绝零假设。为了对变异性进行生物相似性评价，即检验公式 8.2 的研究假设，需要参照公式 8.3 定义 L_j 和 U_j，则有 $V_L = \theta_L V_R$ 且 $V_U = \theta_U V_R$。公式 8.2 的研究假设可变换为

$$H_{01} : V_L \geqslant V_T \quad vs. \quad H_{a1} : V_L < V_T$$
$$H_{02} : V_U \leqslant V_T \quad vs. \quad H_{a2} : V_U > V_T$$

如果 $Z_{calc,L} > Z(\alpha)$，可以在 α 检验水准下拒绝 H_{01}；如果 $Z_{calc,U} < Z(1-\alpha)$，则拒绝 H_{02}。其中，$Z_{calc,L}$ 和 $Z_{calc,U}$ 分别由 (T_i, L_j) 和 (T_i, U_j) 带入式 8.4 中计算得到。如果 H_{01} 和 H_{02} 在 α 检验水准下均被拒绝，则可以认为 V_T 和 V_R 是等效的。

8.4.2 Levene 检验

另一个非参数检验是由 Levene（1960）提出的 Levene 检验。Levene 检验的原假

设为：

$$H_0 : V_T = V_R \quad vs. \quad H_a : V_T \neq V_R$$

检验统计量为：

$$W = \frac{(n_T + n_R - 2)[n_T(\overline{Z}_T - \overline{Z})^2 + n_R(\overline{Z}_R - \overline{Z})^2]}{\sum_{i=1}^{n_T}(Z_{Ti} - \overline{Z}_T)^2 + \sum_{j=1}^{n_R}(Z_{Rj} - \overline{Z}_R)^2} \tag{8.5}$$

根据不同的非中心参数，Z_{Ti} 和 Z_{Rj} 可以定义为以下三种形式：

1. $Z_{Ti} = |T_i - \overline{T}|$ 和 $Z_{Rj} = |R_j - \overline{R}|$，其中 $\overline{T}$ 和 $\overline{R}$ 是每个组的均数。

2. $Z_{Ti} = |T_i - \widetilde{T}|$ 和 $Z_{Rj} = |R_j - \widetilde{R}|$，其中 $\widetilde{T}$ 和 $\widetilde{R}$ 是每个组的中位数。当使用中位数时，实际上是 Brown-Forsythe Levene 检验。

3. $Z_{Ti} = |T_i - \overline{T}'|$ 和 $Z_{Rj} = |R_j - \overline{R}'|$，其中 $\overline{T}'$ 和 $\overline{R}'$ 是每个组的调整均数。

$\overline{Z}_T$ 和 $\overline{Z}_R$ 分别是 Z_{Ti} 和 Z_{Rj} 的组平均值，$\overline{Z}$ 是 Z_{Ti} 和 Z_{Rj} 的整体均值。

如果 $W > F(\alpha; 1, n_T + n_R - 2)$，则 Levene 检验拒绝方差相等的假设，其中 $F(\alpha; 1, n_T + n_R - 2)$ 为 α 检验水准及特定自由度的 F 分布的上界值。

Levene 检验统计量服从 F 分布，因此一般不区分方向。但对于两独立样本的情况，F 检验与 t 检验等价。因此，在生物类似药研究中，如果只有受试制剂和参比制剂两组，则可将 Levene 检验扩展为双单侧检验。其统计量为

$$t_L = \sqrt{W_L}$$

其中 W_L 是通过比较 T_i 和 L_j 得到的 Levene 检验统计量；以及

$$t_U = \sqrt{W_U}$$

其中 W_U 是通过比较 T_i 和 U_j 得到的 Levene 检验统计量。如果 $t_L > t(\alpha; n_T + n_R - 2)$，则在 α 检验水准下拒绝 H_{01}；如果 $t_U < t(1-\alpha; n_T + n_R - 2)$，则拒绝 H_{02}。如果 H_{01} 和 H_{02} 在 α 检验水准下均被拒绝，则可以认为 V_T 和 V_R 是等效的。

8.4.3 模拟研究

Zhang 等（2013）通过模拟研究，对两种非参数检验与平行组设计下的扩展 F 检验进行了比较，包括：①Ⅰ型错误率，即当实际方差比小于或等于 θ_L 或者大于或等于 θ_U 时得出生物相似性结论的最大概率；②检验效能，即实际方差比接近 1 时正确得出生物相似性结论的概率。

模拟研究假设了多种不同条件，每个情境包含 10 000 次重复。每次重复中试验组和对照组均随机抽取自特定分布的总体，两组总体分布为同一分布族而方差不同。然后分别计算不同的生物相似性界值（θ_L，θ_U）下扩展 F 检验、Conover 检验和 Levene 检验的统计量，并计算拒绝零假设（即得出具有生物相似性的结论）的模拟所占比例，从检验效能或Ⅰ型错误的角度进行比较。

模拟研究的分布包括正态分布、t 分布、拉普拉斯分布（Laplace distributions）、卡方分布、威布尔分布（Weibull distributions）和零膨胀泊松分布（zero-inflated Poisson distributions），样本量为每组 50 例（未在本书中列出）和 100 例，生物相似性界值（θ_L，θ_U）为（0.5，2）、（0.5，1.5）及（0.67，1.5）（未在本书中列出）。模拟研究结果见表 8.1 至 8.7。

正态分布的模拟研究（第一组模拟）结果显示，扩展 F 检验的效果最好，与预期一致。非参数检验的检验效能虽低于扩展 F 检验，但效果仍相对较好。例如，当生物相似性界值取（0.5，2）时，Conover 检验和扩展 F 检验的相对效能（效能比）为 0.8172/0.9251＝88％，Levene 检验与扩展 F 检验的相对效能为 0.88/0.9251＝95％。三种方法都很好地控制了 I 型错误（扩展 F 检验、Conover 检验和 Levene 检验分别为 0.0527、0.0511 和 0.0533）。当生物相似性界值从（0.5，2）缩窄到（0.5，1.5）时，得出生物相似性的概率迅速下降，但此时 Levene 检验与扩展 F 检验的 I 型错误和检验效能仍然接近。当生物相似性界值进一步缩窄至（0.67，1.5）时，即使两组相同，得出生物相似性的概率也迅速下降并接近 0。

从表 8.2 中可见，当观察指标服从中心 t 分布时，几种方法对两制剂方差比值的变化均不敏感。因此，需要进一步分析原因并找到适合这种情况的统计方法。但该研究也发现，对于数据不满足正态分布的情况，几种统计方法的稳健性均表现不佳，即使仅轻微偏离正态分布。

第三组模拟研究（表 8.3）采用拉普拉斯分布（也称为双指数分布）。从表 8.3 可见，对于拉普拉斯分布等对称性分布，当不满足正态性假设时，F 检验的稳健性不佳。虽然 Conover 检验和 Levene 检验均能有效控制 I 型错误，但在这种情况下，Levene 检验的检验效能略高于 Conover 检验。

在第四组模拟（表 8.4）中，设定参比制剂组服从自由度为 4 的中心卡方分布，受试制剂组服从不同自由度的中心卡方分布，以此来模拟不同的方差比。模拟结果显示 Levene 检验的效能稍低，而 Conover 检验与 F 检验的检验效能接近〔生物相似性界值为（0.5，2）时，Conover 检验与 F 检验分别为 0.784 和 0.7517，生物相似性界值为（0.5，1.5）时分别为 0.4744 和 0.4664〕。但在生物相似性界值取（0.5，2）时，F 检验未能有效地控制 I 型错误（0.1709），而非参数检验则仍能有效控制 I 型错误（Conover 检验为 0.0529，Levene 检验为 0.057）。因此，当观察指标的分布为非对称分布，且具有长拖尾性（long tailed）时，Conover 非参数检验的效果最好。

在第五组模拟研究（表 8.5 和表 8.6）中，探讨了威布尔分布的两种场景。在场景一中，我们通过改变试验组尺度参数（scale parameter）来模拟不同的方差，而形状参数（shape parameter）与对照组保持一致，因此由于两组方差不同，均数也不同。在场景二中，令尺度参数和形状参数均可改变，则能够使试验组均值与对照组相同，而方差不同。

当生物相似性界值取（0.5，2）的时，在两种场景中非参数检验的效能与 F 检验接近（0.76～0.79 *vs*. 0.82～0.83）。但与前面的结果一致，F 检验仍未能有效控制 I 型错误（两个场景中均为 0.1 左右），而非参数检验稍好（场景一中为 0.6～0.8，场景二中为 0.6 左右）。当生物相似性界值取（0.5，1.5）时，结果类似。

最后还模拟了一种不连续分布，即零膨胀泊松分布（表 8.7）。

表 8.1　样本量=100 的正态分布

参照组	试验组	方差比	生物相似性界值=(0.5,2)			生物相似性界值=(0.5,1.5)		
			Conover 检验	F 检验	Levene 检验	Conover 检验	F 检验	Levene 检验
N(100,100)	N(100,25)	0.25	0	0	0	0	0	0
N(100,100)	N(100,50)	0.50	0.0511	0.0473	0.0511	0.0547	0.0516	0.0552
N(100,100)	N(100,67)	0.67	0.352	0.4259	0.3893	0.3203	0.4138	0.3684
N(100,100)	N(100,75)	0.75	0.5407	0.6397	0.591	0.4479	0.6044	0.5318
N(100,100)	N(100,80)	0.80	0.6438	0.7619	0.7002	0.5121	0.6893	0.6038
N(100,100)	N(100,100)	1.00	0.8172	0.9251	0.88	0.4519	0.6082	0.535
N(100,100)	N(100,125)	1.25	0.6366	0.7538	0.6947	0.1823	0.2244	0.2028
N(100,100)	N(100,133)	1.33	0.5333	0.6398	0.5917	0.1247	0.147	0.1333
N(100,100)	N(100,150)	1.50	0.3355	0.4053	0.3698	0.0498	0.0498	0.0491
N(100,100)	N(100,200)	2.00	0.0501	0.0527	0.0533	0.0019	0.0013	0.0015
N(100,100)	N(100,400)	4.00	0	0	0	0	0	0

表 8.2　样本量=100 的中心 t 分布

参照组自由度	试验组自由度	方差比	生物相似性界值=(0.5,2)			生物相似性界值=(0.5,1.5)		
			Conover 检验	F 检验	Levene 检验	Conover 检验	F 检验	Levene 检验
4	7.882 353	0.67	0.6018	0.5116	0.5297	0.3474	0.4365	0.3583
4	6	0.75	0.6262	0.5943	0.5863	0.3344	0.4728	0.3376
4	5.333 333	0.8	0.6400	0.6409	0.6059	0.3180	0.4676	0.3260
4	4.5	0.9	0.6409	0.6687	0.6138	0.2860	0.4424	0.2769
4	4	1	0.6266	0.6585	0.5957	0.2577	0.4084	0.2415
4	3.666 667	1.1	0.6185	0.6315	0.5690	0.2313	0.3640	0.2000
4	3.333 333	1.25	0.5965	0.5889	0.5274	0.2042	0.3115	0.1606
4	3.204 819	1.33	0.5784	0.5525	0.4943	0.1953	0.2884	0.1449
4	3	1.5	0.5425	0.5000	0.4399	0.1731	0.2432	0.1229
4	2.666 667	2	0.5049	0.3941	0.3407	0.1352	0.1735	0.0753
4	2.285 714	4	0.3888	0.2329	0.1903	0.0796	0.0835	0.0319

表 8.3 模拟：样本量=100 的 Laplace 分布（Lap(μ,b)），其中 μ 是位置参数，b 是分散参数

参照组	试验组	方差比	生物相似性界值=(0.5,2)			生物相似性界值=(0.5,1.5)		
			Conover 检验	F 检验	Levene 检验	Conover 检验	F 检验	Levene 检验
Lap(10,2)	Lap(10,1)	0.25	0	5.00E−04	0	0	7.00E−04	0
Lap(10,2)	Lap(10,1.4142)	0.5	0.053	0.1425	0.0524	0.0271	0.1372	0.0362
Lap(10,2)	Lap(10,1.6371)	0.67	0.2274	0.4375	0.2577	0.0951	0.3756	0.1541
Lap(10,2)	Lap(10,1.7321)	0.75	0.3236	0.5731	0.3796	0.1180	0.4698	0.2008
Lap(10,2)	Lap(10,1.7889)	0.8	0.3708	0.6434	0.4487	0.1358	0.5013	0.2262
Lap(10,2)	Lap(10,2)	1	0.4722	0.7509	0.5743	0.1285	0.4653	0.2091
Lap(10,2)	Lap(10,2.2361)	1.25	0.3873	0.6358	0.4526	0.0704	0.2828	0.1097
Lap(10,2)	Lap(10,2.3065)	1.33	0.3247	0.5787	0.3817	0.0572	0.2328	0.0812
Lap(10,2)	Lap(10,2.4495)	1.5	0.2160	0.4329	0.2501	0.0269	0.1361	0.0394
Lap(10,2)	Lap(10,2.8284)	2	0.0491	0.1436	0.0512	0.0041	0.0238	0.0042
Lap(10,2)	Lap(10,4)	4	0	7.00E−04	0	0	0	0

表 8.4 样本量=100 的 χ² 分布

参照组自由度	试验组自由度	方差比	生物相似性界值=(0.5,2)			生物相似性界值=(0.5,1.5)		
			Conover 检验	F 检验	Levene 检验	Conover 检验	F 检验	Levene 检验
4	1	0.25	1.00E−04	0.0067	1.00E−04	0	0.0064	1.00E−04
4	2	0.50	0.0529	0.1709	0.0570	0.0452	0.1507	0.0470
4	3	0.75	0.5126	0.5535	0.4509	0.4393	0.4587	0.3359
4	4	1.00	0.7840	0.7517	0.7095	0.4744	0.4664	0.3690
4	5	1.25	0.6154	0.6466	0.5749	0.2270	0.2885	0.1892
4	6	1.50	0.3337	0.4291	0.3176	0.0583	0.1224	0.0575
4	8	2.00	0.0524	0.1226	0.0564	0.0046	0.0163	0.0054
4	16	4.00	0	0	0	0	0	0

表 8.5　样本量＝100 的 Weibull 分布（$W(\lambda,\kappa)$），其中 λ 是 R 度参数，κ 是形状参数

参照组	试验组	方差比	生物相似性界值＝(0.5,2)			生物相似性界值＝(0.5,1.5)		
			Conover 检验	F 检验	Levene 检验	Conover 检验	F 检验	Levene 检验
W(10,30)	W(5,30)	0.25	0	1.00E−04	0	1.00E−04	0	0
W(10,30)	W(6,30)	0.36	0.0038	0.0072	0.0033	0.0036	0.0069	0.003
W(10,30)	W(7,30)	0.49	0.0599	0.0918	0.0564	0.0582	0.0882	0.0525
W(10,30)	W(8,30)	0.64	0.3006	0.3724	0.2943	0.2714	0.3550	0.2680
W(10,30)	W(9,30)	0.81	0.6296	0.6924	0.6364	0.4677	0.5671	0.4769
W(10,30)	W(10,30)	1	0.7639	0.8222	0.7757	0.4236	0.5266	0.4327
W(10,30)	W(11,30)	1.21	0.6509	0.7173	0.6550	0.2357	0.3146	0.2355
W(10,30)	W(12,30)	1.44	0.4197	0.4931	0.4149	0.0926	0.1377	0.0864
W(10,30)	W(13,30)	1.69	0.2065	0.2612	0.1950	0.0288	0.0463	0.0259
W(10,30)	W(14,30)	1.96	0.0827	0.1183	0.0767	0.0061	0.0109	0.0045
W(10,30)	W(15,30)	2.25	0.0293	0.0456	0.0239	0.0011	0.0028	0.001

表 8.6　样本量＝100 的 Weibull 分布（$W(\lambda,\kappa)$），其中 λ 是 R 度参数，κ 是形状参数

参照组	试验组	方差比	生物相似性界值＝(0.5,2)			生物相似性界值＝(0.5,1.5)		
			Conover 检验	F 检验	Levene 检验	Conover 检验	F 检验	Levene 检验
W(10,30)	W(9.9109,60.7)	0.25	0	0	0	0	1.00E−04	0
W(10,30)	W(9.9448,42.7)	0.50	0.0692	0.1066	0.0642	0.0658	0.1110	0.0628
W(10,30)	W(9.9667,36.8)	0.67	0.3626	0.4444	0.3613	0.3148	0.4015	0.3136
W(10,30)	W(9.9630,34.7)	0.75	0.5275	0.6065	0.5278	0.4208	0.5210	0.4251
W(10,30)	W(9.9749,33.6)	0.80	0.6145	0.6800	0.6171	0.4567	0.5579	0.4657
W(10,30)	W(10,30)	1.00	0.7619	0.8248	0.7771	0.4246	0.5185	0.4275
W(10,30)	W(10.0170,26.75)	1.25	0.6085	0.6829	0.6183	0.2048	0.2778	0.2067
W(10,30)	W(10.0187,25.9)	1.33	0.5257	0.6018	0.5307	0.1438	0.2001	0.1389
W(10,30)	W(10.0318,24.35)	1.50	0.3454	0.4321	0.3495	0.0645	0.1034	0.0622
W(10,30)	W(10.0658,21)	2.00	0.0663	0.1038	0.0630	0.0042	0.0086	0.0033
W(10,30)	W(10.1736,14.67)	4.00	0	2.00E−04	0	0	0	0

表 8.7　样本量＝100 的零膨胀泊松（zero-inflated Poisson）分布（ZIP(λ, p_0)），其中 λ 是泊松参数，p_0 是 0 的概率

参照组	试验组	方差比	生物相似性界值=(0.5, 2)			生物相似性界值=(0.5, 1.5)		
			Conover 检验	F 检验	Levene 检验	Conover 检验	F 检验	Levene 检验
ZIP(5,0.3)	ZIP(3.75,0.06667)	0.5	0.0192	0.0306	0.0113	0.0195	0.0304	0.0116
ZIP(5,0.3)	ZIP(4.175,0.1617)	0.67	0.3968	0.4039	0.2847	0.3998	0.4053	0.2917
ZIP(5,0.3)	ZIP(4.375,0.2)	0.75	0.6923	0.6642	0.5725	0.6730	0.6528	0.5610
ZIP(5,0.3)	ZIP(4.5,0.2222)	0.8	0.8245	0.7951	0.7304	0.8075	0.7589	0.7093
ZIP(5,0.3)	ZIP(4.75,0.26316)	0.9	0.9601	0.9408	0.9276	0.9136	0.8051	0.8290
ZIP(5,0.3)	ZIP(5,0.3)	1	0.9855	0.9757	0.9753	0.8919	0.6685	0.7342
ZIP(5,0.3)	ZIP(5.25,0.3333)	1.1	0.9826	0.9511	0.9516	0.8135	0.4426	0.5083
ZIP(5,0.3)	ZIP(5.625,0.3778)	1.25	0.9417	0.8047	0.7865	0.6295	0.1649	0.1952
ZIP(5,0.3)	ZIP(5.825,0.3991)	1.33	0.9017	0.6886	0.6577	0.5226	0.0846	0.0907
ZIP(5,0.3)	ZIP(6.25,0.44)	1.5	0.7854	0.3938	0.3486	0.3175	0.0158	0.0165
ZIP(5,0.3)	ZIP(7.5,0.5333)	2	0.3412	0.0204	0.0168	0.0496	1.00E-04	3.00E-04

8.4.4　小结

模拟结果表明，在正态分布假设下，与参数检验相比，上述两种非参数检验的检验效能相对较好。但当观察指标不服从正态分布时，F 检验容易错误地得出生物相似性结论，即无法控制 Ⅰ 型错误（不稳健）。而两种非参数统计方法在正态性假设不满足时仍具有较好的稳健性，同时可以保证具有足够的检验效能。

在上述模拟研究中使用的样本量为每组 50 和 100 例。我们还尝试了更小的样本量（例如 $N=36$），但几种方法均未能达到足够的检验效能。因此，要评估变异性的生物相似性，一般需要较大的样本量。此外，从模拟研究中还可以发现，对于上述变异性检验，$(0.67, 1.5)$ 的生物相似性界值过于严格。界值 $(0.5, 2)$ 围绕方差比值 1 对称，因此检验效能/Ⅰ 型错误率也大致在 1 附近对称。但是考虑到低变异的生物类似药（方差比值＜1）不应该像方差比值＞1 的药物一样处于不利的地位，有些人可能更倾向于不对称的生物相似性界值 $(0.5, 1.5)$。因此，对于变异性的生物相似性评价应如何选择适当的相似性界值，仍需要进行深入的讨论。最后，由于上述非参数检验和扩展 F 检验均基于平行组设计的临床研究，这些方法不区分个体间和个体内的变异，所以未考虑由受试者-制剂的交互作用而产生的潜在变异，而这些变异均会影响药物的可互换性。这些问题仍有待进一步的深入研究。

8.5　其他方法

8.5.1　基于概率的相似性判定标准和统计假设

由于生物类似药的相似性评价通常采用平行设计，因此本节中将基于平行设计讨论变异水平的相似性评价。设评价指标（例如药动学指标）X 和 Y 服从正态分布，方差分别为 V_X 和 V_Y。设 X_i 和 Y_j 为 X 和 Y 的观察值，其中 $i=1,\cdots,n_X$，$j=1,\cdots,n_Y$。则 V_X 和 V_Y 的最大似然估计（maximum likelihood estimators，MLE）为 $\hat{V}_X = \sum_{i=1}^{n_X}(X_i-\overline{X})^2/n_X$ 和 $\hat{V}_Y = \sum_{i=1}^{n_Y}(Y_i-\overline{Y})^2/n_Y$。对于变异水平的生物相似性评价，可以借鉴 Tse 等（2006）提出的一种基于概率的指数（probability-based index），该方法最初用于中药（traditional Chinese medicine）质量控制/质量保证（quality control/assurance，QC/QA）的统计分析。基于概率的变异水平相似性评价可以表示为：

$$p_{PB} = P\left(1-\delta < \frac{\hat{V}_X}{\hat{V}_Y} < 1+\delta\right) \tag{8.6}$$

$$= P\left(\frac{\hat{V}_X}{\hat{V}_Y} < 1+\delta\right) - P\left(\frac{\hat{V}_X}{\hat{V}_Y} < 1-\delta\right) \tag{8.7}$$

$$= P\left(\hat{V}_X - (1+\delta)\hat{V}_Y < 0\right) - P\left(\hat{V}_X - (1-\delta)\hat{V}_Y < 0\right) \tag{8.8}$$

其中，$0<\delta<1$ 是用基于概率方法评估变异性的生物相似性界值。式 8.8 中将式 8.7 中的

方差比变换为线性组合的形式。p_{PB} 为衡量变异性的生物相似性指数。

基于概率的变异性相似性评价方法对 p_{PB} 的研究假设为：

$$H_0 : p_{PB} \leqslant p_0 \quad vs. \quad H_a : p_{PB} > p_0 \tag{8.9}$$

其中，p_0 为生物相似性界值。如果 p_{PB} 的 $100(1-\alpha)\%$ 置信区间上限大于 p_0，则可认为两制剂的变异性具有生物相似性。

8.5.2 统计方法

为了对研究假设（式8.9）进行检验，需要构造统计量 p_{PB} 的 $(1-\alpha) \times 100\%$ 置信区间，从而将其上限与 p_0 进行比较。由于已知两独立正态分布数据的方差 MLE 的线性组合服从渐进正态分布，因此可以将 p_{PB} 视为式 8.8 中的线性组合，从而构造 p_{PB} 的 $(1-\alpha) \times 100\%$ 置信区间。则随机变量 $\hat{V}_X - (1+\delta)\hat{V}_Y$ 和 $\hat{V}_X - (1-\delta)\hat{V}_Y$ 的期望值和方差可以通过下式获得：

$$
\begin{aligned}
E[\hat{V}_X - (1+\delta)\hat{V}_Y] &= \frac{n_X-1}{n_X}V_X - \frac{n_Y-1}{n_Y}(1+\delta)V_Y \\
\mathrm{Var}[\hat{V}_X - (1+\delta)\hat{V}_Y] &= \frac{2(n_X-1)}{n_X^2}V_X^2 + \frac{2(n_Y-1)}{n_Y^2}(1+\delta)^2 V_Y^2 \\
E[\hat{V}_X - (1-\delta)\hat{V}_Y] &= \frac{n_X-1}{n_X}V_X - \frac{n_Y-1}{n_Y}(1-\delta)V_Y \\
\mathrm{Var}[\hat{V}_X - (1-\delta)\hat{V}_Y] &= \frac{2(n_X-1)}{n_X^2}V_X^2 + \frac{2(n_Y-1)}{n_Y^2}(1-\delta)^2 V_Y^2
\end{aligned} \tag{8.10}
$$

对于 n_X 和 n_Y 较大的情况，根据中心极限定理可以将式 8.8 变为：

$$p_{PB} = \Phi\left(\frac{-E[\hat{V}_X - (1+\delta)\hat{V}_Y]}{\sqrt{\mathrm{Var}[\hat{V}_X - (1+\delta)\hat{V}_Y]}}\right) - \Phi\left(\frac{-E[\hat{V}_X - (1-\delta)\hat{V}_Y]}{\sqrt{\mathrm{Var}[\hat{V}_X - (1-\delta)\hat{V}_Y]}}\right) \tag{8.11}$$

根据不变性原理（invariance principle），可以用 $\hat{V}_X$ 和 $\hat{V}_Y$ 分别代替式 8.11 中的 V_X 和 V_Y，从而得到 p_{PB} 的 MLE：

$$\hat{p}_{PB} = \Phi\left(\frac{-\hat{E}[\hat{V}_X - (1+\delta)\hat{V}_Y]}{\sqrt{\hat{\mathrm{Var}}[\hat{V}_X - (1+\delta)\hat{V}_Y]}}\right) - \Phi\left(\frac{-\hat{E}[\hat{V}_X - (1-\delta)\hat{V}_Y]}{\sqrt{\hat{\mathrm{Var}}[\hat{V}_X - (1-\delta)\hat{V}_Y]}}\right) \tag{8.12}$$

此外，将 $\hat{p}_{PB}$ 对 p 进行泰勒展开（Taylor expansion），即 $\hat{V}_X = V_X$ 和 $\hat{V}_Y = V_Y$，$E(\hat{p}_{PB})$ 和 $\mathrm{Var}(\hat{p}_{PB})$ 可以分别表示为 $p_{PB} + B(p_{PB}) + o(n^{-1})$ 和 $C(p_{PB}) + o(n^{-1})$。$\hat{p}_{PB}$ 的渐近正态分布可以由下式导出：

$$\frac{\hat{p}_{PB} - p_{PB} - B(\hat{p}_{PB})}{\sqrt{C(\hat{p}_{PB})}} \to N(0,1) \tag{8.13}$$

其中 $B(\hat{p}_{PB})$ 和 $C(\hat{p}_{PB})$ 是 $B(p_{PB})$ 和 $C(p_{PB})$ 用 $\hat{V}_X$ 和 $\hat{V}_Y$ 替换 V_X 和 V_Y 后的 MLE。$B(p_{PB})$ 和 $C(p_{PB})$ 以及式 8.13 的推导将在下文给出。

根据 $\hat{p}_{PB}$ 的定义，其对 p_{PB} 的泰勒展开可以由下式获得：

$$\hat{p}_{PB} = p_{PB} + \frac{\partial \hat{p}_{PB}}{\partial V_X}(\hat{V}_X - V_X) + \frac{\partial \hat{p}_{PB}}{\partial V_Y}(\hat{V}_Y - V_Y)$$

$$+ \frac{1}{2}\frac{\partial^2 \hat{p}_{PB}}{\partial V_X^2}(\hat{V}_X - V_X)^2 + \frac{1}{2}\frac{\partial^2 \hat{p}_{PB}}{\partial V_Y^2}(\hat{V}_Y - V_Y)^2 + O(n^{-2})$$

其期望值和方差为：

$$E(\hat{p}_{PB}) = p_{PB} - \frac{\partial \hat{p}_{PB}}{\partial V_X}\frac{V_X}{n_X} - \frac{\partial \hat{p}_{PB}}{\partial V_Y}\frac{V_Y}{n_Y} + \frac{\partial^2 \hat{p}_{PB}}{\partial V_X^2}\frac{V_X^2}{n_X} + \frac{\partial^2 \hat{p}_{PB}}{\partial V_Y^2}\frac{V_Y^2}{n_Y} + O(n^{-2})$$

$$\mathrm{Var}(\hat{p}_{PB}) = \left(\frac{\partial \hat{p}_{PB}}{\partial V_X}\right)^2\left(\frac{2V_X^2}{n_X}\right) + \left(\frac{\partial \hat{p}_{PB}}{\partial V_Y}\right)^2\left(\frac{2V_Y^2}{n_Y}\right) + \left(\frac{\partial^2 \hat{p}_{PB}}{\partial V_X^2}\right)^2\left(\frac{2}{n_X^2}\right)\left(1 + \frac{1}{n_X} - \frac{2}{n_X^2}\right)V_X^4$$

$$+ \left(\frac{\partial^2 \hat{p}_{PB}}{\partial V_Y^2}\right)^2\left(\frac{2}{n_Y^2}\right)\left(1 + \frac{1}{n_Y} - \frac{2}{n_Y^2}\right)V_Y^4 + \left(\frac{\partial \hat{p}_{PB}}{\partial V_X}\right)\left(\frac{\partial^2 \hat{p}_{PB}}{\partial V_X^2}\right)\left(\frac{4}{n_X^2}\right)\left(1 - \frac{1}{n_X}\right)V_X^3$$

$$+ \left(\frac{\partial \hat{p}_{PB}}{\partial V_Y}\right)\left(\frac{\partial^2 \hat{p}_{PB}}{\partial V_Y^2}\right)\left(\frac{4}{n_Y^2}\right)\left(1 - \frac{1}{n_Y}\right)V_Y^3$$

$$B(p_{PB}) = -\frac{\partial \hat{p}_{PB}}{\partial V_X}\frac{V_X}{n_X} - \frac{\partial \hat{p}_{PB}}{\partial V_Y}\frac{V_Y}{n_Y} + \frac{\partial^2 \hat{p}_{PB}}{\partial V_X^2}\frac{V_X^2}{n_X} + \frac{\partial^2 \hat{p}_{PB}}{\partial V_Y^2}\frac{V_Y^2}{n_Y}$$

$$C(p_{PB}) = \left(\frac{\partial \hat{p}_{PB}}{\partial V_X}\right)^2\left(\frac{2V_X^2}{n_X}\right) + \left(\frac{\partial \hat{p}_{PB}}{\partial V_Y}\right)^2\left(\frac{2V_Y^2}{n_Y}\right) + \left(\frac{\partial^2 \hat{p}_{PB}}{\partial V_X^2}\right)^2\left(\frac{2}{n_X^2}\right)\left(1 + \frac{1}{n_X} - \frac{2}{n_X^2}\right)V_X^4$$

$$+ \left(\frac{\partial^2 \hat{p}_{PB}}{\partial V_Y^2}\right)^2\left(\frac{2}{n_Y^2}\right)\left(1 + \frac{1}{n_Y} - \frac{2}{n_Y^2}\right)V_Y^4 + \left(\frac{\partial \hat{p}_{PB}}{\partial V_X}\right)\left(\frac{\partial^2 \hat{p}_{PB}}{\partial V_X^2}\right)\left(\frac{4}{n_X^2}\right)\left(1 - \frac{1}{n_X}\right)V_X^3$$

$$+ \left(\frac{\partial \hat{p}_{PB}}{\partial V_Y}\right)\left(\frac{\partial^2 \hat{p}_{PB}}{\partial V_Y^2}\right)\left(\frac{4}{n_Y^2}\right)\left(1 - \frac{1}{n_Y}\right)V_Y^3 + O(n^{-2})$$

其中

$$\frac{\partial \hat{p}_{PB}}{\partial V_X} = -\phi(z_1)\left[V_Y(l_1 V_X^2 + m_1 V_Y^2)^{-\frac{3}{2}}(k_1 l_1 V_X - j_1 m_1 V_Y)\right]$$

$$+ \phi(z_2)\left[V_Y(l_2 V_X^2 + m_2 V_Y^2)^{-\frac{3}{2}}(k_2 l_2 V_X - j_2 m_2 V_Y)\right]$$

$$\frac{\partial \hat{p}_{PB}}{\partial V_Y} = \phi(z_1)\left[V_X(l_1 V_X^2 + m_1 V_Y^2)^{-\frac{3}{2}}(k_1 l_1 V_X - j_1 m_1 V_Y)\right]$$

$$- \phi(z_2)\left[V_X(l_2 V_X^2 + m_2 V_Y^2)^{-\frac{3}{2}}(k_2 l_2 V_X - j_2 m_2 V_Y)\right]$$

$$\frac{\partial^2 \hat{p}_{PB}}{\partial V_X^2} = z_1\phi(z_1)\left[V_Y^2(l_1 V_X^2 + m_2 V_Y^2)^{-3}(k_1 l_1 V_X - j_1 m_1 V_Y)^2\right.$$

$$\left. - l_1 V_Y(l_1 V_X^2 + m_1 V_Y^2)^{-\frac{5}{2}}(2k_1 l_1 V_X^2 - 3j_1 m_1 V_X V_Y - k_1 m_1 V_Y^2)\right]$$

$$- z_2\phi(z_2)\left[V_Y^2(l_2 V_X^2 + m_2 V_Y^2)^{-3}(k_2 l_2 V_X - j_2 m_2 V_Y)^2\right.$$

$$\left. - l_2 V_Y(l_2 V_X^2 + m_2 V_Y^2)^{-\frac{5}{2}}(2k_2 l_2 V_X^2 + 3j_2 m_2 V_X V_Y - k_2 m_2 V_Y^2)\right]$$

$$\frac{\partial^2 \hat{p}_{PB}}{\partial V_Y^2} = z_1 \phi(z_1) \Big[V_X^2 (l_1 V_X^2 + m_1 V_Y^2)^{-3} (k_1 l_1 V_X - j_1 m_1 V_Y)^2$$

$$+ m_1 V_X (l_1 V_X^2 + m_1 V_Y^2)^{-\frac{5}{2}} (j_1 l_1 V_X^2 + 3 k_1 l_1 V_X V_Y - 2 j_1 m_1 V_Y^2) \Big]$$

$$- z_2 \phi(z_2) \Big[V_X^2 (l_2 V_X^2 + m_2 V_Y^2)^{-3} (k_2 l_2 V_X - j_2 m_2 V_Y)^2$$

$$+ m_2 V_X (l_2 V_X^2 + m_2 V_Y^2)^{-\frac{5}{2}} (j_2 l_2 V_X^2 + 3 k_2 l_2 V_X V_Y - 2 j_2 m_2 V_Y^2)$$

$$j_1 = j_2 = -\frac{n_X - 1}{n_X}$$

$$k_1 = \frac{n_Y - 1}{n_Y}(1 + \delta), \; k_2 = \frac{n_Y - 1}{n_Y}(1 - \delta)$$

$$l_1 = l_2 = \frac{2(n_X - 1)}{n_X^2}$$

$$m_1 = \frac{2(n_Y - 1)}{n_Y^2}(1 + \delta)^2, \; m_2 = \frac{2(n_Y - 1)}{n_Y^2}(1 - \delta)^2$$

$$z_1 = \frac{j_1 V_X + k_1 V_Y}{\sqrt{l_1 V_X^2 + m_1 V_Y^2}}, \; z_2 = \frac{j_2 V_X + k_2 V_Y}{\sqrt{l_2 V_X^2 + m_2 V_Y^2}}$$

如果

$$\hat{p}_{PB} > p_0 + B(\hat{p}_{PB}) + Z_\alpha \sqrt{C(\hat{p}_{PB})} \tag{8.14}$$

则拒绝等式 8.9 的零假设，得出具有生物相似性的结论。

8.5.3　基于概率标准中的 n_X、n_Y 和 δ

由于 p_{PB} 是 n_X、n_Y、δ 及 V_X 与 V_Y 的比值的函数，因此我们采用数值研究的方法来分析 p_{PB} 与上述参数的关系。将式 8.7 中 p_{PB} 整理为以下形式：

$$p_{PB} = P\left(\frac{\hat{V}_X}{\hat{V}_Y} < 1 + \delta\right) - P\left(\frac{\hat{V}_X}{\hat{V}_Y} < 1 - \delta\right)$$

$$= P\left(\frac{\dfrac{n_X \hat{V}_X}{(n_X - 1) V_X}}{\dfrac{n_Y \hat{V}_Y}{(n_Y - 1) V_Y}} < (1 + \delta) \frac{n_X (n_Y - 1) V_Y}{n_Y (n_X - 1) V_X} \right)$$

$$- P\left(\frac{\dfrac{n_X \hat{V}_X}{(n_X - 1) V_X}}{\dfrac{n_Y \hat{V}_Y}{(n_Y - 1) V_Y}} < (1 - \delta) \frac{n_X (n_Y - 1) V_Y}{n_Y (n_X - 1) V_X} \right)$$

$$= P\left(F_{n_X - 1, n_Y - 1} < (1 + \delta) \frac{n_X (n_Y - 1) V_Y}{n_Y (n_X - 1) V_X} \right) - P\left(F_{n_X - 1, n_Y - 1} < (1 - \delta) \frac{n_X (n_Y - 1) V_Y}{n_Y (n_X - 1) V_X} \right)$$

$$\tag{8.15}$$

其中 $F_{n_X - 1, n_Y - 1}$ 是自由度为 $n_X - 1$ 和 $n_Y - 1$ 的 F 分布的随机变量，则通过式 8.15 可以得到 p_{PB} 的真实值。表 8.8 给出了当 V_X 与 V_Y 比值的真实值为 0.75、1.00 和

1.75，p_{PB} 的取值为 0.65 时所对应的各种 n_X、n_Y 和 δ 组合。其中 n_X 和 n_y 的值相同，为了方便讨论，统一用 n 来表示。如表所示，当 δ 取 0.1 时，所有的 V_X/V_Y 和 n 均无法使 p_{PB} 达到 0.65。另外，p_{PB} 随着样本量和 δ 的增大而增大。对于所有 δ 和 n 的组合，$V_X/V_Y=1.25$ 时的 p_{PB} 均低于 $V_X/V_Y=0.75$ 和 1.00 时。因此，对于生物类似药的变异性大于原研药的情况，应将概率指数 p_0 设定成较大的值来进行生物相似性评价。另外，当 δ 大于 0.5 时，p_{PB} 在 $V_X/V_Y=0.75$ 时的取值大于 $V_X/V_Y=1.00$ 时的值，而如果 δ 小于 0.5 则结果相反。如果 δ 设定为 0.2，则只有 $V_X/V_Y=1.00$ 且样品量 $\geqslant100$ 时，p_{PB} 可以达到 0.65。

表 8.8 为研究人员根据试验需求采用上述统计方法进行生物相似性评价时选择参数 n_X、n_Y 和 δ 提供了思路。例如，如果研究人员考虑 V_X 和 V_Y 比较接近（即 V_X 和 V_Y 的真实比值为 1.00 左右），生物相似性界值 δ 为 0.2，生物相似性指数 p_0 至少达到 75%，则建议样本量为 $n_X=n_Y=150$。

表 8.8　n_X，n_Y 和 δ 各种组合下 p_{PB} 的值

V_X/V_Y	n	0.1	0.2	0.3	0.4	0.5	0.6	0.7	0.8	0.9
0.75	24	—	—	—	0.6306	0.7794	0.8926	0.9560	0.9784	0.9849
	36	—	—	—	0.7092	0.8604	0.9526	0.9871	0.9942	0.9963
	50	—	—	—	0.7657	0.9119	0.9804	0.9967	0.9987	0.9993
	100	—	—	0.6306	0.8646	0.9772	0.9989	0.9999	0.9999	0.9999
	150	—	—	0.6624	0.9127	0.9931	0.9999	0.9999	0.9999	0.9999
	200	—	—	0.6864	0.9418	0.9978	0.9999	1.0000	1.0000	1.0000
	250	—	—	0.7067	0.9605	0.9993	0.9999	1.0000	1.0000	1.0000
1.00	24	—	—	—	0.6730	0.7794	0.8501	0.8919	0.9168	0.9345
	36	—	—	0.6311	0.7701	0.8605	0.9112	0.9391	0.9568	0.9692
	50	—	—	0.7115	0.8404	0.9119	0.9475	0.9669	0.9789	0.9867
	100	—	0.6827	0.8645	0.9463	0.9772	0.9899	0.9956	0.9981	0.9992
	150	—	0.7793	0.9297	0.9786	0.9931	0.9978	0.9993	0.9998	0.9999
	200	—	0.8422	0.9614	0.9908	0.9978	0.9995	0.9999	0.9999	0.9999
	250	—	0.8850	0.9780	0.9959	0.9993	0.9999	0.9999	0.9999	0.9999
1.25	24	—	—	—	—	0.6509	0.7165	0.7661	0.8058	0.8388
	36	—	—	—	0.6139	0.6996	0.7650	0.8163	0.8572	0.8898
	50	—	—	—	0.6476	0.7363	0.8046	0.8574	0.8973	0.9269
	100	—	—	—	0.7129	0.8170	0.8894	0.9361	0.9644	0.9808
	150	—	—	—	0.7550	0.8665	0.9335	0.9692	0.9866	0.9945
	200	—	—	0.6088	0.7876	0.9003	0.9588	0.9847	0.9948	0.9984
	250	—	—	0.6214	0.8141	0.9245	0.9740	0.9922	0.9979	0.9995

8.5.4 模拟研究

我们通过模拟研究，从经验效能（empirical power）和经验检验水平[①]（empirical size）两方面评价本书中提出的基于概率的渐进检验方法（probability-based asymptotic testing procedure）。评价经验检验水平的模拟研究的参数设置为：$n_X = n_Y = 24, 36, 50$, $100, 150, 200, 250$；$\delta = 0.1, 0.2, 0.3, 0.4, 0.5, 0.6, 0.7, 0.8, 0.9$；$\mu_X = \mu_Y = 0$，其中 μ_X 和 μ_Y 分别为 X 和 Y 的总体均值。另外，将 (V_X, V_Y) 设定为（0.75，1.00）、（1.00，1.00）和（1.25，1.00），以模拟 V_X 和 V_Y 的真实比值为 0.75、1.00 和 1.25 的情况。对每种组合进行 10 000 次模拟。对于 5% 的名义显著性水平（nominal significance level），如果统计方法能够有效控制 Ⅰ 型错误，则包含 10 000 个随机样本的模拟研究应有 95% 的经验检验水平落在 0.0457 到 0.0543 范围内。表 8.9 至表 8.12 给出 V_X/V_Y 分别为 0.75、1.00 和 1.25 时的经验检验水平。表中的 p_0 按照式 8.15 计算。结果表明，当样本量固定时，经验检验水平随着 δ 的增加而增大。另一方面，当 δ 在 $0.1 \sim 0.4$ 范围内时，仅在 $V_X/V_Y = 1.25$ 时，经验检验水平大于 0。另外，当 δ 在 $0.5 \sim 0.9$ 之间、$V_X/V_Y = 1.25$ 时，经验检验水平均大于 0。但是当 $\delta = 0.5$，样本量 $= 24$，$V_X/V_Y = 0.75$ 和 1.00 时，仅有 17.1%（6/35）和 77.1% 的经验检验水平大于 0。当 $\delta = 0.3$ 和 0.4、$V_X/V_Y = 0.75$ 时，经验检验水平大于 0；而当 $V_X/V_Y = 1.00$、δ 值不变（0.3 和 0.4）时，经验检验水平都为 0。设定 δ 在 $0.5 \sim 0.9$ 的范围内，当固定 δ 和 n 时，比较 V_X 和 V_Y 不同比值中对应的 p_0，则不同 V_X/V_Y 取值对应的 p_0 的大小顺序为：$V_X/V_Y = 1.25 < V_X/V_Y = 1.00 < V_X/V_Y = 0.75$。当 δ 小于 0.5 时，$V_X/V_Y = 0.75$ 的 p_0 值小于 $V_X/V_Y = 1.00$ 时的 p_0 值。通过前面的讨论可以发现，较高的 p_0 会得到较低的经验检验水平。这可能是当 p_0 较高时式 8.9 中的零假设难以拒绝的原因，特别是当 p_0 接近 1 时。但是对于所有的参数组合，在 5% 的名义显著性水平下，其经验检验水平全部超出了（0.0457，0.0543）的范围，因此所有经验检验水平均未能得到有效控制。

从表 8.9 到表 8.11 的结果可以看出，经验检验水平是 δ、p_0 和 n 的函数。我们进行了另一个模拟研究来分析理想的 δ 和 p_0 的取值，以期将不同样本量下的经验检验水平控制在 5%。表 8.12 给出了 $p_0 \geqslant 0.6$ 的情况下模拟的结果。如表中所示，为达到 5% 的名义显著性水平，当样本量增加时，相应的 p_{PB} 增加而 δ 减小。此外，在充分控制经验检验水平的前提下，$n = 200$、$V_X/V_Y = 0.75$ 时，δ 最小值为 0.533；$n = 250$、$V_X/V_Y = 1.00$ 时，δ 最小值为 0.425；$n = 24$、$V_X/V_Y = 1.25$ 时，δ 最小值为 0.513。较大的样本量和较小的 V_X/V_Y 不能保证 δ 值较小。这表明 δ、n 和 V_X/V_Y 不仅同时影响经验检验水平，而且在不同的组合下可能也有不同的影响方式。

---

① 译者注：经验效能（empirical power），模拟研究得到的检验效能，即模拟备则假设成立的情景下拒绝原假设的比例。经验检验水准（empirical size），模拟研究得到的 Ⅰ 型错误，即模拟原假设成立的情景下拒绝原假设的比例。

表 8.9 $V_X/V_Y = 0.75$ 时经验检验水平

n	0.1		0.2		0.3		0.4		0.5		0.6		0.7		0.8		0.9	
24	—	—	—	—	—	—	0.6306	0.0000	0.7794	0.0000	0.8926	0.0000	0.9560	0.0000	0.9784	0.0000	0.9849	0.0000
36	—	—	—	—	—	—	0.7092	0.0000	0.8604	0.0000	0.9526	0.0000	0.9871	0.0000	0.9942	0.0000	0.9963	0.0549
50	—	—	—	—	—	—	0.7657	0.0000	0.9119	0.0000	0.9804	0.0000	0.9967	0.0000	0.9987	0.0000	0.9993	0.0685
100	—	—	—	—	0.6306	0.1608	0.8646	0.1465	0.9772	0.0000	0.9989	0.0000	0.9999	0.0000	0.9999	0.0000	0.9999	0.0475
150	—	—	—	—	0.6624	0.1928	0.9127	0.2068	0.9931	0.0988	0.9999	0.0000	0.9999	0.0000	0.9999	0.0000	0.9999	0.0000
200	—	—	—	—	0.6864	0.2018	0.9418	0.2340	0.9978	0.1618	0.9999	0.0000	1.0000	0.0000	1.0000	0.0000	1.0000	0.0000
250	—	—	—	—	0.7067	0.2052	0.9605	0.2601	0.9993	0.1980	0.9999	0.0000	1.0000	0.0000	1.0000	0.0000	1.0000	0.0000

表 8.10 $V_X/V_Y = 1.00$ 时经验检验水平

n	0.1		0.2		0.3		0.4		0.5		0.6		0.7		0.8		0.9	
24	—	—	—	—	—	—	0.6730	0.0000	0.7794	0.0000	0.8501	0.0000	0.8919	0.0000	0.9168	0.1600	0.9345	0.2030
36	—	—	—	—	0.6311	0.0000	0.7701	0.0000	0.8605	0.0000	0.9112	0.0000	0.9391	0.0997	0.9568	0.1989	0.9692	0.1998
50	—	—	—	—	0.7115	0.0000	0.8404	0.0000	0.9119	0.0000	0.9475	0.0000	0.9669	0.1641	0.9789	0.2139	0.9867	0.1989
100	—	—	0.6827	0.0000	0.8645	0.0000	0.9463	0.0000	0.9772	0.0000	0.9899	0.1724	0.9956	0.2233	0.9981	0.2084	0.9992	0.1878
150	—	—	0.7793	0.0000	0.9297	0.0000	0.9786	0.0000	0.9931	0.0986	0.9978	0.2089	0.9993	0.2219	0.9998	0.2129	0.9999	0.1784
200	—	—	0.8422	0.0000	0.9614	0.0000	0.9908	0.0000	0.9978	0.1655	0.9995	0.2321	0.9999	0.2237	0.9999	0.2002	0.9999	0.1727
250	—	—	0.8850	0.0000	0.9780	0.0000	0.9959	0.0000	0.9993	0.1974	0.9999	0.2430	0.9999	0.2127	0.9999	0.1984	0.9999	0.1733

表 8.11 $V_X/V_Y=1.25$ 时经验检验水平

n	0.1		0.2		0.3		0.4		0.5		0.6		0.7		0.8		0.9	
24	—	—	—	—	—	—	—	—	0.6509	0.0000	0.7165	0.1427	0.7661	0.2027	0.8058	0.2190	0.8388	0.2232
36	—	—	—	—	—	—	0.6139	0.0727	0.6996	0.1519	0.7650	0.1956	0.8163	0.2263	0.8572	0.2271	0.8898	0.2331
50	—	—	—	—	—	—	0.6476	0.1447	0.7363	0.1953	0.8046	0.2082	0.8574	0.2337	0.8973	0.2337	0.9269	0.2255
100	—	—	—	—	—	—	0.7129	0.1983	0.8170	0.2286	0.8894	0.2337	0.9361	0.2429	0.9644	0.2433	0.9808	0.2434
150	—	—	—	—	—	—	0.7550	0.2139	0.8665	0.2371	0.9335	0.2440	0.9692	0.2532	0.9866	0.2449	0.9945	0.2529
200	—	—	—	—	0.6088	0.1907	0.7876	0.2174	0.9003	0.2410	0.9588	0.2536	0.9847	0.2489	0.9948	0.2579	0.9984	0.2530
250	—	—	—	—	0.6214	0.1935	0.8141	0.2319	0.9245	0.2507	0.9740	0.2543	0.9922	0.2616	0.9979	0.2602	0.9995	0.2499

表 8.12　在 5% 的名义水平下，充分控制经验检验水平的 (δ, p_0)

V_X/V_Y	n	δ	p_0	经验检验水平
0.75	24	0.923	0.9859	0.0472
	24	0.924	0.9859	0.0512
	36	0.900	0.9964	0.0509
	50	0.880	0.9992	0.0460
	50	0.885	0.9992	0.0532
	100	0.465	0.9523	0.0504
	100	0.855	0.9999	0.0470
	100	0.860	0.9999	0.0507
	100	0.865	0.9999	0.0523
	100	0.872	0.9999	0.0539
	100	0.875	0.9999	0.0534
	100	0.890	0.9999	0.0502
	100	0.900	0.9999	0.0487
	100	0.921	0.9999	0.0477
	100	0.930	0.9999	0.0464
	150	0.511	0.9953	0.0541
	200	0.533	0.9996	0.0482
1.00	24	0.756	0.9047	0.0521
	36	0.680	0.9346	0.0479
	50	0.631	0.9546	0.0481
	100	0.536	0.9830	0.0496
	150	0.485	0.9918	0.0504
	200	0.450	0.9955	0.0472
	250	0.425	0.9973	0.0473
1.25	24	0.513	0.6606	0.0480
	24	0.514	0.6613	0.0468
	24	0.515	0.6620	0.0493
	24	0.516	0.6627	0.0503
	24	0.517	0.6635	0.0519
	24	0.518	0.6642	0.0536

图 8.1 给出了经验效能随 δ 的变化曲线，其中 V_X/V_Y 分别为 0.75、1.00 和 1.25，$n=$ 150。统计学假设式 8.9 中的 p_0 设为 0.75。该图显示三条效能曲线随 δ 增大而升高。还可以发现，在 $V_X/V_Y = 0.75$ 时经验效能最先达到 0.05（即 5% 名义水平），而 $V_X/V_Y = 1.00$ 最迟达到 0.05。另外，$V_X/V_Y = 1.25$ 的效能曲线低于 $V_X/V_Y = 0.75$ 和 $V_X/V_Y = 1.00$ 的区线。此外，可以看出，当 δ 大于 0.5 时，$\hat{p}_{PB}$ 的方差减小。

8.5.5　算例分析

本节通过一个算例分析（numerical example）来展示基于概率的统计分析方法。假设一项以药动学参数为研究终点的平行设计研究，旨在评价原研药和生物类似药的变异性的

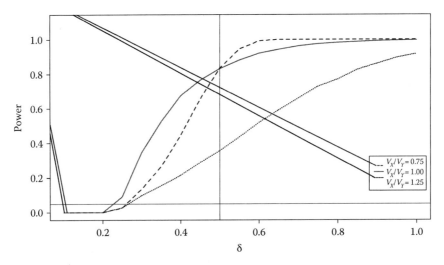

图 8.1　不同 V_X/V_Y 下经验效能（empirical power）与 δ 的曲线

生物相似性。假设共有 72 例受试者（每组 36 例受试者）被随机分配接受原研药或生物类似药。计算每个受试者的 AUC。原研药和生物类似药的 AUC 方差分别为 8.05 和 10.05。为了检验生物相似性，采用上文提出的统计方法，考虑不同生物相似性界值 δ（如 δ = 0.4 和 0.5）和生物相似性指数 p_0（如 p_0 = 0.60 和 0.70），检验水准分别为 5% 或 10%。分析结果与相应的 $\hat{p}_{PB}$ 见表 8.13。从表 8.13 可见，当生物相似性界值 δ 取 0.4 时，只有检验水准 α = 0.10、p_0 = 0.60 时的临界值 0.7459 低于 $\hat{p}_{PB}$ 的值 0.7683，因此仅有此时（即在 α = 0.10 的检验水准下，p_0 = 0.60 时）变异性能够达到生物相似。另一方面，当 δ = 0.5 时，在 5% 和 10% 的检验水准下 p_0 = 0.60 或 0.70 时，由于四种组合所对应的临界值小于 $\hat{p}_{PB}$ 的值 0.8903，因而均能得到变异水平具有生物相似性的结论。

表 8.13　算例分析分析的结果

δ	p_0	$\hat{p}_{PE}$	α	临界值	结果
0.4	0.60	0.7683	0.05	0.8288	非生物相似
			0.10	0.7459	生物相似
	0.70		0.05	0.9278	非生物相似
			0.10	0.8459	非生物相似
0.5	0.60	0.8903	0.05	0.7124	生物相似
			0.10	0.6661	生物相似
	0.70		0.05	0.8124	生物相似
			0.10	0.7666	生物相似

8.6　结语

　　不同于传统的小分子药品，生物制品的特性和研发过程都更为复杂且容易受多种因素影响。Chow 等（2010）建议生物相似性评价应该基于变异性而不仅仅是平均生物等效性。

本章介绍了交叉设计下经典的 Pitman-Morgan 校正 F 检验。对于平行组设计，Yang 等（2013）提出一种 F 检验（F-type test），用于检验生物类似药方差同质性。由于 F 检验对基本分布假设较为敏感，Zhang 等（2013）建议采用两种非参数方法比较生物类似药之间的变异性。在生物类似药研究中为了对变异性进行比较，可以基于交叉设计或平行设计下的 F 检验进行效能（pre-study power）分析来估算样本量。但应该指出，在交叉设计或平行组设计下（有或没有重复），比较变异性的统计检验包括比较个体间变异、个体内变异和总变异。关于比较变异性的生物相似性研究中如何计算样本量，将在下一章中详细阐述。

另一方面，Hsieh 等（2010）指出基于概率的检验对变异性更敏感，可以用于评估生物类似药间变异性的生物相似性。根据 Hsieh 等（2010）的研究，按照式 8.13 的近似原则，可以采用基于概率指数的渐近统计检验方法来检验式 8.9 中的假设。表 8.8 提供了选择合适的样本量所需的信息，研究者可以根据实际需要来确定适当的概率界值 δ 和概率指数 p_0。然而，模拟研究发现，对于各种 δ、p_0 和样本量的组合，其经验检验水平均无法充分控制在预设的名义显著性水平。因此，在表 8.12 中给出了特定样本量及 V_X 和 V_Y 的比值下能够达到 5% 名义显著性水平的 δ 和 p_0 的参数组合，以供研究人员参考。模拟结果也显示，当 δ 增加时，经验效能也随之增加。另一方面，当 δ 大于某个水平时，V_X 和 V_Y 的比例越小，检验效能越大。

由于评价生物类似药的相似性研究一般为小样本试验，对于采用同样的基于概率的判定标准的精确检验方法还有待进一步研究。此外，由于两种生物制品的生物相似性评价通常需要考虑均值和变异性的相似性，可以考虑采用多重比较方法，分别对均值和变异水平进行比较。另一种方法是构造一个聚集性标准（aggregate criterion），即将均值的评价指标和变异性的评价指标构造成一个综合指标，并采用一个针对综合指标的统计分析方法来评价其生物相似性。前述的问题和探讨还需要更深入的研究。

9

变异性分析的样本量计算

9.1 引言

生物类似药具有高变异性，且在生产过程中对环境的微小变化非常敏感。在生物相似性研究中，评价指标在小范围内的变异性不仅能够反映偶然因素造成的差异，而且也提示有可能存在某些潜在的影响因素造成生物类似药间的差异，而这些差异通常是可重复的。此外，这种小范围的变异也提示研究药物具有一些良好的特性，例如稳定性和质量。因此，在生物相似性评价中除了对生物类似药（受试制剂）和原研药（参比制剂）评价终点的均值进行比较外，还建议比较二者的变异水平。通过比较生物类似药的变异性，能够在平均生物相似性的基础上提供更多的信息，包括相似性程度以及高相似性的判定标准等。

在实践中，评价终点的变异性可以分为两类：个体内（intra-subject）变异和个体间（inter-subject）变异。个体内变异指的是同一受试者在相同的实验条件下重复测量的变异。个体间变异指的是个体间异质性所导致的变异。总变异则是个体内和个体间变异的和。在生物类似药的研发过程中，识别、消除和控制变异性有助于统计质量控制/质量保证（statistical process of quality control/assurance）。Chinchilli 和 Esinhart（1996）采用重复交叉设计下的 F 检验来比较个体内变异。该方法同样适用于重复/非重复平行组设计下变异性的比较。对于个体内方差和个体内变异系数（coefficients of variation，CV）的比较，可以基于相似性检验来估计样本量，以保证基于相似性假设检验的生物相似性分析具有足够的检验效能。对于个体间变异和总变异的比较，可以基于非劣效性和（或）等效性检验来估计在预设检验水准（如 5%）下达到足够检验效能（如 80%）所需的样本量。

上一章中介绍了 F 检验（F-type test）和非参数方法，用于在平行设计或交叉设计下进行变异性的生物相似性评价，但对于检验效能的分析和样本量估计未做深入探讨。本章的主要目的是推导样本量计算方法，并推导生物相似性研究中重复交叉设计或重复/非重复平行组设计下基于非劣效性或等效性检验的个体内方差、个体间方差、总方差及个体内变异系数的比较方法。通过对变异性进行比较，可以为生物相似性研究提供相似性程度等信息，从而为回答"多大程度的相似性可以定义为高度相似"提供条件。

在接下来的三节中将对重复平行组设计和重复交叉设计下比较个体内变异、个体间变异和总变异的样本量计算公式进行推导。9.5 节给出了比较个体内变异系数的样本量计算公式。最后一节将讨论实际研究中的一些问题。

9.2　个体内方差的比较

为了评价个体内变异，需要每个受试者重复接受同一研究干预。因此，在实践中通常考虑重复平行组设计或重复交叉设计。本节将探讨重复平行组设计和重复交叉设计下比较个体内变异的样本量估计。

9.2.1　重复平行组设计

重复平行组设计如图 9.1 所示。筛选合格的受试者并随机分配到生物类似药（受试制剂）组或原研药（参比制剂）组。首个干预周期结束并经过足够长的清洗期后，受试者将在相似的实验条件下接受相同的干预。通过对同一个受试者给予多次同样的干预，即可分别得到各研究干预的个体内变异。

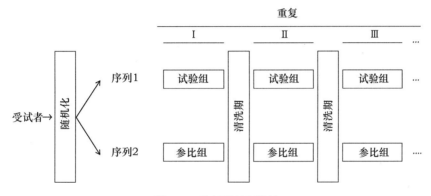

图 9.1　重复平行组设计

令 y_{ijk} 为第 i 个干预（$i=T,R$）第 j 个受试者（$j=1,\cdots,n_i$）的第 k 次重复（$k=1,\cdots,m$）的观测值。则此平行组设计的统计模型为：

$$y_{ijk} = \mu_i + S_{ij} + \varepsilon_{ijk} \tag{9.1}$$

其中

　　μ_i 为药物效应

　　S_{ij} 为第 i 组中第 j 个受试者的随机效应

　　ε_{ijk} 为第 i 组中受试者的个体内随机误差

对于给定的组 i，假设 S_{ij} 是独立同分布的随机变量，服从均值为 0、方差为 σ^2_{Bi} 的正态分布。ε_{ijk}（$k=1,\cdots,m$）为独立同分布的随机变量，服从均值为 0、方差为 σ^2_{Wi} 的正态分布。模型 9.1 中，σ^2_{Wi} 的一个无偏估计为：

$$\hat{\sigma}^2_{Wi} = \frac{1}{n_i(m-1)} \sum_{j=1}^{n_i} \sum_{k=1}^{m} (y_{ijk} - \bar{y}_{ij\cdot})^2 \tag{9.2}$$

其中

$$\overline{y}_{ij\cdot} = \frac{1}{m}\sum_{k=1}^{m} y_{ijk} \tag{9.3}$$

可以证明 $n_i(m-1)\hat{\sigma}_{Wi}^2/\sigma_{Wi}^2$ 是一个随机变量，其分布服从 $\chi^2_{n_i(m-1)}$ 分布。为了进行相似性检验，考虑以下假设：

$$H_0: \frac{\sigma_{WT}^2}{\sigma_{WR}^2} \geqslant \delta \quad \text{或} \quad \frac{\sigma_{WT}^2}{\sigma_{WR}^2} \leqslant \frac{1}{\delta} \quad vs. \quad H_a: \frac{1}{\delta} < \frac{\sigma_{WT}^2}{\sigma_{WR}^2} < \delta$$

其中 $\delta > 1$ 为相似性界值。上述假设可以分解成以下两个单侧假设：

$$H_{01}: \frac{\sigma_{WT}}{\sigma_{WR}} \geqslant \sqrt{\delta} \quad vs. \quad H_{a1}: \frac{\sigma_{WT}}{\sigma_{WR}} < \sqrt{\delta}$$

和

$$H_{02}: \frac{\sigma_{WT}}{\sigma_{WR}} \leqslant \frac{1}{\sqrt{\delta}} \quad vs. \quad H_{a2}: \frac{\sigma_{WT}}{\sigma_{WR}} > \frac{1}{\sqrt{\delta}} \tag{9.4}$$

这两个单侧假设可以通过以下两个统计量来检验：

$$T_1 = \frac{\hat{\sigma}_{WT}}{\sqrt{\delta}\hat{\sigma}_{WR}} \quad \text{和} \quad T_2 = \frac{\sqrt{\delta}\hat{\sigma}_{WT}}{\hat{\sigma}_{WR}}$$

如果

$$T_1 < F_{1-\alpha, n_T(m-1), n_R(m-1)} \quad \text{和} \quad T_2 > F_{1-\alpha, n_T(m-1), n_R(m-1)}$$

则拒绝零假设，并在 α 显著性水平上得出具有相似性的结论。

假设 $n = n_1 = n_2$，若备择假设成立，即 $\sigma_{WT}^2 = \sigma_{WR}^2$，则检验效能可以由下式估计：

$$\begin{aligned}
1-\beta &= P\left(\frac{F_{\alpha, n(m-1), n(m-1)}}{\delta} < \frac{\hat{\sigma}_{WT}^2}{\hat{\sigma}_{WR}^2} < \delta F_{1-\alpha, n(m-1), n(m-1)}\right) \\
&= P\left(\frac{1}{F_{1-\alpha, n(m-1), n(m-1)}\delta} < \frac{\hat{\sigma}_{WT}^2}{\hat{\sigma}_{WR}^2} < \delta F_{1-\alpha, n(m-1), n(m-1)}\right) \\
&= 1 - 2P\left(\frac{\hat{\sigma}_{WT}^2}{\hat{\sigma}_{WR}^2} > \delta F_{1-\alpha, n(m-1), n(m-1)}\right) \\
&= 1 - 2P\left(F_{n(m-1), n(m-1)} > \delta F_{1-\alpha, n(m-1), n(m-1)}\right)
\end{aligned}$$

因此，达到 $1-\beta$ 效能所需的样本量可以通过求解以下关于 n 的方程获得：

$$\delta = \frac{F_{\beta/2, n(m-1), n(m-1)}}{F_{1-\alpha, n(m-1), n(m-1)}}$$

需要注意，备择假设成立时，仍有可能 $\sigma_{WT}^2 \neq \sigma_{WR}^2$，在这种情况下，为了不失普遍性，不妨设 $\frac{\sigma_{WT}^2}{\sigma_{WR}^2} = r \in (1, \delta)$。则检验效能可以通过下式近似得到：

$$1-\beta = P\left(\frac{F_{\alpha,n(m-1),n(m-1)}}{\delta} < \frac{\hat{\sigma}_{WT}^2}{\hat{\sigma}_{WR}^2} < \delta F_{1-\alpha,n(m-1),n(m-1)}\right)$$

$$\approx P\left(\frac{\hat{\sigma}_{WT}^2}{\hat{\sigma}_{WR}^2} < \delta F_{1-\alpha,n(m-1),n(m-1)}\right)$$

$$= 1 - P\left(\frac{\hat{\sigma}_{WT}^2}{r\hat{\sigma}_{WR}^2} > \frac{\delta}{r}F_{1-\alpha,n(m-1),n(m-1)}\right)$$

$$= 1 - P\left(F_{n(m-1),n(m-1)} > \frac{\delta}{r}F_{1-\alpha,n(m-1),n(m-1)}\right)$$

则达到 $1-\beta$ 效能所需的样本量可以通过求解下面关于 n 的方程获得：

$$\frac{\delta}{r} = \frac{F_{\beta,n(m-1),n(m-1)}}{F_{1-\alpha,n(m-1),n(m-1)}}$$

9.2.1.1 举例

假设一个三重复（$m=3$）的两臂平行组设计，比较生物类似药（受试制剂）和原研药（参比制剂）的个体内变异。根据预试验，受试制剂的个体内标准差约为 20%（$\sigma_{WT}=0.20$），而参比制剂的个体内标准差约为 45%（$\sigma_{WR}=0.45$）。需要在 5%（$\alpha=0.05$）显著性水平和 80%（$\beta=0.20$）检验效能下选择合适的样本量来分析受试制剂和参比制剂间的相似性。则根据前述公式，所需的样本量可以通过求解下式得到：

$$\frac{(0.20)^2}{(0.45)^2} = \frac{F_{0.80,2n,2n}}{F_{0.025,2n,2n}}$$

得出 $n=25$，因此共需要 50 个受试者（每组 25 个受试者）以保证制剂间变异水平的相似性分析能够达到足够的检验效能。

9.2.2 重复交叉设计

$2\times 2m$ 重复交叉设计是将 2×2 交叉设计重复 m 次，如图 9.2 所示。筛选合格的受试者随机分配接受序列 1 或序列 2 的研究干预。在给药期之间经过足够长的清洗期。与重复平行组设计相似，通过对同一受试者给予多次同样的干预，即可分别得到各研究干预的个体内变异。

令 n_i 为第 i 个序列的受试者人数，y_{ijkl} 是第 i 个序列的第 j 个受试者第 k 个制剂（$k=T,R$）第 l 次重复的观察值。$2\times 2m$ 重复交叉设计通常考虑采用以下混合效应模型：

$$y_{ijkl} = \mu_k + \gamma_{ikl} + S_{ijk} + \varepsilon_{ijkl} \tag{9.5}$$

其中

μ_k 是第 k 种药物的平均效应

γ_{ikl} 是第 i 个序列中制剂 k 的第 l 次重复的固定效应，且

$$\sum_{i=1}^{2}\sum_{l=1}^{m}\gamma_{ikl} = 0$$

S_{ijT} 和 S_{ijR} 是第 i 个序列中第 j 个受试者的随机效应。假定 $(S_{ijT}, S_{ijR})'$ 为独立同分布 (independent, identically distributed, i. i. d.) 的二元随机向量，服从均值为 $(0, 0)'$ 的二元正态分布。由于 S_{ijT} 和 S_{ijR} 是同一受试者的两次观测，两者不独立。S_{ijT} 和 S_{ijR} 的协方差矩阵为：

$$\Sigma_B = \begin{pmatrix} \sigma_{BT}^2 & \rho\sigma_{BT}\sigma_{BR} \\ \rho\sigma_{BT}\sigma_{BR} & \sigma_{BR}^2 \end{pmatrix}$$

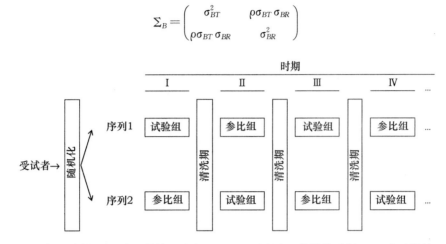

图 9.2 重复 m 次的 2×2 交叉设计。注意：$2\times2m$ 重复交叉设计是重复 2×2 交叉设计 m 次。

假设 ε_{ijkl} 服从正态分布 $N(0, \sigma_{WR}^2)$ 且为 i. i. d.，$(S_{ijT}, S_{ijR})'$ 与 ε_{ijkl} 独立。为了估计个体内方差，需要定义一个新的随机变量 $z_{ijk} = P'y_{ijk}$。该变量通过 y_{ijk} 经正交变换获得，其中

$$y'_{ijk} = (y_{ijk1}, y_{ijk2}, \cdots, y_{ijkm})$$
$$z'_{ijk} = (z_{ijk1}, z_{ijk2}, \cdots, z_{ijkm})$$

P 是一个 $m\times m$ 正交矩阵，第一列为 $(1,1,\cdots,1)'/\sqrt{m}$。可以证明，对于固定的 I 和任何 $l>1$，z_{ijkl} 为 i. i. d. 且服从方差为 σ_{Wk}^2 的正态分布。因此，σ_{Wk}^2 可以通过下式估计：

$$\hat{\sigma}_{Wk}^2 = \frac{1}{(n_1+n_2-2)(m-1)} \sum_{l=2}^{m} \sum_{i=1}^{2} \sum_{j=1}^{n_i} (z_{ijkl} - \bar{z}_{i\cdot kl})^2$$

且

$$\bar{z}_{i\cdot kl} = \frac{1}{n_i} \sum_{j=1}^{n_i} z_{ijkl}$$

需要注意的是，$\hat{\sigma}_{Wk}^2 / \sigma_{Wk}^2$ 服从自由度 $d=(n_1+n_2-2)(m-1)$ 的卡方分布，且 $\hat{\sigma}_{WT}^2$ 和 $\hat{\sigma}_{WR}^2$ 相互独立。更多细节可以参见 Chinchilli 和 Esinhart (1996) 的文章。因此，如果

$$\frac{\hat{\sigma}_{WT}^2}{\delta\,\hat{\sigma}_{WR}^2} < F_{1-a,d,d} \quad \text{和} \quad \frac{\delta\,\hat{\sigma}_{WT}^2}{\hat{\sigma}_{WR}^2} > F_{a,d,d}$$

则可以拒绝等式 9.4 中不相似的无效假设，在 α 显著性水平上得出相似性结论。因此，假设 $n=n_1=n_2$，则达到 $1-\beta$ 检验效能所需的样本量可以通过求解以下方程来获得：

$$\frac{\delta\sigma_{WT}^2}{\sigma_{WR}^2} = \frac{F_{\frac{\beta}{2},(2n-2)(m-1),(2n-2)(m-1)}}{F_{1-\alpha,(2n-2)(m-1),(2n-2)(m-1)}}$$

更多相关内容可参考 Lee 等（2002）的文章。

9.3 个体间方差的比较

在个体间变异的比较中，个体间方差需要通过重复设计来估计，并且它还可以表示为多个变异来源的线性组合形式，但难以确定其抽样分布。Howe（1974）、Graybill 和 Wang（1980）以及 Hyslop 等（2000）提出了几种个体间变异的估计方法。这些方法的一个重要假设是各方差成分间相互独立，Lee 等（2002）将这些方法扩展到一些方差成分相关的情况。本节介绍的样本量计算公式主要基于 Lee 等（2002）的方法。

9.3.1 重复平行组设计

根据模型 9.1，定义个体间方差：

$$s_{Bi}^2 = \frac{1}{n_i-1}\sum_{j=1}^{n_i}(\overline{y}_{ji.} - \overline{y}_{i..})^2 \tag{9.6}$$

其中

$$\overline{y}_{i..} = \frac{1}{n_i}\sum_{j=1}^{n_i}\overline{y}_{ij.}$$

$\overline{y}_{ij.}$ 在式 9.3 中给出。$E(s_{Bi}^2)=\sigma_{Bi}^2 + (\sigma_{Wi}^2/m)$。因此，

$$\sigma_{Bi}^2 = s_{Bi}^2 - \frac{1}{m}\hat{\sigma}_{Wi}^2$$

这是个体间方差的无偏估计，$\hat{\sigma}_{Wi}^2$ 根据式 9.2 定义。

同样，考虑以下变异性的相似性研究假设：

$$H_0: \frac{\sigma_{BT}^2}{\sigma_{BR}^2} \notin \left(\frac{1}{\delta}, \delta\right) \quad vs. \quad H_a: \frac{\sigma_{BT}^2}{\sigma_{BR}^2} \in \left(\frac{1}{\delta}, \delta\right)$$

其中 $\delta>1$ 为相似性界值。上述假设可以分解成以下两个单侧假设：

$$H_{01}: \sigma_{BT}^2 - \delta\sigma_{BR}^2 \geqslant 0 \quad vs. \quad H_{a1}: \sigma_{BT}^2 - \delta\sigma_{BR}^2 < 0$$
$$H_{02}: \sigma_{BR}^2 - \delta\sigma_{BT}^2 \geqslant 0 \quad vs. \quad H_{a2}: \sigma_{BR}^2 - \delta\sigma_{BT}^2 < 0$$

如果上述两个假设在 α 检验水准均被拒绝，则可以认为两制剂个体间变异具有相似性。相似性检验可以采用修正的大样本方法（modified large sample，MLS）（Hsylop et al.，2000）来计算 $\eta_1 = \sigma_{BT}^2 - \delta\sigma_{BR}^2$ 的 $(1-\alpha)\times100\%$ 置信区间上限 $\hat{\eta}_{1U}$ 和 $\eta_2 = \delta\sigma_{BT}^2 - \sigma_{BR}^2$ 的 $(1-\alpha)\times100\%$ 置信区间下限 $\hat{\eta}_{2L}$，分别为：

$$\hat{\eta}_{1U} = \hat{\eta}_1 + \sqrt{\Delta_U} \text{ 和 } \hat{\eta}_{2L} = \hat{\eta}_2 + \sqrt{\Delta_L}$$

其中

$$\Delta_U = s_{BT}^4 \left(1 - \frac{n_T - 1}{\chi_{1-\alpha, n_T-1}^2}\right)^2 + \delta^2 s_{BR}^4 \left(1 - \frac{n_R - 1}{\chi_{\alpha, n_R-1}^2}\right)^2$$
$$+ \frac{\delta^2 \hat{\sigma}_{WT}^4}{m^2} \left(1 - \frac{n_T(m-1)}{\chi_{\alpha, n_T(m-1)}^2}\right)^2 + \frac{\hat{\sigma}_{WR}^4}{m^2} \left(1 - \frac{n_R(m-1)}{\chi_{1-\alpha, n_R(m-1)}^2}\right)^2$$

以及

$$\Delta_L = \delta^2 s_{BT}^4 \left(1 - \frac{n_T - 1}{\chi_{\alpha, n_T-1}^2}\right)^2 + s_{BR}^4 \left(1 - \frac{n_R - 1}{\chi_{1-\alpha, n_R-1}^2}\right)^2$$
$$+ \frac{\delta^2 \hat{\sigma}_{WT}^4}{m^2} \left(1 - \frac{n_T(m-1)}{\chi_{1-\alpha, n_T(m-1)}^2}\right)^2 + \frac{\hat{\sigma}_{WR}^4}{m^2} \left(1 - \frac{n_R(m-1)}{\chi_{\alpha, n_R(m-1)}^2}\right)^2$$

因此，如果 $\hat{\eta}_{1U} < 0$ 的，则可以在 α 检验水准拒绝零假设 H_{01}。假定 $n = n_T = n_R$，则对 H_{01} 的假设检验的效能可近似为

$$1 - \Phi\left(z_\alpha - \frac{\sqrt{n}(\sigma_{BT}^2 - \delta\sigma_{BR}^2)}{\sigma^*}\right)$$

其中

$$\sigma^{*2} = 2\left[\left(\sigma_{BT}^2 + \frac{\sigma_{WT}^2}{m}\right)^2 + \delta^2\left(\sigma_{BR}^2 + \frac{\sigma_{WR}^2}{m}\right)^2 + \frac{\sigma_{WT}^4}{m^2(m-1)} + \frac{\delta^2\sigma_{WR}^4}{m^2(m-1)}\right]$$

因此，α 检验水准下达到 $1-\beta$ 检验效能所需的样本量可以通过求解以下方程来获得：

$$z_\alpha - \frac{\sqrt{n}(\sigma_{BT}^2 - \delta\sigma_{BR}^2)}{\sigma^*} = -z_\beta$$

则样本量为

$$n = \frac{\sigma^{*2}(z_\alpha + z_\beta)^2}{(\sigma_{BT}^2 - \delta\sigma_{BR}^2)^2}$$

9.3.1.1 举例

假设一项每个受试者重复接受 3 次（$m=3$）干预的双臂平行组试验，比较受试制剂和参比制剂的个体间变异。根据预试验，受试制剂的标准差约为 35%（$\sigma_{BT} = 0.35$），而参比制剂的标准差约为 45%（$\sigma_{BR} = 0.45$）。个体内变异分别为 $\sigma_{WR} = 0.20$ 和 $\sigma_{WT} = 0.25$。则

$$\sigma^{*2} = 2 \times \left[\left(0.35^2 + \frac{0.25^2}{3}\right)^2 + 0.95^2 \times \left(0.45^2 + \frac{0.20^2}{3}\right)^2 + \frac{0.25^4}{3^2 \times (3-1)} + \frac{0.95^2 \times 0.20^4}{3^2 \times (3-1)}\right]$$
$$= 0.126$$

则在 5% 检验水准下，相似性检验达到 80% 检验效能所需的样本量为：

$$n = \frac{\sigma^{*2}(z_\alpha + z_\beta)^2}{(\sigma_{BT}^2 - \delta\sigma_{BR}^2)^2} = \frac{0.126 \times (1.65 + 0.84)^2}{(0.35^2 - 0.95 \times 0.45^2)^2}$$
$$\approx 160$$

因此，为了使个体间变异的生物相似性检验达到足够的检验效能，共需要 320 个受试者（每组 160 个受试者）。

9.3.2　重复交叉设计

根据模型 9.5，令 $n=n_1+n_2$；个体间变异可如下计算：

$$\hat{\sigma}_{BT}^2 = s_{BT}^2 - \frac{1}{m}\hat{\sigma}_{WT}^2 \quad \text{和} \quad \hat{\sigma}_{BR}^2 = s_{BR}^2 - \frac{1}{m}\hat{\sigma}_{WR}^2$$

其中

$$s_{BT}^2 = \frac{1}{n-2}\sum_{i=1}^{2}\sum_{j=1}^{n_i}(\overline{y}_{ijT\cdot} - \overline{y}_{i\cdot T\cdot})^2$$

$$s_{BR}^2 = \frac{1}{n-2}\sum_{i=1}^{2}\sum_{j=1}^{n_i}(\overline{y}_{ijR\cdot} - \overline{y}_{i\cdot R\cdot})^2$$

以及

$$\overline{y}_{i\cdot k\cdot} = \frac{1}{n_i}\sum_{j=1}^{n_i}\overline{y}_{ijk\cdot}$$

为了进行非劣效性和优效性检验，考虑以下假设：

$$H_0 : \eta \geqslant 0 \quad vs. \quad H_a : \eta < 0$$

其中 $\eta = \sigma_{BT}^2 - \delta\sigma_{BR}^2$。对于给定的 α 检验水准，设 $n_s = n_1 + n_2 - 2$，可以近似计算 η 的 $(1-\alpha)\times 100\%$ 置信区间上限为 $\hat{\eta}_U = \hat{\eta} + \sqrt{\Delta_U}$，其中

$$\Delta_U = \hat{\lambda}_1^2\left(1 - \frac{n_s-1}{\chi_{1-\alpha/2,n_s-1}^2}\right)^2 + \hat{\lambda}_2^2\left(1 - \frac{n_s-1}{\chi_{\alpha/2,n_s-1}^2}\right)^2$$
$$+ \frac{\hat{\sigma}_{WT}^4}{m^2}\left(1 - \frac{n_s(m-1)}{\chi_{1-\alpha/2,n_s(m-1)}^2}\right)^2 + \frac{\hat{\sigma}_{WR}^4}{m^2}\left(1 - \frac{n_s(m-1)}{\chi_{\alpha/2,n_s(m-1)}^2}\right)^2$$

而且

$$\hat{\lambda}_i = \frac{s_{BT}^2 - \delta s_{BR}^2 \pm \sqrt{(s_{BT}^2 + \delta s_{BR}^2)^2 - 4\delta s_{BTR}^4}}{2}$$

因此，如果 $\hat{\eta}_U < 0$，则可以在 α 检验水准下拒绝零假设。另一方面，当备择假设成立时，检验效能可以近似为

$$\Phi\left(-z_\alpha - \frac{\sqrt{n_s}(\sigma_{BT}^2 - \delta\sigma_{BR}^2)}{\sigma^*}\right)$$

其中

$$\sigma^{*2} = 2\left[\left(\sigma_{BT}^2 + \frac{\sigma_{WT}^2}{m}\right)^2 + \delta^2\left(\sigma_{BR}^2 + \frac{\sigma_{WR}^2}{m}\right)^2 - 2\delta\rho^2\sigma_{BT}^2\sigma_{BR}^2 + \frac{\sigma_{WT}^4}{m^2(m-1)} + \frac{\delta^2\sigma_{WR}^4}{m^2(m-1)}\right]$$

因此，在 α 检验水准下达到 $1-\beta$ 检验效能所需要的样本量为：

$$n = \frac{\sigma^{*2}(z_\alpha + z_\beta)^2}{(\sigma_{BT}^2 - \delta \sigma_{BR}^2)^2} + 2$$

9.4　总方差的比较

在实践中，除个体内变异和个体间变异外，有时也需要对总变异进行比较。总变异是个体内变异和个体间变异的和。由于总变异在受试者未重复接受同一干预时也可估计，本节中对重复设计和非重复设计都将进行讨论。

9.4.1　非重复平行组设计

假设一个非重复平行组设计，此时模型 9.1 可缩减为

$$y_{ij} = \mu_i + \varepsilon_{ij} \tag{9.7}$$

假定 ε_{ij} 相互独立且服从正态分布 $N(0, \sigma_{Ti}^2)$，则总变异为

$$\hat{\sigma}_{Ti}^2 = \frac{1}{n_i - 1} \sum_{j=1}^{n_i} (y_{ij} - \overline{y}_{i.})^2$$

其中

$$\overline{y}_{i.} = \frac{1}{n_i} \sum_{j=1}^{n_i} y_{ij}.$$

制剂间总变异的相似性可以采用与式 9.4 相似的检验假设：

$$H_{01} : \frac{\sigma_{TT}}{\sigma_{TR}} \geq \sqrt{\delta} \quad vs. \quad H_{a1} : \frac{\sigma_{TT}}{\sigma_{TR}} < \sqrt{\delta}$$

和

$$H_{02} : \frac{\sigma_{TT}}{\sigma_{TR}} \leq \frac{1}{\sqrt{\delta}} \quad vs. \quad H_{a2} : \frac{\sigma_{TT}}{\sigma_{TR}} > \frac{1}{\sqrt{\delta}} \tag{9.8}$$

因此，对于给定的检验水准 α，如果以下两个不等式成立

$$\frac{\hat{\sigma}_{TT}^2}{\delta \hat{\sigma}_{TR}^2} < F_{1-\alpha, n_T, n_R} \quad \text{和} \quad \frac{\delta \hat{\sigma}_{TT}^2}{\hat{\sigma}_{TR}^2} > F_{\alpha, n_T, n_R}$$

则拒绝原假设，可以认为两制剂的总变异具有相似性。

另一方面，当相似性假设成立时，检验效能的保守估计为：

$$1 - 2P\left(F_{n-1, n-1} > \frac{\delta \sigma_{TT}^2}{\sigma_{TR}^2} F_{1-\alpha, n-1, n-1}\right)$$

因此，达到 $1-\beta$ 检验效能所需的样本量可以通过求解下式获得：

$$\frac{\delta\sigma^2_{TT}}{\sigma^2_{TR}} = \frac{F_{\beta/2,\,n-1,\,n-1}}{F_{1-\alpha,\,n-1,\,n-1}}$$

9.4.2　重复平行组设计

根据模型 9.7，总变异可以通过下式估计：

$$\hat{\sigma}^2_{Ti} = s^2_{Bi} + \frac{m}{m-1}\hat{\sigma}^2_{Wi}$$

其中

s^2_{Bi} 的定义见式 9.6

$\hat{\sigma}^2_{Wi}$ 的定义见式 9.2

令 $\eta = \sigma^2_{TT} - \delta\sigma^2_{TR}$，其估计值为：

$$\hat{\eta} = \hat{\sigma}^2_{TT} - \delta\,\hat{\sigma}^2_{TR}$$

采用式 9.8 作为相似性检验的研究假设。如果在检验水准 α 下，式 9.8 的假设均被拒绝，则可得出相似性结论。相似性检验采用 MLS 来计算 $(1-\alpha)\times100\%$ 置信区间上限 $\eta_1 = \sigma^2_{TT} - \delta\sigma^2_{TR}$ 和下限 $\eta_2 = \delta\sigma^2_{TT} - \sigma^2_{TR}$。例如，$\eta_1$ 的 $(1-\alpha)\times100\%$ 置信区间下限由下式计算：

$$\hat{\eta}_{1U} = \hat{\eta}_1 + \sqrt{\Delta_U}$$

其中

$$\Delta_U = s^4_{BT}\left(1 - \frac{n_T-1}{\chi^2_{1-\alpha,\,n_T-1}}\right)^2 + \delta^2 s^4_{BR}\left(1 - \frac{n_R-1}{\chi^2_{\alpha,\,n_R-1}}\right)^2$$

$$+ \frac{(m-1)^2\hat{\sigma}^4_{WT}}{m^2}\left(1 - \frac{n_T(m-1)}{\chi^2_{\alpha,\,n_T(m-1)}}\right)^2 + \frac{\delta^2(m-1)^2\hat{\sigma}^4_{WR}}{m^2}\left(1 - \frac{n_R(m-1)}{\chi^2_{1-\alpha,\,n_R(m-1)}}\right)^2$$

因此，如果 $\hat{\eta}_{1U} < 0$，则可以在 α 检验水准拒绝原假设。其检验效能可近似为

$$\Phi\left(-z_\alpha - \frac{\sqrt{n}(\sigma^2_{TT} - \delta\sigma^2_{TR})}{\sigma^*}\right)$$

其中

$$\sigma^{*2} = 2\left[\left(\sigma^2_{BT} + \frac{\sigma^2_{WT}}{m}\right)^2 + \delta^2\left(\sigma^2_{BR} + \delta^2\frac{\sigma^2_{WR}}{m}\right)^2 + \frac{(m-1)\;\sigma^4_{WT}}{m^2} + \frac{(m-1)\;\sigma^4_{WR}}{m^2}\right]$$

因此，α 检验水准下达到 $1-\beta$ 检验效能所需的样本量为：

$$n = \frac{\sigma^{*2}(z_\alpha + z_\beta)^2}{(\sigma^2_{TT} - \delta\sigma^2_{TR})^2}$$

9.4.3　标准 2×2 交叉设计

在标准的 2×2 交叉设计下，模型 9.5 中定义的参数仍可适用。但由于不存在重复，可以省略下标 l。在模型 9.5 中，总变异为：

$$\hat{\sigma}_{TT}^2 = \frac{1}{n_1 + n_2 - 2} \sum_{i=1}^{2} \sum_{j=1}^{n_i} (y_{ijT} - \overline{y}_{i \cdot T})^2$$

和

$$\hat{\sigma}_{TR}^2 = \frac{1}{n_1 + n_2 - 2} \sum_{i=1}^{2} \sum_{j=1}^{n_i} (y_{ijR} - \overline{y}_{i \cdot R})^2$$

其中

$$\overline{y}_{i \cdot k} = \frac{1}{n_i} \sum_{j=1}^{n_i} y_{ijk}, \ k = T \ 或 \ R$$

为了进行非劣效性/优效性检验，可考虑以下研究假设：

$$H_0 : \eta \geq 0 \quad vs. \quad H_a : \eta < 0$$

其中 $\eta = \sigma_{TT}^2 - \delta \sigma_{TR}^2$。在检验水准 α 下，η 的 $(1-\alpha) \times 100\%$ 置信区间上限可近似为 $\hat{\eta}_U = \hat{\eta} + \sqrt{\Delta_U}$，其中

$$\Delta_U = \hat{\lambda}_1^2 \left(\frac{n_1 + n_2 - 2}{\chi_{\alpha, n_1 + n_2 - 2}^2} - 1 \right)^2 + \hat{\lambda}_2^2 \left(\frac{n_1 + n_2 - 2}{\chi_{1-\alpha, n_1 + n_2 - 2}^2} - 1 \right)^2$$

和

$$\hat{\lambda}_i = \frac{\hat{\sigma}_{TT}^2 - \delta^2 \hat{\sigma}_{TR}^2 \pm \sqrt{(\hat{\sigma}_{TT}^2 + \delta^2 \hat{\sigma}_{TR}^2)^2 - 4\delta \hat{\sigma}_{BTR}^4}}{2}$$

因此，如果 $\hat{\eta}_U < 0$，则可以在 α 检验水准拒绝原假设。另一方面，当备择假设成立时，检验效能可以近似为

$$\Phi\left(-z_\alpha - \frac{\sqrt{n} \ (\sigma_{TT}^2 - \delta \sigma_{TR}^2)}{\sigma^*} \right)$$

其中

$$\sigma^{*2} = 2(\sigma_{TT}^4 + \delta^2 \sigma_{TR}^4 - 2\delta \rho^2 \sigma_{TT}^2 \sigma_{TR}^2)$$

因此，在 α 检验水准下达到 $1-\beta$ 检验效能所需要的样本量为：

$$n = \frac{\sigma^{*2}(z_\alpha + z_\beta)^2}{(\sigma_{TT}^2 - \delta \sigma_{TR}^2)^2} + 2$$

9.4.4　$2 \times 2m$ 重复交叉设计

在模型 9.5 中，总变异为：

$$\hat{\sigma}_{Tk}^2 = s_{Bk}^2 + \frac{m-1}{m} \hat{\sigma}_{Wk}^2, \ k = T, R$$

其中 s_{Bk}^2 和 σ_{Wk}^2 与前文中的定义一致。为了进行非劣效性/优效性检验，同样可以考虑以下

研究假设：

$$H_0 : \eta \geq 0 \quad vs. \quad H_a : \eta < 0$$

其中 $\eta = \sigma_{TT}^2 - \delta\sigma_{TR}^2$。在检验水准 α 下，令 $n_s = n_1 + n_2 - 2$，则 η 的 $(1-\alpha) \times 100\%$ 置信区间上限可近似为 $\hat{\eta}_U = \hat{\eta} + \sqrt{\Delta_U}$，其中

$$\Delta_U = \hat{\lambda}_1^2 \left(1 - \frac{n_s - 1}{\chi_{\alpha, n_s - 1}^2}\right)^2 + \hat{\lambda}_2^2 \left(1 - \frac{n_s - 1}{\chi_{1-\alpha, n_s - 1}^2}\right)^2$$

$$+ \frac{(m-1)\hat{\sigma}_{WT}^4}{m^2}\left(1 - \frac{n_s(m-1)}{\chi_{1-\alpha, n_s(m-1)}^2}\right)^2 + \frac{(m-1)\hat{\sigma}_{WR}^4}{m^2}\left(1 - \frac{n_s(m-1)}{\chi_{\alpha, n_s(m-1)}^2}\right)^2$$

和

$$\hat{\lambda}_i = \frac{s_{BT}^2 - \delta s_{BR}^2 \pm \sqrt{(s_{BT}^2 + \delta s_{BR}^2)^2 - 4\delta s_{BTR}^4}}{2}$$

因此，如果 $\hat{\eta}_U < 0$，则可以在 α 检验水准拒绝原假设。另一方面，当备择假设成立时，检验效能可以近似为：

$$\Phi\left(-z_\alpha - \frac{\sqrt{n_s} \ (\sigma_{TT}^2 - \delta\sigma_{TR}^2)}{\sigma^*}\right)$$

其中

$$\sigma^{*2} = 2\left[\left(\sigma_{BT}^2 + \frac{\sigma_{WT}^2}{m}\right)^2 + \delta^2\left(\sigma_{BR}^2 + \frac{\sigma_{WR}^2}{m}\right)^2 - 2\delta\rho^2\sigma_{BT}^2\sigma_{BR}^2\right.$$

$$\left. + \frac{(m-1)\sigma_{WT}^4}{m^2} + \frac{\delta^2(m-1)\sigma_{WR}^4}{m^2}\right]$$

因此，在 α 检验水准下达到 $1-\beta$ 检验效能所需要的样本量为：

$$n = \frac{\sigma^{*2}(z_\alpha + z_\beta)^2}{(\sigma_{TT}^2 - \delta\sigma_{TR}^2)^2} + 2$$

9.5 个体内变异系数的比较

除了对个体内方差进行比较外，还可以对个体内变异系数（intra-subject CV）进行比较。变异系数可以视为调整均数后的相对数的标准差。根据 CV 的定义，如果假设受试制剂和参比制剂的均值相同，则对 CV 进行比较的问题可以转化为受试制剂和参比制剂的个体内变异比较。另一方面，如果受试制剂和参比制剂的个体内变异相同，则 CV 比较的问题可以转换为干预组间均值的比较。从统计角度看，个体内变异系数的比较可将二维比较（比较均值和个体内方差）的问题降至一维。

近年来，个体内变异系数在生物相似性研究中的应用逐渐增多。例如，FDA 根据制剂的个体内变异系数来界定高变异性药物。即如果一个制剂的个体内变异系数大于 30%，则可以认为该制剂为高变异性药物。在不同时段重复给药的试验中，个体内变异系数还可用于评价药物血药水平的可重现性。在实践中，比较个体内变异系数的统计方法主要有两

种，一种为 Chow 和 Tse（1990）提出的条件随机效应模型（conditional random effects model），另一种是 Quan 和 Shih（1996）提出的简单随机效应模型（simple random effects model）。本节中将介绍基于简单随机效应模型的方法。

在模型 9.5 中，个体内变异系数的估计值为：

$$\hat{C}V_i = \frac{\hat{\sigma}_{Wi}}{\hat{\mu}_i}$$

其中

$$\hat{\mu}_i = \frac{1}{mn_i} \sum_{j=1}^{n_i} \sum_{k=1}^{m} y_{ijk}$$

通过泰勒展开（Taylor's expansion），可得：

$$\hat{C}V_i - CV_i = \frac{\hat{\sigma}_{Wi}}{\hat{\mu}_i} - \frac{\sigma_{Wi}}{\mu_i}$$

$$\approx \frac{1}{2\mu_i \sigma_{Wi}}(\hat{\sigma}_{Wi}^2 - \sigma_{Wi}^2) - \frac{\sigma_{Wi}}{\mu_i^2}(\hat{\mu}_i - \mu_i)$$

因此，根据中心极限定理，$\hat{C}V_i$ 服从渐进正态分布，其均值为 CV_i，方差为 σ_i^{*2}/n_i，其中

$$\hat{\sigma}_i^{*2} = \frac{\sigma_{Wi}^2}{2m\mu_i^2} + \frac{\sigma_{Wi}^4}{\mu_i^4} = \frac{1}{2m}CV_i^2 + CV_i^4$$

可将下式作为 σ_i^{*2} 的估计值：

$$\hat{\sigma}_i^{*2} = \frac{1}{2m}\hat{C}V_i^2 + \hat{C}V_i^4$$

为了进行相似性检验，可考虑以下研究假设：

$$H_0: \ |CV_T - CV_R| \geq \delta \quad vs. \quad H_a: \ |CV_T - CV_R| < \delta$$

如果

$$\frac{\hat{C}V_T - \hat{C}V_R + \delta}{\sqrt{\sigma_T^{*2}/n_T + \sigma_R^{*2}/n_R}} > z_\alpha \quad 且 \quad \frac{\hat{C}V_T - \hat{C}V_R - \delta}{\sqrt{\sigma_T^{*2}/n_T + \sigma_R^{*2}/n_R}} < -z_\alpha$$

则在 α 检验水准下拒绝原假设，并得出两制剂达到相似的结论。当备择假设 $|CV_T - CV_R| < \delta$ 成立时，检验效能可以近似为

$$2\Phi\left(\frac{\delta - |CV_T - CV_R|}{\sqrt{\sigma_T^{*2}/n_T + \sigma_R^{*2}/n_R}} - z_\alpha\right) - 1$$

因此，假设 $n = n_1 = n_2$，α 检验水准下达到 1 − β 检验效能所需的样本量可以通过求解以下方程来获得：

$$\frac{\delta - |CV_T - CV_R|}{\sqrt{\sigma_T^{*2}/n_T + \sigma_R^{*2}/n_R}} - z_\alpha = z_{\beta/2}$$

则样本量为：

$$n = \frac{(z_\alpha + z_{\beta/2})^2 (\sigma_R^{*2} + \sigma_T^{*2})}{(\delta - | CV_T - CV_R |)^2}$$

9.6　结语

在平均生物等效性或平均生物相似性研究中，通常对数据进行对数变换后采用（80％，125％）作为通用标准（one-size-fits-all criterion）评价。对于变异性的等效性或相似性评价，即比较个体内方差、个体间方差和总方差，也可以采用以（δ，1/δ）为界值的通用标准，其中 0＜δ＜1。在实践中，δ 常取 1/2 或 2/3。为了给出相似程度和解决"多大程度的相似性可以定义为高度相似"的问题，建议采用分隔标准（disaggregated criteria），即先对效应均值进行比较，然后再对变异性进行比较。但对于分隔标准的统计学特性尚需要进一步的深入研究。表 9.1 总结了重复平行组设计和重复交叉设计下，各种变异性比较（包括个体内方差、个体间方差、总方差及个体内变异系数）的样本量计算公式。

为了比较制剂间个体内方差和（或）个体内变异系数，要求同一受试者重复接受同一制剂，而不论是平行组设计还是交叉设计。在临床研究中，数据通常在分析前进行对数变换。需要注意，对数尺度的个体内方差与原始数据（未经对数变换）的个体内变异系数的数值接近。因此，对于经对数变换的数据，建议采用个体内方差，而对原始数据采用个体内变异系数。

表 9.1　比较变异性的样本量计算公式

比较	重复平行组设计	重复 m 次的 2×2 交叉设计
个体内方差	$\dfrac{\delta}{r} = \dfrac{F_{\beta,n(m-1),n(m-1)}}{F_{1-\alpha,n(m-1),n(m-1)}}$	$\dfrac{\delta\sigma_{WT}^2}{\sigma_{WT}^2} = \dfrac{F_{\beta/2,(2n-2)(m-1),(2n-2)(m-1)}}{F_{1-\alpha,(2n-2)(m-1),(2n-2)(m-1)}}$
个体间方差	$n = \dfrac{\sigma^{*2}(z_\alpha + z_\beta)^2}{(\sigma_{BT}^2 - \delta\sigma_{BR}^2)^2}$	$N = \dfrac{\sigma^{*2}(z_\alpha + z_\beta)^2}{(\sigma_{BT}^2 - \delta\sigma_{BR}^2)^2} + 2$
总方差	$n = \dfrac{\sigma^{*2}(z_\alpha + z_\beta)^2}{(\sigma_{TT}^2 - \delta\sigma_{TR}^2)^2}$	$N = \dfrac{\sigma^{*2}(z_\alpha + z_\beta)^2}{(\sigma_{TT}^2 - \delta\sigma_{TR}^2)^2} + 2$
个体内变异系数	$n = \dfrac{(z_\alpha + z_{\beta/2})^2 (\sigma_R^{*2} + \sigma_T^{*2})}{(\delta - | CV_T - CV_R |)^2}$	$n = \dfrac{(z_\alpha + z_{\beta/2})^2 (\sigma_R^{*2} + \sigma_T^{*2})}{(\delta - | CV_T - CV_R |)^2}$

注：δ 为相似界值，$r = (\sigma_{WT}^2/\sigma_{WR}^2) \in (1, \delta)$，$N = n_1 + n_2$，$n = n_1 = n_2$，$m$ 为重复次数。

由于个体内方差和（或）个体内变异系数的比较需要同一受试者重复接受相同研究干预，因此平行组设计可能受到一定局限。而平行组设计是生物类似药相似性评价中的重要设计类型。为了克服这个问题，可以考虑假设受试制剂和参比制剂个体内变异的差异在可接受范围内，在此前提下对两制剂的总变异进行比较。

对于个体间方差和（或）总方差的分析，Chow 和 Tse（1991）指出，常规的方差分析模型可能会造成某些因素的方差为负值（negative estimates of the variance components），特别是个体内方差。而个体内方差和个体间方差的最佳估计（best estimate）之和可能并不是总变异的最佳估计。Chow 和 Shao（1988）提出了一种方差成分的估计方法，该方法不但可以避免方差为负的情况，其方差估计也优于最大似然估计。对于总方差的估计，Chow 和 Tse（1991）提出了一个方法来代替原有的将各变异来源的方差组分相加的方法。在比较制剂间变异性的研究中，可以考虑应用上述方法来优化样本量的估计。

近年来，临床研究中个体内方差或个体内变异系数的可重现性分析逐渐受到关注。Shao 和 Chow（2002）将可重现性定义为同样试验条件下不同给药周期给予同一研究药物时，受试者的临床状态（例如，一些主要研究终点的临床反应、血药水平或血药浓度–时曲线）在治疗指数（therapeutic index）（或治疗窗）范围内的一致性、相似性和稳定性的统称。临床研究中临床结果的可重现性可以通过重现性概率来定量分析，将在第 11 章进一步讨论。

在生物相似性研究中一个有争议的问题是：如果基于效应均值的相似性评价得到相似性结论，而变异性（个体内变异、个体间变异或总变异）的差异具有统计学意义，则结果会怎样。这种情况下，变异性的差异是否会导致临床应用中的安全性问题将会是一个值得关注的问题，特别是生物类似药对生产过程中环境因素的微小变化非常敏感。因此，变异性的异质性对生物相似性评价的影响，特别是对药物可替换性（即用药可转换性和用药可交替性）的影响，是生物相似性研究的热点问题。

10

在生物类似药评估中变异性对等效性界值的影响

10.1 引言

如前面章节所述，在一个典型的仿制药生物等效性研究中，如果药动学（PK）主要终点（比如 AUC 和 C_{max}）几何均数比的 90％置信区间在 80％和 125％的生物等效性界值内，则认为受试制剂与参比制剂等效。这种"一刀切"的通用性 ABE 标准没有考虑评价指标的变异性，而个体内变异决定了 ABE 分析（达到一定检验效能时）所需的样本量。对于通用性 ABE 标准，一项最主要的批判意见是，如果参比制剂的个体内变异较大而受试制剂的个体内变异较小，则可能无法达到 ABE 的判定标准，从而不利于更优化（个体内变异较小）的仿制药研发。因此，建议对于变异较大的药物，等效性研究可以放宽等效性界值，从而提升变异较小的仿制药的通过率。

自 20 世纪 90 年代中期以来，FDA 将变异系数（CV）超过 30％的药品归为高变异性药物（Shah et al.，1996）。自那时以来，高变异性药物的生物等效性评价引起了许多关注（例如，Boddy et al.，1995；Tothfalusi et al.，2001，2009；Tothfalusi and Endrenyi，2003；Endrenyi and Tothfalusi，2009）。针对高变异性药物的讨论主要有：①提出更灵活的生物等效性界值，例如根据个体间变异和（或）疗效指数（therapeutic index）调整生物等效性界值；②通过扩大生物等效性界值增加研发高变异性药品的成功概率。为了达到这些目的，Haidar 等提议使用参比制剂标化平均生物等效性标准（reference scaled average bioequivalence criterion，SABE），该方法被 FDA 采纳并用作高变异性药品生物等效性评价的标准。

对于生物仿制药或生物类似药的相似性评价中，与传统小分子药品相比，生物制剂生产过程可能会导致较大的变异性。这种高变异性可能是因为其生物学机制、原料（input）和生产过程中繁多且复杂的步骤导致的（Roger，2006；Roger and Mikhail，2007；Woodcock，2007；Chow and Liu，2010）。因此，一些研究人员认为生物类似药是高度可变的药品，并建议在生物等效性评价中尽可能考虑到这种变异性。所以，对于生物相似性评价，建议采用基于 SABE 的评价方法。

在本章中，我们重点关注采用平行组设计并以临床终点为评价指标的生物类似药的平均生物相似性研究。下一节将探讨在检验效能和其他参数固定的前提下，变异性和生物相似性界值之间的关系。基于这种关系，在 10.3 节中提出了几种标化（scaled）相似性界值。在随后的章节中，对所提出的用来评价生物相似性的相似性界值的特性进行研究和比较，最后一节是结论和讨论。

10.2   变异性和生物等效界值之间的关系

本节中，在假定其他参数（例如检验效能 $1-\beta$、Ⅰ型错误 α、样本量和真实疗效）都固定的情况下，我们从平均生物相似性开始探讨变异性对相似性界值的影响。这种关系有助于我们解决高变异性药物的定量标准和相似性界值问题。如前文所述，文献中已经提出了几种不同的评价平均生物等效性（ABE）或者生物相似性的标准，为了简洁起见，在本节中，我们将重点介绍基于矩的（moment-based）准则。

假定采用平行设计来评价受试制剂与参比制剂的 ABE，设 μ_T 和 μ_R 分别为制剂 T 和 R 的参数平均值。例如，一个典型的生物等效性（BE）研究中，采用 PK 参数和 ABE 界值（80%，125%），则两制剂 ABE 的假设检验区间可以表示为：

$$H_0 : \frac{\mu_T}{\mu_R} \leqslant 80\% \quad \text{或} \quad \frac{\mu_T}{\mu_R} \geqslant 125\% \quad vs. \quad H_a : 80\% < \frac{\mu_T}{\mu_R} < 125\%$$

由于 PK 参数经自然对数变换后通常服从正态分布，因此假设检验可以表示为差值的形式：

$$H_0 : \ln(\mu_T) - \ln(\mu_R) \leqslant -0.2231 \text{ 或 } \ln(\mu_T) - \ln(\mu_R) \geqslant 0.2231$$
$$vs. \quad H_a : -0.2231 < \ln(\mu_T) - \ln(\mu_R) < 0.2231$$

另一方面，在以临床终点作为评价指标的生物类似药（FOBs）临床试验中，通常假定其评价指标服从正态分布。因此，在不失一般性的前提下，我们使用均值差的形式来表示研究假设：

$$H_0 : \mu_T - \mu_R \leqslant \theta_L \quad \text{或} \quad \mu_T - \mu_R \geqslant \theta_U \quad vs. \quad H_a : \theta_L < \mu_T - \mu_R < \theta_U \qquad (10.1)$$

其中 (θ_L, θ_U) 是平均生物相似性界值。沿用在非劣效性试验中使用的概念，生物类似药（FOBs）的相似性评价可以取参照药的效应 μ_R 的特定比例作为相似性界值。因此，我们将生物相似性界值构造为 $\theta = \lambda \times \mu_R$，$0 \leqslant \lambda \leqslant 1$，例如 $\pm 20\% \times \mu_R$。如果采用对称性区间进行生物相似性评价，则相似性界值可以表示为 $\theta = \theta_U = -\theta_L$。

设 T_i 和 R_j 分别为 T 和 R 组的观测值，其中 $i = 1, \cdots, n_T$ 和 $j = 1, \cdots, n_R$。为不失一般性，假设 T_i 和 R_j 分别是 $N(\mu_T, V_T)$ 和 $N(\mu_R, V_R)$ 的独立样本。则基于平行设计 $\mu_T - \mu_R$ 的 $100(1-2\alpha)\%$ 置信区间可表示为：

$$\left[(\bar{T} - \bar{R}) - Z_{1-\alpha} \sqrt{\frac{V_T}{n_T} + \frac{V_R}{n_R}} (\bar{T} - \bar{R}) + Z_{1-\alpha} \sqrt{\frac{V_T}{n_T} + \frac{V_R}{n_R}} \right]$$

其中 $\bar{T}$ 和 $\bar{R}$ 是 μ_T 和 μ_R 的无偏估计量，$Z_{1-\alpha}$ 是标准正态分布的 $(1-\alpha)$ 百分位数。如果上述置信区间完全位于 (θ_L, θ_U) 范围内，则可以判定受试制剂和参比制剂在 α 检验水准下达到 ABE。因此，推断 ABE 的概率（检验效能）可以表示为：

$$P\left(\theta_L \leqslant (\bar{T} - \bar{R}) - Z_{1-\alpha} \sqrt{\frac{V_T}{n_T} + \frac{V_R}{n_R}} \quad \text{和} \quad (\bar{T} - \bar{R}) + Z_{1-\alpha} \sqrt{\frac{V_T}{n_T} + \frac{V_R}{n_R}} \leqslant \theta_U \right)$$

$$= P\left(\theta_L + Z_{1-\alpha} \sqrt{\frac{V_T}{n_T} + \frac{V_R}{n_R}} \leqslant (\bar{T} - \bar{R}) \leqslant \theta_U - Z_{1-\alpha} \sqrt{\frac{V_T}{n_T} + \frac{V_R}{n_R}} \right) \qquad (10.2)$$

如果 $\theta = \theta_U = -\theta_L$（即采用对称性界值），$n_T = an_R$，$V_T = bV_R$，且 $C = \sqrt{(1/n_R + b/an_R)} \times |\mu_R|$，则上式可以表示为：

$$P\left(-\left[\theta - Z_{1-\alpha}\sqrt{\left(\frac{1}{n_R} + \frac{b}{an_R}\right) \times V_R}\right] \leqslant (\overline{T} - \overline{R}) \leqslant \theta - Z_{1-\alpha}\sqrt{\left(\frac{1}{n_R} + \frac{b}{an_R}\right) \times V_R}\right)$$

$$= P\left(-\left[\theta - Z_{1-\alpha}\sqrt{\left(\frac{1}{n_R} + \frac{b}{an_R}\right)} \times |\mu_R| \times CV_R\right] \leqslant (\overline{T} - \overline{R})\right.$$

$$\left. \leqslant \theta - Z_{1-\alpha}\sqrt{\left(\frac{1}{n_R} + \frac{b}{an_R}\right)} \times |\mu_R| \times CV_R\right)$$

$$= \Phi\left(\frac{\theta - Z_{1-\alpha} \times C \times CV_R - (\mu_T - \mu_R)}{C \times CV_R}\right) - \Phi\left(\frac{-[\theta - Z_{1-\alpha} \times C \times CV_R] - (\mu_T - \mu_R)}{C \times CV_R}\right)$$

根据检验效能的定义，当 $\mu_T - \mu_R$ 等于 0 或接近 0（在生物相似性界值内）时，正确判定 ABE 的概率即为检验效能。因此，我们可以假定变异水平（以 CV 形式表示），同时设定检验效能和 I 型错误，然后通过下式来求解生物相似性界值（θ）：

$$\Phi\left(\frac{\theta - Z_{1-\alpha} \times C \times CV_R - (\mu_T - \mu_R)}{C \times CV_R}\right) - \Phi\left(\frac{-[\theta - Z_{1-\alpha} \times C \times CV_R] - (\mu_T - \mu_R)}{C \times CV_R}\right) = 1 - \beta$$

$$(10.3)$$

图 10.1 直观地展示了在各种情况下从求解上述方程得到的 θ 和 CV 之间的关系。从图中可以观察到边界 θ 和 CV 之间的近似线性关系，因此我们在 $\mu_T - \mu_R$ 对上式进行一阶 Taylor 展开来近似表示公式 10.2，如下所示：

$$2 \times \Phi\left(\frac{\theta - Z_{1-\alpha} \times C \times CV_R - (\mu_T - \mu_R)}{C \times CV_R}\right) - 1 + o(\mu_T - \mu_R) = 1 - \beta$$

解方程，我们得到：

$$\theta = (Z_{1-\alpha} + Z_{1-(\beta/2)}) \times C \times CV_R + (\mu_T - \mu_R) + o(\mu_T - \mu_R)$$

因此，当 $\mu_T - \mu_R$ 接近 0 时，θ 与 CV 之间的闭合关系可近似表达为：

$$\theta = (Z_{1-\alpha} + Z_{1-(\beta/2)}) \times C \times CV_R$$

当 $\mu_T - \mu_R$ 大幅偏离 0（例如超出生物相似性界值）时，将主要通过区间的单侧获得推断公式 10.2 中生物相似性的概率：

$$P\left(-[\theta - Z_{1-\alpha}\sqrt{(V_T/n_T) + (V_R/n_R)}] \leqslant (\overline{T} - \overline{R}) \leqslant \theta - Z_{1-\alpha}\sqrt{(V_T/n_T) + (V_R/n_R)}\right)$$

$$\approx \Phi\left(\frac{\theta - Z_{1-\alpha}\sqrt{(V_T/n_T) + (V_R/n_R)} - (\mu_T - \mu_R)}{(V_T/n_T) + (V_R/n_R)}\right), \text{如果 } \mu_T - \mu_R \gg 0$$

或

$$P\left(-[\theta - Z_{1-\alpha}\sqrt{(V_T/n_T) + (V_R/n_R)}] \leqslant (\overline{T} - \overline{R}) \leqslant \theta - Z_{1-\alpha}\sqrt{(V_T/n_T) + (V_R/n_R)}\right)$$

$$\approx 1 - \Phi\left(\frac{-[\theta - Z_{1-\alpha}\sqrt{(V_T/n_T) + (V_R/n_R)}] - (\mu_T - \mu_R)}{\sqrt{(V_T/n_T) + (V_R/n_R)}}\right), \text{如果 } \mu_T - \mu_R \leqslant 0 \quad (10.4)$$

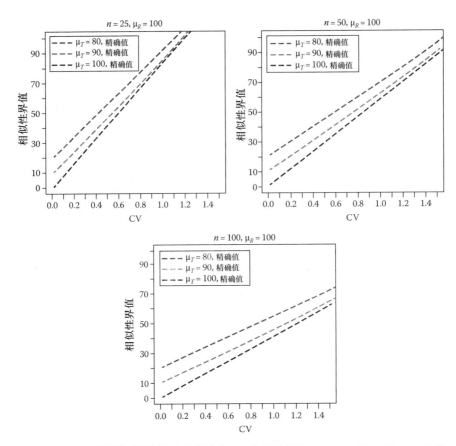

图 10.1 由方程 10.3 的数值解得到的相似性界值与 CV 之间的关系：$n_T = n_R$，$V_T = V_R$，$\alpha = 0.05$，$\beta = 0.2$

在这种情况下，我们得到了：

$$\theta = (Z_{1-\alpha} + Z_{1-\beta})\sqrt{\frac{V_T}{n_T} + \frac{V_R}{n_R}} + |\mu_T - \mu_R|$$

$$= (Z_{1-\alpha} + Z_{1+\beta})\sqrt{\left(\frac{1}{n_R} + \frac{b}{an_R}\right)} \times |\mu_R| \times CV_R + |\mu_T - \mu_R| \quad (10.5)$$

式 10.4 和式 10.5 提供了生物相似性界值（θ）和变异水平之间的闭合式（closed form），其中变异水平采用 CV 近似表示。在图 10.2 中，我们比较了从式 10.4 和式 10.5 得到的近似值与精确数值解。可见近似值接近于精确数值解。当 $\mu_T = \mu_R$ 时，实线和虚线重叠。当 CV 超过 1 时，精确数值解和这些闭合式的近似值略微偏离，但是这种差异会随着样本量的增加而减小。当样本量达到 100 时，近似值与精确数值解又几乎重叠。因此，式 10.4 和式 10.5 提供的关于 CV 和相似性界值关系的闭合式能够较好地近似二者真实的确切关系。因此，我们将在下文关于标化生物相似性界值的讨论中使用它们。

通过式 10.4 和式 10.5 还可以发现，当固定Ⅰ型错误、期望效能和样本量时，所需界值与 CV 线性相关。在传统的 PK 生物等效性研究中，样本量通常较小（例如 n 从 18 到 24），因此当 CV≤30% 时，$\pm 20\% \times \mu_R$ 的界值能够保证足够的检验效能，这与当前普遍接受的标准一致。在生物类似药研究的试验设计中，每组样本量通常可以达到 50 或数百。对于较大的样本量，当 CV 在 40% 以内时，$\pm 20\% \times \mu_R$ 的固定界值仍能够提供足够的效

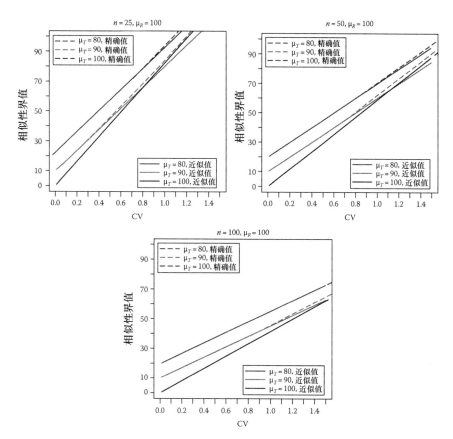

图 10.2 公式 10.3 的数值解和公式 10.4 和 10.5 的近似值得到的界值与 CV 之间变化关系的比较：$n_T = n_R$，$V_T = V_R$，$\alpha = 0.05$，$\beta = 0.2$

能。然而，CV 大于 40% 的情况在生物制品中也是常见的，需要应用标化界值来应对参照药物本身的高变异性。

在下一节中，将根据文献或推导出的界值与 CV 之间的变化关系提出几种标化界值。

10.3 标化生物相似性界值

Zhang 等（2013）提出下面几种界值，旨在具备以下属性：

1. 具有连续性。
2. 当 CV 较小时，边界是固定的并符合现行的监管标准。
3. 当 CV 较大时，调整后的边界变宽，但不应太宽以至于无法适当控制 I 型错误。

这些相似性界值在下面的章节中详细介绍。

10.3.1 线性标化固定截断界值

线性标化固定截断界值（fixed cutoff linear scaled margin）可以表示如下：

$$\theta = \begin{cases} \theta_0 & \text{如果 } CV \leqslant CV_0 \\ \dfrac{CV}{CV_0} \times \theta_0 & \text{如果 } CV > CV_0 \end{cases} \qquad (10.6)$$

其中 CV_0 是用来定义高变异性药物的截断值（例如 30% 或 40%），θ_0 是通常接受的固定界值（例如 μ_R 的 ±20% 的界值）。

由于 $CV = \sqrt{V}/\mu$ 由均值和变异两部分构成。因此，$CV > CV_0$ 并不一定意味着更大的变异性，而有可能是均数较小导致。但在生物类似药（FOBs）的相似性评价试验中，CV 反映了参照药物的内在属性，通常保持稳定。因此，CV 比较适合用来作为界定高变异药物的参数，同时也适合作为可变界值的标化因子。应该注意的是，式 10.6 给出的界值与文献中描述的 SABE 类似，如图 10.3 所示。

由图 10.3 可见，标化界值的斜率由两点决定：$CV = 0$ 和 $CV = CV_0$。当 CV 接近 0 时，意味着在均值附近变化很小，界值也应该很小且接近 0。当 $CV = CV_0$ 时，界值等于固定界值，因此可以保持连续性。

然而，当 CV 很高时，建议的界值区间往往会变得更宽。例如，取 $CV_0 = 0.3$ 且 $\theta_0 = \pm20\%\mu_R$。当真实 $CV = 1.2$ 时，对于 $\mu_T - \mu_R$，标化界值将为 $\pm80\%\mu_R$。由于超过了治疗效应差的一半以上，通常不建议再用来推断生物相似性。因此，在下一个方法中，将通过取原始斜率的平方根来减小斜率的幅度（图 10.4）。

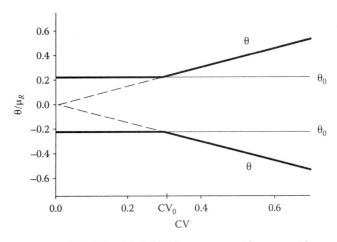

图 10.3　线性标化固定截断界值，$CV_0 = 30\%$，$\theta_0 = 20\%\mu_R$

10.3.2　平方根标化固定截断界值

与线性标化固定截断界值不同，平方根标化固定截断界值（fixed cutoff square root scaled margin）定义如下：

$$\theta = \begin{cases} \theta_0 & \text{如果 } CV \leqslant CV_0 \\ \sqrt{\dfrac{CV}{CV_0}} \times \theta_0 & \text{如果 } CV > CV_0 \end{cases} \qquad (10.7)$$

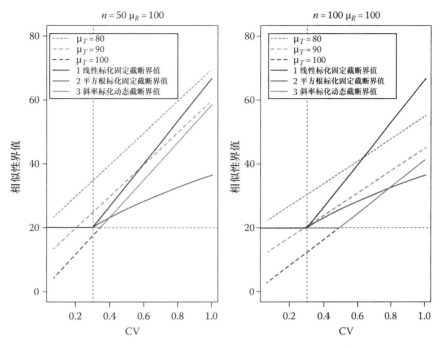

图 10.4 各类相似性界值（建议的界值与需要的界值）

其中 CV_0 是高度可变性药物定义的截断值，θ_0 是通常接受的固定界值。

在前面介绍的两种方法中，对相似性界值的调整是基于一些预先设定的 CV_0 和 θ_0。然而，与将 PK 参数作为评价指标的 BE 研究不同，在临床研究中，需要根据不同的适应证选择适当的评价指标。因此，通常无法像 BE 研究一样为高变异性的药物定义统一的界值。

10.3.3 标化动态截断界值（Dynamic Cutoff Scaled Margin）

通过本章第一部分推导出的 CV 与相似性界值间的变化关系，提出了一种 CV 相关的动态截断值的标化界值，如下：

$$
\theta = \begin{cases} \theta_0 & \text{如果 } CV \leqslant CV_0 \\ (Z_{1-\alpha} + Z_{1-(\beta/2)}) \times \sqrt{\dfrac{2}{n_R}} \times \mu_R \times CV & \text{如果 } CV > CV_0 \end{cases} \tag{10.8}
$$

其中 θ_0 是通常接受的固定界值（例如 $\pm 20\% \mu_R$ 的界值），并且

$$
CV_0 = \frac{\theta_0}{\mu_R} \times \frac{1}{(Z_{1-\alpha} + Z_{1-(\beta/2)}) \times \sqrt{2/n_R}}
$$

由上式可见，高变异性药物的截断值 CV_0 也取决于样本量。需要特别注意的是，只要研究的样本量足够大，总能够得到较小的标准误，无论参比药物的个体内变异有多大。因而，固定的 CV_0 会造成相似性判定区间过宽（相对于标准误），进而造成样本量较大的试验更容易得到相似性结论，使大样本试验在生物相似性研究中更占优势（而忽视了药物

的相似程度）。

将 CV_0 代入公式（$CV/CV_0 \times \theta_0$），即可得到式 10.8 所示的标化界值。当 $n_T = n_R = n$ 且 $V_T = V_R$ 时，此公式大致类似于既定效能下式 10.4 中给出的界值。

$$\theta = (Z_{1-\alpha} + Z_{1-(\beta/2)}) \sqrt{\frac{V_T}{n_T} + \frac{V_R}{n_R}} = (Z_{1-\alpha} + Z_{1-(\beta/2)}) \sqrt{\frac{V_R}{n_R} + \frac{V_R}{n_R}}$$

$$= (Z_{1-\alpha} + Z_{1-(\beta/2)}) \sqrt{\frac{2}{n_R}} \times \sqrt{V_R} = (Z_{1-\alpha} + Z_{1-(\beta/2)}) \sqrt{\frac{2}{n_R}} \times \mu_R \times CV_R$$

10.3.4　因子标化动态截断界值（Dynamic Cutoff with Factor Scaled Margin）

$$\theta = \begin{cases} \theta_0 & \text{如果 } CV \leqslant CV_0 \\ (Z_{1-\alpha} + Z_{1-(\beta/2)}) \times \sqrt{\dfrac{2}{n_R + 因子}} \times \mu_R \times CV & \text{如果 } CV > CV_0 \end{cases} \quad (10.9)$$

其中 θ_0 是通常接受的固定界值（例如 $\pm 20\% \mu_R$ 的界值），并且

$$CV_0 = \frac{\theta_0}{\mu_R} \times \frac{1}{(Z_{1-\alpha} + Z_{1-(\beta/2)}) \times \sqrt{2/(n_R + 因子)}}$$

这个建议背后的想法与前面提到的第三种标化界值类似，但是有一个因子（例如 48）强制定义高变异性的药物并将标化界值限制在一定范围内。

10.3.5　斜率标化动态截断界值（Dynamic Cutoff with Slope Scaled Margin）

前文提出的标化界值是在效能和其他参数既定的情况下，基于界值和变异性之间关系的闭合式。检验效能是假定受试制剂与参比制剂满足等效性的情况下，正确得到生物等效性结论的概率。对于受试制剂与参比制剂存在一定偏差的试验，控制 I 型错误（消费者的风险）比提高检验效能更重要。因此，在下面的方法中，我们将 β 的调整纳入到标化界值中：

$$\theta = \begin{cases} \theta_0 & \text{如果 } CV \leqslant CV_0 \\ \max\left(\theta_0, (Z_{1-\alpha} + Z_{1-(\beta/2)}) \times \sqrt{\dfrac{2}{n_R}} \times \mu_R \times CV\right), & \text{如果 } CV > CV_0 \end{cases} \quad (10.10)$$

其中 θ_0 是通常接受的固定界值（例如 $\pm 20\% \mu_R$ 的界值），并且

$$CV_0 = \frac{\theta_0}{\mu_R} \times \frac{1}{(Z_{1-\alpha} + Z_{1-(\beta/2)}) \times \sqrt{2/n_R}}$$

$$\tilde{\beta} = \begin{cases} \beta & \text{如果 } |\mu_T - \mu_R| < \theta_0 \\ \min\left(\dfrac{(1-\alpha-\beta) \times |\mu_T - \mu_R|}{\theta_0} + \beta\right) & \text{如果 } |\mu_T - \mu_R| \geqslant \theta_0 \end{cases}$$

图 10.4 比较了本章中提出的前三个界值和达到 80% 检验效能所需的界值。可见，当 CV 较大时，$\mu_T = \mu_R = 100$ 时的线性标化固定截断界值得到过高的界值。另一方面，平方根标化固定截断界值得出的界值比实际需要的要小。当 CV 大于截断值时，动态截断界值和斜坡标化界值与 $\mu_T = \mu_R = 100$ 的线重叠，表明该方法提供了达到所需效能的相同界值。当 CV 较小（小于截断值）时，则使用通常可接受的界值（例如 $\pm 20\% \mu_R$）。

10.4 模拟

为了比较提出的标化界值和非标化界值的性能，我们设定了不同的场景来进行模拟研究：

- $\alpha = 0.05$，$\beta = 0.2$（即效能为 80%）
- 样本量：每组 50、100
- $\mu_R = 100$；μ_T 取 50 到 100，间隔为 5
- CV 取 0.1 到 1，间隔为 0.05
- $\theta_0 = 20\% \mu_R$
- $CV_0 = 30\%$（应用于两种固定截断界值中）
- 因子 $= 48$（应用于因子标化动态截断界值）

5000 次迭代的结果见图 10.5 和图 10.6。

如图 10.5 所示，当测试样品和参考样品的平均值相等时，随着 CV 的增加，非标化法检测生物相似性的效能将大幅下降，而前文介绍的所有标化界值都不同程度地提升了检验效能。在样本量为 50 和 100 的情况下，线性标化固定截断界值（FCLM）效能提升幅度最大。与 FCLM 相比，平方根标化固定截断界值（FCSRM）效能提升幅度较小。当样本量为 100、CV $= 0.75$ 时其效能为 80%，但样本量为 50 时效能仅为不到 40%。标化动态截断界值（DCM）和斜率标化动态截断界值（DCSM）在两种样本量下均能提供 80% 左右的效能。因子标化动态截断界值（DCFM）略弱于 DCM 和 DCSM，效能保持在 60% 左右（图 10.7）。

图 10.5d 反映了组间均值差为 20 时，标化界值对 I 型错误的表现。从图中可以看出，无论 CV 如何变化，未标化的界值将 I 型错误控制在一个很低的水平，而本章中提出的标化界值都在一定程度上扩大了 I 型错误。FCLM 导致不合理的 I 型错误。只有当 CV 大于 60% 时，DCFM 的膨胀程度缩小。

在另一组图中（图 10.6），在样本量为 50 和 100，CV $= 0.3, 0.4, 0.5, 0.6, 0.75$ 和 0.9 的情况下，绘制出均值差 $\mu_T - \mu_R$ 与推断生物等效性概率的关系图。结果与图 10.5 一致。与非标化界值相比，所有的标化界值都会提高效能，但会不同程度地增大 I 型错误。动态截断界值和斜率标化动态截断界值相差不大。因子标化动态截断界值表现为最理想的模式。

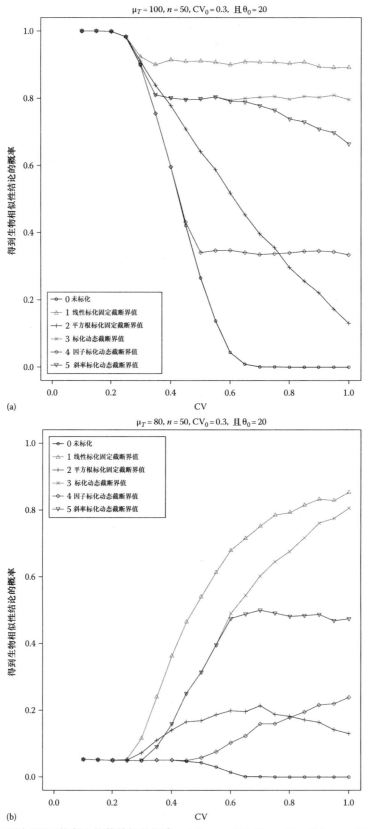

图 10.5 不同 CV 下推断生物等效性的概率。(a) $\mu_T = 100$ 且 $n = 50$；(b) $\mu_T = 80$ 且 $n = 50$

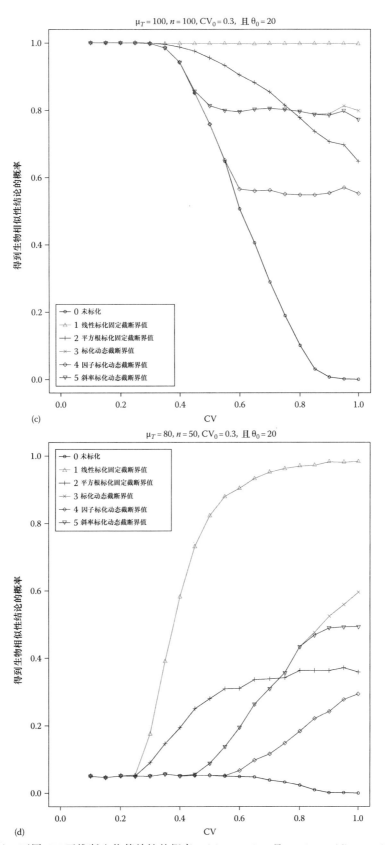

图 10.5（续） 不同 CV 下推断生物等效性的概率。（c）$\mu_T = 100$ 且 $n = 100$；（d）$\mu_T = 80$ 且 $n = 100$

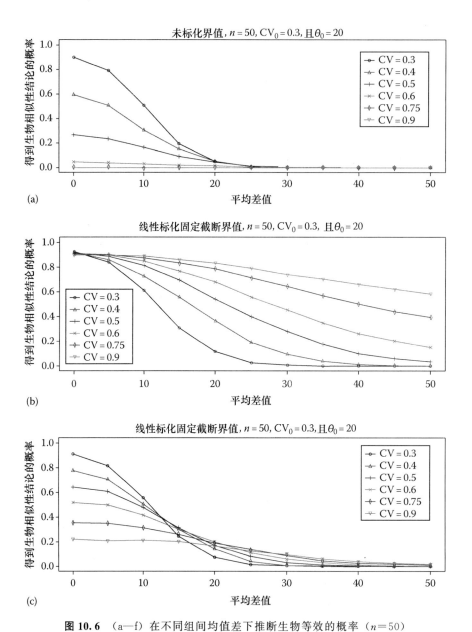

图 10.6 （a—f）在不同组间均值差下推断生物等效的概率 （$n=50$）

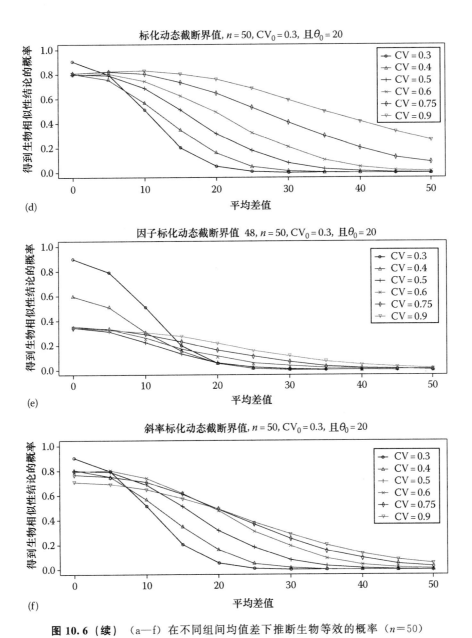

图 10.6（续） （a—f）在不同组间均值差下推断生物等效的概率（$n=50$）

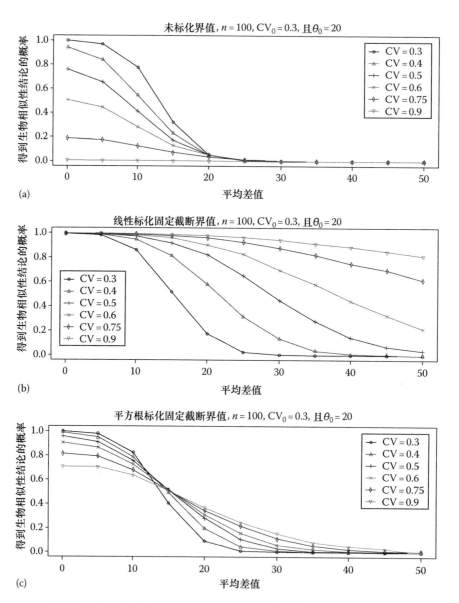

图 10.7 （a—f）在不同组间均值差下推断生物等效的概率 （$n=100$）

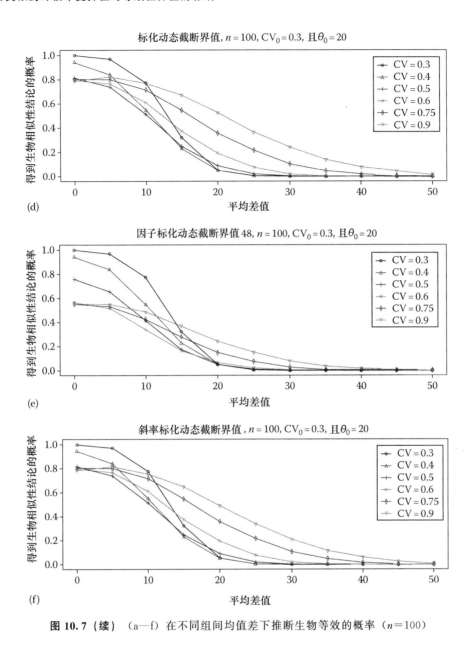

图 10.7（续） （a—f）在不同组间均值差下推断生物等效的概率（$n=100$）

10.5 结语

在小分子药物的生物等效性评价中，针对高变异性药物放宽生物等效性界值具有其科学性和合理性，并且逐渐被监管机构采纳。鉴于生物制品比传统小分子药物更容易出现高变异性，因此，对高变异性生物制品的生物相似性评价也应考虑到这一点。在本章中，我们演示了在评价生物类似药（FOBs）的 ABE 时，应将变异性纳入到生物相似性界值中，从而保证在合理的样本量下具备足够的检验效能。为此，我们提出了 5 种标化界值并对其性能进行了研究。从模拟结果可知，很难达到效能合理同时控制 I 型错误的理想情况。在平衡效能和Ⅰ型错误的前提下，动态标化界值表现优于其他固定标化界值，尤其是当样本量为100时。这是因为标化界值很好地反映了要达到既定效能所需界值和变异性之间的理论关系。因此，我们建议在生物类似药（FOBs）的研究中考虑采用标化界值的方法，特别是增加经验性因子的标化界值。同时，这些方法也有待进一步深入研究。

此外，在小分子药物领域，个体内 CV 达到或超过 30％已成为被普遍接受的高变异性药物的定量标准。但这个标准可能不适用于评价生物类似药（FOBs）的临床试验，主要有以下几种原因：

- 传统 BE 研究具有统一的评价指标（PK 指标 AUC 或 C_{max}），而评价生物类似药（FOBs）的临床试验评价指标则取决于适应证。

- 传统 BE 研究一般是最多纳入 25 名左右受试者的小型研究，而临床试验的规模可能从几十到几百例不等。

因此，如何定义高变异性生物药品还有待进一步探讨。

11

药物互换性

11.1 引言

在美国，对于传统化学（小分子）药物制剂，当创新（专利）药品专利期将满时，制药和（或）类似药企业可以提交简化上市申请（abbreviated new drug application，ANDA），申请专利药仿制产品的审批。1984 年，美国 FDA 被授权依据《药品价格竞争和专利期补偿法案》批准仿制药产品，该法案也称为 Hatch-Waxman 法案。对于小分子仿制药，FDA 要求提供药物吸收速度和吸收程度等反映平均生物利用度的证据。如前所述，生物等效性评价作为定量评价药物安全性和有效性的替代终点，其前提是基于基本生物等效性假设（Fundamental Bioequivalence Assumption）。其含义为，如果两种药品在平均生物利用度方面具有生物等效性，则可以认为它们可达到相同的治疗效果或在治疗上等效，并且因此可以互换使用。在基本生物等效性假设下，生物等效性评估监管要求、研究设计、标准和统计方法已得到确立（Schuirmann，1987；EMA，2001；FDA，2001，2003；WHO，2005；Chow and Liu，2008）。

由于许多生物制品的专利将在未来几年到期，因此生物类似药的后续生产吸引了制药/生物技术行业的广泛关注，这些企业试图在庞大且快速增长的市场中占据一席之地。与原研生物药相比，生物类似药潜在的价格下降机会还有待确定，因为生物类似药分子并不与原研药完全相同，可能会因此增加副作用的风险，与此相比，微弱的价格优势可能会被抵消。因此，已获批的生物类似药是否能够安全地互换使用是一个重要问题。

在接下来的一个章节中，将讨论群体和个体生物等效性（IBE）的概念，以解决小分子药品的药物互换性（interchangeability），包括药物处方可选择性（prescribability）和用药可转换性（switchability）。11.3 节着重介绍 BPCI 法案中关于药物互换性的定义、解释和评估，包括可转换性和可交替性（alternating）。11.4 节概述了几种解决可转换性、可交替性和（或）可转换性/可交替性的研究设计。11.5 节提出了一种基于重复概率概念的统一方法，用生物相似性指数评估生物相似性和互换性。最后一节给出了简要的总结。

11.2 群体和个体生物等效性

如前文所述，当一种生物类似药声称与某种专利药具有生物等效性时，则假设这两种药物在疗效上是等效的。如果类似药显示出与专利药生物等效，通常就可用作专利药的替代品。即使两种类似药均与同一种专利药有生物等效性，FDA 并未表明这两种类似药之间可以互换使用。实践中，同一专利药的不同类似药之间并不需要说明生物等效性。但是，随着更多生物类似药产品的上市，即使类似药与专利药具有生物等效性，根据同一专利药获批的不同类似药是否有相同的质量和治疗效果，是否可以安全、互换使用，仍是令人担忧的问题。小分子药物的互换性包括药物处方可选择性和用药可转换性。为了评估类似药是否可以安全、互换使用，FDA 建议分别评估群体生物等效性（PBE）和个体生物等效性（IBE），以说明已批准药物的药物处方可选择性和药物可转换性（FDA，2001，2003）。

11.2.1 群体生物等效性

药物处方可选择性是指医生在给病人开具处方时，在专利药和类似药之间做出恰当的选择。为解决药物处方可选择性问题，FDA 建议评估群体生物等效性（PBE）。除平均生物利用度之外，PBE 还关注生物利用度的变化。如 2.3 节所述，2001 年 FDA 指南建议使用以下标准评估 PBE：

$$\theta_P = \frac{\delta^2 + (\sigma_{TT}^2 - \sigma_{TR}^2)^2}{\max\{\sigma_{T0}^2, \sigma_{TR}^2\}}$$

其中，$\delta = \mu_T - \mu_R$，σ_{TT}^2 和 σ_{TR}^2 分别是受试制剂和参比制剂的总方差，σ_{T0}^2 是监管机构或申办方指定的参数。当 θ_P 的单侧 95% 置信区间上限低于预先设定的生物等效性界值时，可以认为 PBE 成立。鉴于上述提到的 PBE 标准，如果在 0.05 的显著性水平上拒绝下述无效假设，且观察到的几何均数比值（GMR）在 80% 和 125% 之间，则可以认为 PBE 成立。

$$H_0: \lambda \geqslant 0 \quad vs. \quad H_a: \lambda < 0$$

其中

$$\lambda = \sigma^2 + \sigma_{TT}^2 - \sigma_{TR}^2 - \theta_{PBE} \max(\sigma_{TR}^2, \sigma_0^2)$$

θ_{PBE} 是 2001 年 FDA 指南草案中规定的常数。在 2×2 交叉设计中，θ_P 的单侧 95% 置信区间上限可以通过以下模型获得：

$$y_{ijk} = \mu + F_l + P_j + Q_k + S_{ikl} + \varepsilon_{ijk} \qquad (11.1)$$

其中

μ 是总体均数；

P_j 是第 j 周期的固定效应；

Q_k 是第 k 序列的固定效应；

F_l 是第 l 个药品的固定效应；

S_{ikl} 是第 i 个受试者在第 k 序列使用第 l 个药品时的随机效应；

ε_{ijk} 是服从 $N(0, \sigma_{Wl}^2)$ 分布的独立随机误差。

假设 S_{ijk} 和 ε_{ijk} 相互独立，可以得知 (S_{ikT}, S_{ikR})（$i = 1, 2, \cdots, n_k$；$k = 1, 2$）是独立且

服从均匀分布的二元正态随机向量，均数为 0，未知协方差矩阵为：

$$\begin{pmatrix} \sigma_{BT}^2 & \rho\sigma_{BT}\sigma_{BR} \\ \rho\sigma_{BT}\sigma_{BR} & \sigma_{BR}^2 \end{pmatrix}$$

其中 σ_{Bl}^2 表示第 l 个药物的个体间变异，ρ 表示两种药物变异之间的相关系数。因此，我们得知：

$$\sigma_{TT}^2 = \sigma_{BT}^2 + \sigma_{WT}^2 \quad \text{且} \quad \sigma_{TR}^2 = \sigma_{BR}^2 + \sigma_{WR}^2$$

根据模型 11.1，通过下列公式可以得到 δ、σ_{TT}^2 和 σ_{TR}^2 的无偏估计：

$$\hat{\delta} = \frac{\overline{y}_{11} - \overline{y}_{12} - \overline{y}_{21} + \overline{y}_{22}}{2} \sim N\left(\delta, \frac{\sigma_{1,1}^2}{4}\left(\frac{1}{n_1} + \frac{1}{n_2}\right)\right)$$

其中 $\overline{y}_{jk}$ 为第 j 周期、第 k 序列观测值的样本均数；$\sigma_{a,b}^2 = \sigma_D^2 + a\sigma_{WT}^2 + b\sigma_{WR}^2$，其中 $\sigma_{1,1}^2$ 为 $a=1$，$b=1$ 时的取值。通常 σ_{TT}^2 和 σ_{TR}^2 的无偏估计量可以通过以下公式给出：

$$\hat{\sigma}_{TT}^2 = \frac{1}{n_1 + n_2 - 2}\left[\sum_{i=1}^{n_1}(y_{i11} - \overline{y}_{11})^2 + \sum_{i=1}^{n_2}(y_{i22} - \overline{y}_{22})^2\right]$$
$$\sim \frac{\sigma_{TT}^2\lambda_{n_1+n_2-2}^2}{n_1 + n_2 - 2}$$

和

$$\hat{\sigma}_{TR}^2 = \frac{1}{n_1 + n_2 - 2}\left[\sum_{i=1}^{n_1}(y_{i21} - \overline{y}_{21})^2 + \sum_{i=1}^{n_2}(y_{i12} - \overline{y}_{12})^2\right]$$
$$\sim \frac{\sigma_{TR}^2\lambda_{n_1+n_2-2}^2}{n_1 + n_2 - 2}$$

根据 Chow 等（2002）的研究结果，当 $\sigma_{TR}^2 \geqslant \sigma_0^2$ 时，可以通过以下方法近似获得 λ 的 95％置信区间上限：

$$\hat{\lambda}_U = \hat{\delta}^2 + \hat{\sigma}_{TT}^2 - (1 + \theta_{PBE})\hat{\sigma}_{TR}^2 + t_{0.05, n_1+n_2-2}\sqrt{V}$$

其中 V 是 $\hat{\delta}^2 + \hat{\sigma}_{TT}^2 - (1 + \theta_{PBE})\hat{\sigma}_{TR}^2$ 的方差估计值，形式为：

$$V = (2\hat{\delta}, 1, -(1 + \theta_{PBE}))C(2\hat{\delta}, 1, -(1 + \theta_{PBE}))'$$

C 为 $(\hat{\delta}, \hat{\sigma}_{TT}^2, \hat{\sigma}_{TR}^2)$ 的方差-协方差矩阵的估计值。由于 δ 与 $(\hat{\sigma}_{TT}^2, \hat{\sigma}_{TR}^2)$ 是相互独立的，因此 C 可以通过以下方式给出：

$$C = \begin{pmatrix} \dfrac{\sigma_{1,1}^2}{4}\left(\dfrac{1}{n_1} + \dfrac{1}{n_2}\right) & (0,0) \\ (0,0)' & \dfrac{(n_1-1)C_1}{(n_1+n_2-2)^2} + \dfrac{(n_2-1)C_2}{(n_1+n_2-2)^2} \end{pmatrix}$$

其中 C_1 是 $((y_{i11}-\bar{y}_{11})^2,(y_{i21}-\bar{y}_{21})^2)$ $(i=1,2,\cdots,n_1)$ 的样本协方差矩阵，C_2 是 $((y_{i22}-\bar{y}_{22})^2),(y_{i12}-\bar{y}_{12})^2)$ $(i=1,2,\cdots,n_2)$ 的样本协方差矩阵。另一方面，当 $\sigma_{TR}^2<\sigma_0^2$ 时，λ 的置信区间上限可以修改为：

$$\hat{\lambda}_U = \hat{\delta}^2 + \hat{\sigma}_{TT}^2 - (1+\theta_{PBE})\hat{\sigma}_0^2 + t_{0.05,n_1+n_2-2}\sqrt{V_0},$$

其中

$$V_0 = (2\hat{\delta},1,-1)C(2\hat{\delta},1,-1)'$$

11.2.2　个体生物等效性

用药可转换性（drug switchability）是指同一个患者从应用一种药物（专利药或其类似药）转换为另一种药物（某类似药）时，体内药物浓度经滴定达到稳定、有效、安全的水平。为解决药物可转换性问题，FDA 建议采用重复交叉设计评估个体生物等效性（IBE），例如 2×2 重复交叉设计即（$TRTR$，$RTRT$），或 2×3 两序列重复设计即（TRT，RTR）。除了均数比较之外，IBE 还注重生物利用度的变异及因个体-药物间交互作用而引起的变异。回想一下，2001 年 FDA 建议采用以下标准评估 IBE：

$$\theta_I = \frac{\delta^2+\sigma_D^2+\sigma_{WT}^2-\sigma_{WR}^2}{\max\{\sigma_{W0}^2,\sigma_{WR}^2\}}$$

其中 $\delta=\mu_T-\mu_R$、σ_{WT}^2、σ_{WR}^2 和 σ_D^2 分别为受试制剂和参比制剂均数的差值、个体内变异的差值以及由于个体-药物间交互作用引起的方差部分。σ_{W0}^2 是由监管机构或申办方设定的参数。根据上述 IBE 标准，如果在 0.05 显著性水平上拒绝以下假设中的无效假设，且观察到的 GMR 在 80% 和 125% 之间，可以得到 IBE 成立的结论。

$$H_0:\gamma\geqslant 0 \quad vs. \quad H_a:\gamma<0$$

其中

$$\gamma = \delta^2+\sigma_D^2+\sigma_{WT}^2-\sigma_{WR}^2-\theta_{IBE}\max(\sigma_{WR}^2,\sigma_{W0}^2)$$

θ_{IBE} 为 2001 年 FDA 指南草案中规定的常数。

FDA 建议采用 2×2 重复交叉设计进行 IBE 评估，即（$TRTR$，$RTRT$）或（$RTRT$，$TRTR$）。在 2×2 重复交叉设计下，θ_I 的单侧 95% 置信区间上限可以通过下列统计模型获得：

$$y_{ijk} = \mu + F_l + W_{ljk} + S_{ikl} + \epsilon_{ijk} \tag{11.2}$$

其中

μ 是总体均数；

F_l 是第 l 个药品的固定效应；

W_{ljk} 是固定周期、序列和交互效应；

S_{ljk} 是第 i 个受试者在第 k 序列使用第 l 个药品时的随机效应；

ε_{ijk} 是服从 $N(0, \sigma_{Wl}^2)$ 分布的独立随机误差。

假设 S_{ijk} 和 ε_{ijk} 是相互独立的，σ_D^2 为 $S_{ikT} - S_{ikR}$ 的方差，根据模型 11.2 可以由下式给出：

$$\sigma_D^2 = \sigma_{BT}^2 + \sigma_{BR}^2 - 2\rho\sigma_{BT}\sigma_{BR}$$

请注意，σ_D^2 通常是指由个体–药物间交互作用而导致的方差部分。可以证明当 $\sigma_{WR}^2 \geqslant \sigma_{W0}^2$ 时，线性化标准 γ 可以分解为：

$$\gamma = \delta^2 + \sigma_{0.5,0.5}^2 + 0.5\sigma_{WT}^2 - (1.5 + \theta_{IBE})\sigma_{WR}^2$$

根据模型 11.2，对于第 k 序列的第 i 个受试者，令 x_{ilk} 和 z_{ilk} 分别为第 l 个药品观察值的均数和差值，令 $\overline{x}_{ilk}$ 和 $\overline{z}_{ilk}$ 分别为基于 x_{ilk} 和 z_{ilk} 的样本均数。因此，根据模型 11.2，δ、$\sigma_{0.5,0.5}^2$ 和 σ_{WR}^2 的无偏估计值可以通过以下公式得出：

$$\hat{\delta} = \frac{\overline{x}_{T1} - \overline{x}_{R1} + \overline{x}_{T2} - \overline{x}_{R2}}{2} \sim N\left(\delta, \frac{\sigma_{0.5,0.5}^2}{4}\left(\frac{1}{n_1} + \frac{1}{n_2}\right)\right)$$

$$\hat{\sigma}_{0.5,0.5}^2 = \frac{(n_1 - 1)s_{d1}^2 + (n_2 - 1)s_{d2}^2}{n_1 + n_2 - 2} \sim \frac{\sigma_{0.5,0.5}^2 \lambda_{n_1+n_2-2}^2}{n_1 + n_2 - 2}$$

其中 s_{dk}^2 是基于 $x_{iTk} - x_{iRk}$（$i = 1, 2, \cdots, n_k$）的样本方差。σ_{WT}^2 的无偏估计值由下式得出：

$$\hat{\sigma}_{WT}^2 = \frac{(n_1 - 1)s_{T1}^2 + (n_2 - 1)s_{T2}^2}{n_1 + n_2 - 2} \sim \frac{\sigma_{WT}^2 \lambda_{n_1+n_2-2}^2}{n_1 + n_2 - 2}$$

其中 s_{Tk}^2 是基于 z_{iTk}（$i = 1, 2, \cdots, n_k$）的样本方差。σ_{WR}^2 的无偏估计值由下式得出：

$$\hat{\sigma}_{WR}^2 = \frac{(n_1 - 1)s_{R1}^2 + (n_2 - 1)s_{R2}^2}{n_1 + n_2 - 2} \sim \frac{\sigma_{WR}^2 \lambda_{n_1+n_2-2}^2}{n_1 + n_2 - 2}$$

其中 s_{Rk}^2 为基于 z_{iRk}（$i = 1, 2, \cdots, n_k$）的样本方差。此外，由于 $\hat{\delta}$、$\hat{\sigma}_{0.5,0.5}^2$、$\hat{\sigma}_{WT}^2$ 和 $\hat{\sigma}_{WR}^2$ 是相互独立的，当 $\sigma_{WR}^2 \geqslant \sigma_{W0}^2$ 时，γ 的 95% 置信区间上限可通过下式近似得出：

$$\hat{\gamma}_U = \hat{\delta}^2 + \hat{\sigma}_{0.5,0.5}^2 + 0.5\hat{\sigma}_{WT}^2 - (1.5 + \theta_{IBE})\hat{\sigma}_{WR}^2 + \sqrt{U}$$

其中 U 为以下四个数量的总和：

$$\left[\left(|\hat{\delta}| + t_{0.05, n_1+n_2-2}\frac{\hat{\sigma}_{0.5,0.5}}{2}\sqrt{\frac{1}{n_1} + \frac{1}{n_2}}\right)^2 - \hat{\delta}^2\right]^2$$

$$\hat{\sigma}_{0.5,0.5}^4\left(\frac{n_1 + n_2 - 2}{\lambda_{0.05, n_1+n_2-2}^2} - 1\right)^2$$

$$0.5^2 \hat{\sigma}_{WT}^4 \left(\frac{n_1 + n_2 - 2}{\lambda_{0.05, n_1 + n_2 - 2}^2} - 1 \right)^2$$

和

$$(1.5 + \theta_{IBE})^2 \hat{\sigma}_{WR}^4 \left(\frac{n_1 + n_2 - 2}{\lambda_{0.05, n_1 + n_2 - 2}^2} - 1 \right)^2$$

当 $\sigma_{WR}^2 < \sigma_{W0}^2$ 时，γ 的 95％置信区间上限可通过下式近似得出：

$$\hat{\gamma}_U = \hat{\delta}^2 + \hat{\sigma}_{0.5, 0.5}^2 + 0.5\hat{\sigma}_{WT}^2 - 1.5\hat{\sigma}_{WR}^2 - \theta_{IBE}\sigma_{W0}^2 + \sqrt{U_0}$$

U_0 与 U 类似，是四个数量的总和，不同的是最后一个量由 $1.5^2 \hat{\sigma}_{WR}^4 \left(\frac{n_1 + n_2 - 2}{\lambda_{0.05, n_1 + n_2 - 2}^2} - 1 \right)^2$ 代替。

11.2.3　小结

PBE 和 IBE 的标准都是基于矩的汇集标准，包括个体间变异和个体内变异等多种方差成分。由于这种标准是受试制剂与参比制剂的直接药物效应、个体间及个体内变异的非线性函数，对于个体-药物间交互作用（对于 IBE 标准）导致的变异，通常将标准进行线性处理，然后采用修正大样本（MLS）或扩展 MLS 的方法估计线性标准的 95％置信区间上限（Hyslop et al.，2001；Lee et al.，2004）。获得有效的置信区间上限近似值的关键是，将线性标准分解为若干部分并得到各个部分的独立、无偏估计。

或者，可以考虑用广义关键质量（generalized pivotal quantity，GPQ）方法评估 PBE 和（或）IBE（Chiu et al.，2013）。GPQ 的思想会在后面简述。假定 Y 是一个随机变量，其分布取决于未知参数的向量 $\zeta = (\theta, \eta)$，其中 θ 是感兴趣的变量，η 是多余参数（nuisance parameters）的向量。设 y 为 Y 的随机样本，$\hat{y}$ 为 Y 的观测值。此外，令 R 为 $\hat{y}$、y 和 ζ 的函数，$R = R(\hat{y}; y, \zeta)$。随机量 R 是指满足以下两个条件的 GPQ 变量：

1. R 的分布不依赖于任何未知参数。
2. R 的观测值与多余参数 η 无关，即 $r = R(\hat{y}; y, \zeta)$。

也就是说，r 仅为 $(\hat{y}, \theta)$ 的函数。因此，θ 的 $(1-\alpha) \times 100\%$ 广义置信区间上限可以由 $R_{1-\alpha}$ 给出，即 R 分布的第 $100(1-\alpha)$ 百分位数。百分位数可以通过 Monte Carlo 算法（algorithm）估算得出。

11.3　生物类似药的药物互换性

正如《公共卫生法案》第 351（k）（3）部分所示，生物制品的互换性（interchangeable 或 interchangeability）是指符合第（k）（4）部分（即药物互换性）的标准定义：在不干预医疗服务人员的处方选择时，某生物制品可代替参比制剂。沿着这条线，在下文中将逐一给出药物互换性（用药可转换性和可交替性方面）的定义和基本概念。

11.3.1　定义和基本概念

如《公共卫生法案》第 351（k）（3）部分所述，当满足以下两个条件时，可以认为生物制品与参比制剂具有互换性：①生物制品与参比制剂具有生物相似性；②可以预期在任何给定的患者中产生相同的临床效果。另外，对于多次给药的生物制品，因生物制品与参比制剂之间转换或交替产生的安全性风险或疗效降低风险不应高于单独使用参比制剂、没有转换或交替时的风险。

因此，生物相似性与互换性之间存在明显区别。换言之，互换性更为严格，生物相似性并不意味着互换性。直观地讲，如果一种受试制剂与参比制剂具有药物互换性，则不经过医务人员的干预和通知，受试制剂即可替换甚至替代参比制剂。但是，互换性需要在任何给定的患者（any given patient）中均达到相同的临床结果，可以理解为预期每个患者（every single patient）都有相同的临床结果。实际上，可以想象，从一种产品转换到另一种产品后，一旦患者记录到不良事件，就可以提起诉讼。

应该注意的是，当 FDA 宣布两种药品具有生物相似性时，并不认为两种药品是可以互换的。因此，应该在标签中说明生物类似药是否与参比制剂具有生物相似性，药物互换性是否已经确定。但是，有时在药物互换性尚不确定的情况下，药品购买者和医生也可能替换使用不同药品。

11.3.2　转换和交替

与药物互换性（就药物处方可选择性和用药可转换性而言）不同（Chow and Liu，2008），FDA 对生物类似药的互换性认识有限。FDA 认为互换性包括原研药（R）及其生物类似药（T）之间转换和交替的概念。转换的概念不仅包括"R 到 T"或"T 到 R"（狭义的转换性），还包括"T 到 T"和"R 到 R"（广义的转换性）。请注意，"T 到 T"可以表示从一种已获批的生物类似药转换到另一种已获批的生物类似药，而"R 到 R"可以是从一种原研药转换到其自身（如批次不同或产地不同）。因此，为了评估转换性，需要在有效的研究设计下，基于生物相似性的标准，评估"R 到 T""T 到 R""T 到 T"和"R到 R"的生物相似性。BPCI 法案指出，在使用受试制剂和参比制剂之间进行转换产生的安全性风险或有效性降低的风险，不应大于使用参比制剂（没有这种转换）时的风险。这表明，在受试制剂 T_i（$i=1,\cdots,K,K$ 是已获批生物类似药的数量）和 R 之间转换的风险不应大于在 R 与 R 之间转换的风险。

另一方面，交替的概念（只涉及一种受试制剂 T 和一种参比制剂 R 时）指的是从 T转换到 R，再转换回到 T（"T 到 R 到 T"），或从 R 转换到 T，再转换回到 R（"R 到 T到 R"）。因此，为了说明交替性，需要评估"从 T 转换到 R"再"从 R 转换到 T"，和"从 R 转换到 T"再"从 T 转换到 R"之间的差异。BPCI 法案还指出，在受试生物制品和参比制剂之间交替产生的安全性风险或有效性降低的风险，不应大于使用参比制剂而没有这种交替的风险。然而，在实践中应该注意的是，市场上可能有多种受试制剂。因此，有多种可能的转换，比如 R 到 T_1 到 T_2 到 R 到 T_2 等，这将使得交替的评估更加复杂。

因此，在实践中，评估已批准生物制品的药物互换性是非常困难的，甚至是不可能的，尤其是当市场上存在多种 T 和 R 时。如 BPCI 法案所述，必须评估转换/交替和不转换/交替之间的相对风险。然而，BPCI 法案几乎没有涉及评估相对风险的标准。在最近 FDA 关于论证生物类似药的生物相似性指南草案中，几乎没有提到在转换和交替方面评估药物互换性的标准、研究设计和统计方法。因此，需要制定在转换和（或）交替方面评估药物互换性的详细指导原则。

评估药物互换性的研究设计应当可以解决以下问题：①在生物类似药和参比制剂之间交替或转换使用的安全性风险或有效性降低的风险；②仅使用参比制剂、没有交替或转换的风险；③转换/交替和不转换/交替之间的相对风险。

为了评估转换，应采用适当的研究设计评估 "R 到 T" "T 到 R" "T 到 T" 和 "R 到 R" 的生物相似性，以便评估在受试制剂和参比制剂之间转换的风险，以及在没有转换的情况下使用参比制剂的风险。因此，可以采用 Balaam 4×2 交叉设计，即（TT，RR，TR，RT）。通过 Balaam 设计可以评估 "T 到 T" "R 到 R" "T 到 R" 和 "R 到 T" 的转换风险，从而可以评估转换和不转换之间的相对风险。

11.3.3　小结

对于小分子药品，生物等效性通常可以反映治疗等效性，且药物处方可选择性、转换和交替都被认为是合理的。然而，对于生物制品而言，差异往往较大（除了药动学因素容易对条件的微小变化敏感以外）。因此，通常只能进行平行组设计而不是交叉动力学研究。应该指出的是，通常生物类似药的生物相似性往往不能反映治疗的可比性。因此，只有在相关指导原则明确了标准、设计和分析的情况下，才能谨慎转换和交替使用。

11.4　药物互换性研究设计

对于化学药品生物等效性的评估，除半衰期相对较长的药品外，通常考虑采用标准的双序列、双周期（2×2）交叉设计。由于大多数生物类似药半衰期相对较长，因此建议考虑采用平行组设计。然而，平行组设计不能独立评估变异成分，如个体内变异、个体间变异及个体-药物交互作用导致的变异。因此，由于平行组设计的每个受试者一次只接受相同制剂，评估生物相似性（尤其是评估药物互换性）是一个很大的挑战。

如 BPCI 法案所述，对于多次用药的生物制品，在受试制剂和参比制剂之间交替或转换产生的安全性风险或有效性降低的风险不应大于没有这种交替或转换时使用参比制剂的风险。因此，为评估药物的互换性，应选择适当的研究设计，以解决以下问题：①在生物制品和参比制剂之间交替或转换使用的安全性或有效性降低的风险；②没有交替或转换的情况下使用参比制剂的风险；③转换/交替和不转换/交替之间的相对风险。本节将讨论几种解决生物类似药转换和交替问题的设计。

11.4.1　针对用药可转换性的设计

考虑更广义的用药可转换性。转换的概念包括：① "从 R 转换到 T"；② "从 T 转换到 R"；③ "从 T 转换到 T"；④ "从 R 转换到 R"。因此，为了评估用药可转换性，需要采用有效的研究设计，基于生物相似性的标准，评估"R 和 T""T 和 R""T 和 T"以及"R 和 R"之间的生物相似性。为此，介绍以下研究设计。

11.4.1.1 Balaam 设计

Balaam 设计（Balaam design）是一种 4×2 交叉设计，可用（TT，RR，TR，RT）表示。在 4×2 Balaam 设计中，合格的受试者被随机分配接受 4 种治疗序列之一：TT，RR，TR 和 RT。例如，序列 $3TR$ 的受试者先接受受试制剂（生物类似药），然后经过足够长时间的洗脱后，再交叉接受参比制剂（创新生物制品）（图 11.1）。事实上，Balaam 设计被认为是平行设计（前两个序列）和交叉设计（序列 3 和序列 4）的组合。平行设计部分的目的是为了独立估计受试制剂和参比制剂的个体内变异。为了将更多的受试者分配到交叉阶段，通常采用不均衡分配。例如，可以按照 1:2 的比例分配到平行设计阶段和交叉设计阶段。在这种情况下，样本量 $N = 24$ 时，8 例受试者分配至平行阶段，16 例受试者分配至交叉阶段。假定每阶段分配比例为 1:1，结果为 4 例受试者分配至序列 1 和序列 2，而将 8 例受试者分配至序列 3 和序列 4。

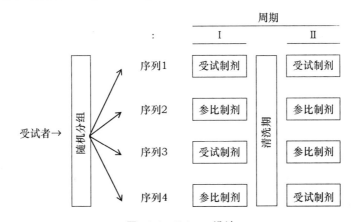

图 11.1 Balaam 设计

注：Balaam 设计是 4×2 交叉设计。

从图 11.1 可以看出，第一个序列不仅可以独立估计受试制剂的个体内变异，还可以进行"从 T 转换到 T"的评估；而第二个序列不仅可以独立估计参比制剂的个体内变异，还可以比较"R 和 R"之间的差异。其余两个序列分别评估"从 T 转换到 R"和"从 R 转换到 T"的相似性。在 4×2 的 Balaam 设计中，通常进行如下比较：

1. 按序列比较；
2. 按周期比较；
3. 基于序列 3 和序列 4 的 T 和 R 比较——相当于经典 2×2 交叉设计；
4. 基于序列 1 和序列 3 给定的 T，进行 T 和 R 的比较；
5. 基于序列 2 和序列 4 给定的 R，进行 R 和 T 的比较；
6. 通过（1）和（3）之间的比较，评估治疗-周期交互作用。

应该指出的是，前面提到的比较含义是不同的。有关 Balaam 设计数据分析的统计方法，更多内容可以参见 Chow 和 Liu 的著作（2008）。

11.4.1.2　二阶段设计

　　另外，图 11.2 描述的二阶段交叉设计可能有助于解决药物互换性里的转换部分。在二阶段设计中，第一阶段为合格的受试者被随机分配至接受受试制剂或参比制剂。在第二阶段，经过足够长时间的洗脱期后，受试者按相等或不相等的分配比例，被随机分配至接受受试制剂或参比制剂。与 Balaam 设计类似，在研究结束时，二阶段设计将产生 4 个治疗序列，即 TT、TR、RT 和 RR。

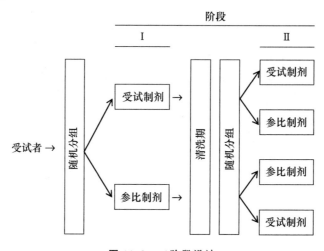

图 11.2　二阶段设计

注：阶段 2 嵌套于阶段 1 中。

　　上述由平行阶段（阶段 1）和交叉阶段（阶段 2）组成的二阶段设计类似于 Chow 等（2000）提出的安慰剂挑战设计。因此，前面所述二阶段设计收集到的数据可以采用 Chow 等（2000）提出的统计方法进行分析。同样，在二阶段设计下，也可以基于 Chow 等（2000）提出的方法进行上述第（1）—（6）的比较。

11.4.2　针对交替性的设计

　　为了研究交替性，应采用适当的研究设计评估"R 到 T 到 R"的交替，需要评估"R 到 T"和"T 到 R"之间的差异，以确定药物作用是否在第二次转换之后恢复到基线水平。

　　以下几种设计可达到此目的。

11.4.2.1　两序列重复设计

　　两序列重复设计（two-sequence dual design）是一种 2×3 高阶交叉设计，由两个重复序列组成，即 TRT 和 RTR（图 11.3）。在两序列重复设计中，合格的受试者将被随机分配至 TRT 序列或 RTR 序列。当然，在不同给药周期之间也有足够的洗脱时间。通过两序列重复设计，能够评估交替使用生物制品和参比制剂与没有交替、仅使用参比制剂时的相对风险。

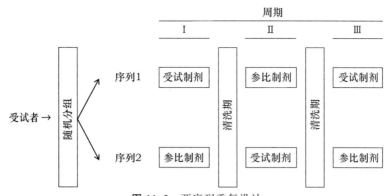

图 11.3 两序列重复设计

注：两序列重复设计是一种 2×3 交叉设计。

对于两序列重复设计收集到的数据，Chow 和 Liu（2008）给出了序列-周期均数的期望值、方差分析表和统计方法（如平均生物相似性的评估，对延滞效应的推断，以及个体内变异的评估）。针对存在的缺失数据（即不完整数据），Chow 和 Shao（1997）提出了相应的统计方法。

11.4.2.2 William 设计

对于涉及两种以上生物制剂（如两种生物类似药 T_1 和 T_2 以及一种创新产品 R）的广义上的交替，有 6 种可能的序列：（$R\,T_2\,T_1$）、（$T_1\,R\,T_2$）、（$T_2\,T_1\,R$）、（$T_1\,T_2\,R$）、（$T_2\,R\,T_1$）以及（$R\,T_1\,T_2$）。在这种情况下，可以采用 6×3 William 设计（Williams' design）比较 3 种产品（Chow and Liu，2008）。William 设计是一种方差均衡设计，由 6 个序列和 3 个周期组成。在 6×3 William 设计中，合格的受试者被随机分配到 6 个序列的其中之一。每个序列在给药周期之间给予足够长的洗脱期（图 11.4）。

Chow 和 Liu（2008）给出了以下几个问题的解决方法，包括：①William 设计的构建；②方差分析表；③6×3 William 设计所收集数据在调整延滞效应、不存在不均衡延滞效应和调整药物效应下的统计分析方法。

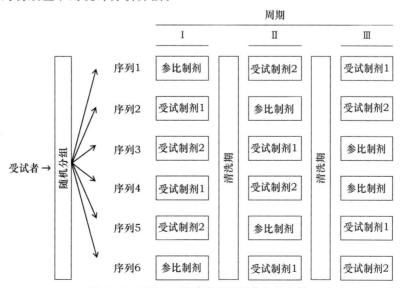

图 11.4 William 设计用于 3 种药物的比较

11.4.3 针对用药可转换性/交替性的设计

在前两个小节中，分别讨论了用于研究药物互换性中转换和交替的设计。然而，在实践中，我们更感兴趣的是，是否有一种研究设计可以同时分析转换和交替问题。在这种情况下，直观的研究设计是将转换设计与交替设计相结合。沿着这个思路，本节将介绍几种同时研究药物互换性中转换和交替的设计。

11.4.3.1 改良 Balaam 设计

如前所述，Balaam 设计是适用于分析转换的研究设计，而两序列重复设计则是适用于分析交替的设计。为了在单个试验中同时分析转换和交替的问题，我们可以将两种研究设计结合起来，即（TT，RR，TRT，RTR），包括一个平行设计（前两个序列）和一个两序列重复设计（后两个序列）。我们将该设计称为改良 Balaam 设计（modified Balaam design），如图 11.5 所示。

从图 11.5 可以看出，前两个给药周期（与 Balaam 设计相同）收集到的数据可用于分析转换，而从序列 3 和序列 4 收集的数据可用于评估交替的相对风险。

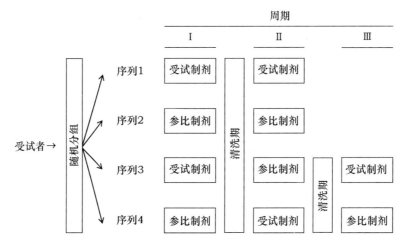

图 11.5 改良 Balaam 设计，同时分析药物互换性中的转换和交替
注：序列 3 和序列 4 是两序列重复设计。

11.4.3.2 完全设计

可以看出，改良 Balaam 设计在给药周期数量方面是不平衡的。为了平衡给药周期数量，建议改良 Balaam 设计进一步改进为（TTT，RRR，TRT，RTR）。我们将其称为完全设计。完全设计和改良 Balaam 设计的区别在于序列 1 和序列 2 在第三个给药周期内重复给药治疗。序列 1 收集的数据可以对受试者个体内变异进行更准确和可靠的评估，而序列 2 收集的数据可用于确定参比制剂的基线水平（图 11.6）。

完全设计所收集数据的统计分析方法与改良 Balaam 设计的分析类似。

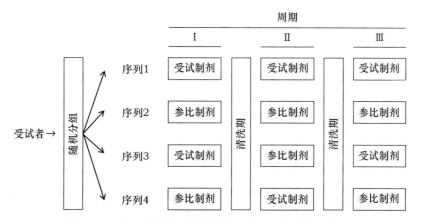

图 11.6 完全设计同时分析药物互换性中的转换和交替

11.4.3.3 交替设计

为评估重复设计下的 IBE，Chow 等（2002）指出 2×3 交叉设计中的最优设计是所谓的额外参比设计（extra-reference design），表示为（TRR，RTR）（图 11.7）。因此，交替设计是将平行设计（TTT，RRR）和 2×3 额外参比设计相结合，以同时分析转换和交替问题。最终形式表示为（TTT，RRR，RTR，TRR）。

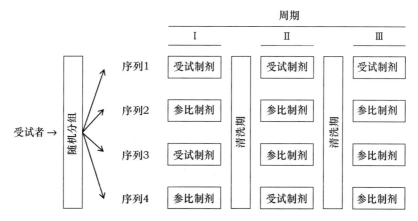

图 11.7 交替设计用于分析药物互换性

注：序列 3 和序列 4 为额外参比设计。

11.4.3.4 适应性设计

近年来，由于适应性设计可以灵活、高效地鉴别治疗的任何（或理想）临床收益，已在临床研究中广泛应用（Chow and Chang，2011）。类似的设计思想可以用于评估生物类似药的生物相似性和互换性。例如，将两个独立研究结合到一个试验中可以作为二阶段适应性设计。第一阶段结束时，通过对收集到的累积数据进行分析，可以做一些适应性调整（修改或更改）。Chow 和 Chang（2011）提供了更多关于各种适应性试验设计的信息。

11.4.4　桥接研究

当出现以下情况时，桥接研究可以提供完备的证据链（totality-of-the-evidence），用于生物相似性评估以及互换性中转换和（或）交替的相对风险评估：①通过体外试验可预测体内试验，也就是说，体外试验和体内试验（IVIVC）之间具有相关性；②通过动物模型可以预测人体模型；③通过生物标志物诸如 PK/PD 标志物或基因组标志物可预测临床结果。

例如，Chow 等（2010）在平行组设计下，同时基于矩的准则和基于概率的准则，推导出使用生物标志物数据评估平均生物相似性的统计学方法，该设计假设通过生物标志物（或多个标志物）可预测生物类似药在安全性和有效性方面的临床结果。

11.4.5　小结

仿制药（generic drugs）和生物类似药（biosimilar products）的药物互换性是有明确区别的。对于仿制药的药物互换性，FDA 建议重点关注个体-药物交互作用导致的变异，尽管其临床意义还未被充分认识和证明。此外，在小分子仿制药的药物互换性评价中，建议在估计参比制剂的个体内变异时对个体-药物交互作用引起的变异进行调整。Endrenyi 等（2013）目前正在对这一新标准开展研究。

在转换或交替或转换/交替的适当研究设计中，评价制剂之间生物相似性的统计方法可基于平均生物等效性（相似性）试验或 PBE（相似性）试验或 IBE（相似性）试验。应该注意的是，FDA 建议采用诸如（$TRTR$，$RTRT$）或（TRT，RTR）这种重复交叉设计评估 IBE（相似性）。

11.5　统计学方法

事实上，只有所研究的生物类似药与创新生物药高度相似时，才能进行转换和交替的评估。基于第 6 章所述的生物相似性指数的思想，可以构建用于评估转换和（或）交替的转换指数（switching index，SI）和（或）交替指数（alternating index，AI）。

11.5.1　总生物相似性指数

如第 6 章所述，对于给定的生物相似性标准，在适当的研究设计下，给定功能区或域的生物相似性指数可以通过以下步骤获得：

第一步：基于给定标准，例如（80%，125%），将数据进行对数转换后评估平均生物相似性。

第二步：根据观测到的比值和变异计算局部生物相似性指数（即可重复性）。

第三步：如果 P 的 95% 置信区间下限大于 P_0（预先规定的数值），则可以判断局部生物相似性成立。其中 P_0 可以根据参比制剂与自身（参比制剂）进行比较的研究（即 $R-R$ 研究）所得到的重复概率估计值获得。

与第 6 章内容类似，通过以下步骤可以在所有功能区或域中得出总生物相似性指数：

第一步：获得 $\hat{p}_i$，即第 i 个域的生物相似性指数。

第二步：定义总生物相似性指数 $\hat{p}_T = \sum_{i=1}^{K} w_i \hat{p}_i$，其中 w_i 为第 i 个域的权重，$i=1,2,\cdots,K$（域或功能区的个数）。

第三步：如果 p_T 的 95% 置信区间下限大于预先设定的值 p_{T0}，则可以判断总生物相似性成立。p_{T0} 可以根据参比制剂与其自身（参比制剂）比较所得研究的总体生物相似性指数估计值来确定。

上述总生物相似性指数具有以下优点：①对选定的研究终点、生物相似性标准和研究设计来说，比较稳健；②将变异考虑在内（平均生物等效性评估中的主要问题之一）；③可以进行相似程度的定义和评估（换句话说，部分回答了"多大程度的相似才可以认为是相似"这个问题）；④使用生物相似性指数或总生物相似性指数可以反映方差异质性的敏感性。

11.5.2 转换指数

在合适的研究设计下，如前面介绍的 4×2 Balaam 交叉设计，也可以采用类似的思想构建转换指数（SI）。因此，为分析转换的问题，需要评估 "R 到 T""T 到 R""T 到 T" 以及 "R 到 R" 的生物相似性。

定义 $\hat{p}_{Ti}$ 为第 i 次转换的总生物相似性指数，其中 $i=1$（从 R 转换到 R），2（从 T 转换到 T），3（从 R 转换到 T）及 4（从 T 转换到 R）。因此，SI 可以通过以下步骤获得：

第一步：获得 $\hat{p}_{Ti}$，$i=1,\cdots,4$。

第二步：将转换指数定义为 $\text{SI}=\min\{p_{Ti}\}$，$i=1,\cdots,4$，为生物相似性指数的最高阶。

第三步：如果 p_S 的 95% 置信区间下限高于预先设定的 p_{S0}，则可以认为转换性成立。

设 $P_{T1},P_{T2},\cdots,P_{T4}$ 为概率密度函数为 $f(p)$、累积分布函数为 $F(p)$ 的连续分布的随机样本，设 $P_{T(1)},P_{T(2)},\cdots,P_{T(4)}$ 为上述样本的顺序统计量（order statistics）。因此，转换指数 $\text{SI}=P_{T(4)}$ 的概率密度函数为：

$$f_{\text{SI}}(p) = \frac{4!}{3!}(F(p))^0(1-F(p))^3 f(p) = 4(1-F(p))^3 f(p)$$

SI 的期望值和方差分别由下式给出：

$$\mu_{\text{SI}} = E(\text{SI}) = 4\int p(1-F(p))^3 f(p)dp$$

和

$$\text{Var}(\text{SI}) = E(\text{SI}^2) - (\mu_{\text{SI}})^2$$

其中 $E(\text{SI}^2) = \int p^2(1-F(p))^3 f(p)dp$ 表示 SI 的第二个原点矩。

根据既定的分布函数 $F(p)$，可以推导出顺序统计量的期望值和方差（David and Nagaraja，2003）。然而，人群分布可能是未知的或难以确定的。目前已提出多种顺序统计量矩的非参数界值方法。David（1981）总结了当观测值 $P_{T1}, P_{T2}, \cdots, P_{T4}$ 为来自同一人群的独立同分布时（期望为 μ，方差为 σ^2）的无分布界值。Gumbel（1954）、Hartley 和 David（1954）最早给出了最小值：

$$\mu_{\text{SI}} \leqslant \mu + \sigma(n-1)(2n-1)^{-1/2} = \mu + 1.1339\sigma \tag{11.3}$$

这里样本量 $n=4$。

然而，观测结果可能不独立和（或）来自不同的分布总体。因此，如 Arnold 和 Groeneveld（1979）所述，式 11.3 中的界值变为：

$$\mu - \sigma(n-1)^{1/2} \leqslant \mu_{\text{SI}} \leqslant \mu$$

当独立性不确定时得到：

$$\mu - 1.73205\sigma \leqslant \mu_{\text{SI}} \leqslant \mu \tag{11.4}$$

另一方面，对于顺序统计量的方差，可以采用 Papadatos（1995）的方法推导出上限。也就是：

$$\text{Var(SI)} < n\sigma^2 = 4\sigma^2 \tag{11.5}$$

为了获得 SI 的期望值和方差的估计值 $p_{T1}, p_{T2}, \cdots, p_{T4}$，可以分别用观测值的样本均数和样本方差代替总体 μ 和 σ^2，代入约束方程 11.4 或 11.5 计算 μ_{SI}，代入约束方程 11.5 计算 Var(SI)。

结果可以得到 SI 的 95％置信区间下限。如果 95％置信区间下限大于 p_{S0}，则可以认为用药可转换性成立。

11.5.3　交替指数

在适当的研究设计下，可以采用相似的思想构建 AI。在改良 Balaam 交叉设计（TT，RR，TRT，RTR）下，为评估用药可交替性，需要评估"R 到 T 到 R"和"T 到 R 到 T"的生物相似性。例如，为了评估"R 到 T 到 R"中交替的作用，需要评估"R 到 T"和"T 到 R"之间的差别，从而确定在第二次转换后药物作用是否已经恢复到基线水平。

定义 p_{Ti} 为第 i 次转换的总生物相似性指数，其中 $i=1$（从 R 转换到 R），2（从 T 转换到 T），3（从 R 转换到 T）或 4（从 T 转换到 R）。因此，AI 可以通过以下步骤获得：

第一步：获得 $\hat{p}_{Ti}$，$i=1, \cdots, 4$。

第二步：定义指数的范围，$\text{AI} = \max_i \{\hat{p}_{Ti}\} - \min_i \{\hat{p}_{Ti}\}$，$i=1, \cdots, 4$。

第三步：如果 AI 的 95％置信区间下限高于预先规定的 p_{A0}，则可以认为用药可交替性成立。

计算得到 AI 的置信区间下限之后，类似地，可以得到 AI 的期望值和方差估计值。假

设 $P_{T_1}, P_{T_2}, \cdots, P_{T_4}$ 为概率密度函数为 $f(p)$、累积分布函数为 $F(p)$ 的连续分布的随机样本，设 $P_{T_{(1)}}, P_{T_{(2)}}, \cdots, P_{T_{(4)}}$ 为上述样本的顺序统计量。因此，$\max_i \{\hat{p}_{Ti}\}$ 和 $\min_i \{\hat{p}_{Ti}\}$ 的联合密度函数用 $f_{(1,4)}(p_{T_{(1)}}, p_{T_{(4)}})$ 表示为：

$$f_{(1,4)}(p_{T_{(1)}}, p_{T_{(4)}}) = \frac{4!}{2!} f(p_{T_{(1)}}) f(p_{T_{(4)}}) [F(p_{T_{(1)}}) - F(p_{T_{(4)}})]^2$$
$$= 12 f(p_{T_{(1)}}) f(p_{T_{(4)}}) [F(p_{T_{(1)}}) - F(p_{T_{(4)}})]^2$$

AI 的期望值和方差估计值可以表示为：

$$\mu_{AI} = E(AI) = 12 \iint (p_{T_{(1)}} - p_{T_{(4)}}) f(p_{T_{(1)}}) f(p_{T_{(4)}}) [F(p_{T_{(1)}}) - F(p_{T_{(4)}})]^2 dp_{T_{(1)}} dp_{T_{(4)}}$$

和

$$\mathrm{Var}(AI) = E(AI^2) - (\mu_{AI})^2$$

其中样本极差的二阶矩表示为：

$$E(SI^2) = 12 \iint (p_{T_{(1)}} - p_{T_{(4)}})^2 f(p_{T_{(1)}}) f(p_{T_{(4)}}) [F(p_{T_{(1)}}) - F(p_{T_{(4)}})]^2 dp_{T_{(1)}} dp_{T_{(4)}}$$

根据 Arnold 和 Groeneveld（1979）的相关无分布样本的结果，顺序统计量极差的期望值界限由下式给出：

$$\mu_{AI} = E\max\{p_{Ti}\} - E\min\{p_{Ti}\}$$
$$\leqslant \sigma \left\{ \frac{n(n-k_2+1+k_1)}{(n-k_2+1)k_1} \right\}^{1/2} = 2.86\sigma$$

其中 $k_1 = 1$ 和 $k_2 = 4$ 表示差异的阶数。另一方面，AI 的方差上限可以表示为：

$$\mathrm{Var}(AI) = \mathrm{Var}(P_{T_{(1)}}) + \mathrm{Var}(P_{T_{(4)}}) + 2\mathrm{Cov}(P_{T_{(1)}}, P_{T_{(4)}})$$
$$< \mathrm{Var}(P_{T_{(1)}}) + \mathrm{Var}(P_{T_{(4)}}) + 2\mathrm{Var}(P_{T_{(1)}})^{1/2} \mathrm{Var}(P_{T_{(4)}})^{1/2}$$
$$< n\sigma^2 + n\sigma^2 + 2n\sigma^2 = 16\sigma^2$$

该公式是根据 Cauchy-Schwarz 不等式（Casella and Berger，2002）以及顺序统计量方差上限的结果推导出来的（Papadatos，1995）。我们可以通过样本均数和样本方差来估计 μ 和 σ^2，进而构建 AI 的置信下限。因此，如果 AI 的 95% 置信区间下限大于 p_{A0}，可以认为用药可交替性成立。因此，当用药可转换性和可交替性都成立时，可以认为药物互换性成立。

11.5.4　小结

以上用于评估生物相似性的生物相似性指数（总生物相似性指数）和用于评估互换性的 SI 和（或）AI 都是基于重复概率而构建的，因此都属于基于概率的指数。在实践中，我们还可用基于矩的指数评估生物相似性和互换性。比如，可以构建这样的标准化得分指标来量化受试制剂（T）和参比制剂（R）之间的差值：

$$\hat{z}_d = \frac{\hat{\mu}_T - \hat{\mu}_R}{\hat{\sigma}_d}$$

此时，生物相似性指数可以表示为 $\text{BI} = \hat{z}_d$ 或者 $\text{BI} = \Phi(\hat{z}_d)$。

11.6 结语

就药物互换性的处方可选择性和用药可转换性而言，小分子药物产品与大分子生物制品相似，但也有不同。因此，通过 PBE/IBE 评估药物互换性的常规方法不能直接用于生物类似药的互换性。

基于评估生物相似性的总生物相似性指数，可以分别采用适当的转换设计和交替设计，获得用于生物类似药互换性评估的 SI 和 AI。转换/交替指数具有以下优点：①无论采用何种研究设计和生物相似性标准，都可以使用；②根据与参比制剂的相对差异进行评估；③可以解决一些常见的问题，比如相似性达到何种程度才可以认为高度相似、评估相似程度以及互换性（转换和交替方面）；④提出的方法符合当前的监管思路，这一点最为重要。

然而应该指出的是，为了达到生物相似性和（或）互换性的证据链完备性，总生物相似性指数和（或）转换/交替指数取决于在每个领域中的选择权重。

12

免疫原性研究的若干问题

12.1 引言

如前所述，美国《生物制品价格竞争与创新法案》（U. S. BPCI Act）将生物类似药定义为与创新药高度相似的产品，二者尽管有临床非活性成分的细微差别，但在安全性、纯度和效价方面并没有临床意义上的差异。因此，在评价生物类似药的生物相似性时，安全性是一个非常重要的问题。由于免疫原性问题是小分子药品和生物制品之间的一个根本区别，因此何时进行免疫原性检测以评估免疫毒性已成为生物类似药研究中的一个重要问题。

美国 FDA 将药物免疫原性定义为药物诱导免疫应答的能力。免疫原性的临床后果包括潜在的药效损失和可能的安全性变化。正如 2002 年 FDA 在研究性新药免疫毒理学评估（Immunotoxicology Evaluation of Investigational New Drugs）指南中所指出的，一般而言，药物根据其潜在的免疫原性可分为两大类：①分子量大于或等于 10 000 的多肽或蛋白质；②低分子量化合物（分子量小于 1000）。分子量为 5000～10 000 的较小肽或蛋白质也可能具有免疫原性，尽管宿主对这类药物的免疫反应相当微弱。另一方面，De Weck（1974）也指出分子量为 1000～5000 的化合物的免疫原性也是难以预测的。

近年来作为治疗剂使用的生物性/生物制蛋白质的数量一直在稳步增加。这些产品可能会在治疗过的患者中诱发不必要的免疫反应，这可能会受到各种因素的影响，包括患者相关或疾病相关因素以及产品相关因素。诱导抗药抗体（anti-drug antibodies，ADA）的不必要免疫反应可能中和药物功效或引起过敏反应和其他严重副作用，这是治疗性蛋白质药物产品研发中的主要问题。因此，为诱导最佳的保护性免疫应答，作为疫苗研发的蛋白质类产品在设计、开发和研制时应主要针对其特定的表位，而非针对蛋白质支架或载体分子之类的非相关部分。

在下一节中将简要描述欧洲药品管理局（European Medicines Agency，EMA）、美国食品药品监督管理局（U. S. Food and Drug Administration，FDA）和国际协调会议（International Conference on Harmonization，ICH）等部门对生物类似药研发过程中免疫毒性（如免疫原性）评估方面的监管要求。12.3 节提供了一些用于区分中和性和非中和性抗体的检验分析方法在建立/验证方面的见解。12.4 节介绍了研究基本设计方面的考量、数据收集和分析以及免疫原性的结果解释。12.5 节讨论了基于精确分析的极低发生率（免疫反应）的免疫原性研究的样本量计算/理论，以获得某些统计学把握（推断）来检测临床上有意义的免疫应答。免疫原性研究期间与数据安全监查相关的预先设计的统计相关操作也包括在本节内。本章的最后一节给出了一些结论性意见。

12.2　关于免疫原性的监管要求

本节简要介绍了 EMA、FDA 和 ICH 对生物类似药相关免疫毒性（免疫原性）评估的监管要求。

12.2.1　欧洲药品管理局

2007 年，EMA 人用药品委员会（Committee for Medicinal Products for Human Use，CHMP）发布了生物制蛋白质药免疫原性评估指南，以帮助申办者评估药物对免疫系统的影响。该指南旨在涵盖蛋白质和多肽、它们的衍生物以及类似结合物的以其作为组分的产品。这些蛋白质和多肽由重组或非重组细胞培养表达系统产生。指南中提供了以下几方面的指导原则：①诱发治疗性蛋白质免疫应答反应的危险因素；②非临床模型的预测性；③分析体液免疫应答和细胞免疫应答的试验；④免疫原性的潜在临床后果；⑤临床安全性；⑥风险管理计划。

诱发免疫应答反应最常见的危险因素包括患者相关、疾病相关和产品相关的危险因素。患者相关危险因素包括年龄和遗传因素，如某些等位基因位点、细胞因子基因多态性，以及可能改变蛋白质药物免疫应答反应的基因缺陷。疾病相关危险因素指自身免疫性疾病、慢性感染性疾病或晚期转移性疾病等病人本身潜在的疾病。产品相关危险因素包括蛋白质结构、配方、聚集、赋形剂和杂质。这些因素肯定会影响免疫原性（EMA，2007）。

非临床模型对蛋白质药物的预测性在不同物种间是不一样的。因此，动物模型中免疫原性的评估通常不能用于预测人体模型。由于大多数蛋白质药物诱导的免疫应答反应可能是由不止一种危险因素引起的，因此，采用或开发适当的筛选和（或）确证性的检验分析方法以准确和可靠地评估蛋白质药物的免疫应答是非常重要的。

免疫原性的潜在临床后果包括可能会导致疗效降低和安全性特征的改变。例如，中和抗体通过结合或靠近活性位点干扰生物学活性，或者通过诱导构象变化导致疗效降低。然而，疗效丧失和安全性特征的改变并不一定是紧密相连的。即使在没有损失效果的情况下，也可能发生与输注相关的反应等安全性问题。另外，蛋白质药物产生的抗体也可以在内源性蛋白质仍然产生的情况下与其发生交叉反应。

关于临床安全性，2007 年 EMA 指南建议采用如下原则：预先授权在临床环境中进行信号检测，评估中和和非中和抗体对产品药动学的影响，以及开展评估生物类似药和参照药之间免疫原性可比性的方法学研究。如 2007 年 EMA 指南所示，这些研究应该有详细的计划而且应该从足够多的患者中系统地收集数据，如此才能表征抗体反应的变异性。

2007 年 EMA 指南还强调应根据指南中概述的原则，在风险管理计划中备注免疫原性的相关风险。风险管理计划应考虑药品研发过程中已明确发现的风险以及上市后可能发生的潜在风险。

12.2.2 美国食品药品监督管理局

2002 年，FDA 发布了研究性新药免疫毒理学评估的指南，以帮助申办者评估药物对免疫系统的影响。指南对以下问题给出了建议：①在毒理学研究过程中应常规评估相关的参数，以确定药物对免疫功能的影响；②何时进行额外的免疫原性研究；③何时提供额外的机制相关信息，以帮助体现给定药物对免疫系统影响的重要性。

2002 年 FDA 指南指出，对免疫系统潜在的不良反应进行评估是药物毒性总体评估的重要组成部分。在实践中，与药物免疫原性有关的两个主要问题是：药物过敏（主要指蛋白质过敏原或与蛋白质结合而变成过敏原的小分子量药物）和改变药品生物学活性的抗药物免疫应答能力［如 PK、PD 和（或）药物毒性］（Schellekens et al.，2003）。在非临床毒理学研究中评估蛋白质药物的致敏原性是很难的。正如 FDA 所指出的那样，虽然免疫原性是蛋白质致敏原的一个重要特性，但并不是所有的蛋白质免疫原都是致敏原（Kimber et al.，1999）。实际上，在标准的非临床毒理学研究中可以观察到免疫毒性的证据，但在某些情况下补充额外的研究信息也是重要的。观察免疫系统效应也应该考虑更多的后续随访研究。

应该指出的是，2002 年 FDA 指南旨在针对药物产品而不是生物制品。FDA 鼓励生物制品的生产企业参考 ICH 指南中概述的原则（ICH，1997），后文将对 ICH 的相关原则做简要介绍。

12.2.3 国际协调会议

1997 年，ICH 发布了生物技术药物临床前安全性评估指南，以帮助申办者进行生物技术药物的临床前安全性评估（ICH，1997）。该指南的主要目标是协助申办者提高支持生物制药研发的临床前安全性数据的质量和一致性。指南的主要目的是为生物技术药物（如包括蛋白质和多肽在内的活性物质、其衍生物以及以它们为成分的产品）的临床前安全性评估提供一个基本的框架。这些生物技术药物包括但不限于细胞因子、纤溶酶原激活剂、重组血浆因子、生长因子、融合蛋白、酶、受体、激素和单克隆抗体等。

正如 1997 年 ICH 指南所指出的，许多用于人类的生物技术药物在动物体内都具有免疫原性。因此，应该对一些抗体反应指标如滴度、反应动物的数量、中和或非中和性进行描述。此外，这些应答反应应该与任何药理学和（或）毒理学的变化相关。具体而言，在结果解释时应考虑抗体形成对药动学/药效学参数、不良反应发生率和（或）严重程度、补体激活或出现新毒性效应的影响。1997 年 ICH 指南还指出应特别注意评估与免疫复合物形成和沉积有关的可能的病理变化。

在评估生物技术药物的临床前安全性时，抗体检测是很重要的。然而，应该注意的是，如 1997 年 ICH 指南所指出的，抗体检测不应该是早期终止临床前安全性研究的唯一标准，除非绝大多数的动物研究都表明该免疫应答中和了生物制药的药理学和（或）毒理学效应。在大多数情况下，对生物制药的免疫应答能力是可变的（可在人体研究中观察到类似的结果）。此外，在许多情况下，在动物体内发现有诱导的抗体形成并不能预测人体内抗体的形成。这是因为人体可能会产生针对人源化蛋白的血清抗体，并且其治疗反应经常持续存在。对重组蛋白产生严重过敏反应的情况在人体内是罕见的。而在这方面，类似的临床前安全性研究对于这类生物制品的常规评估来说并不被认为有什么价值。

　　1997 年 ICH 指南还指出，对于旨在激发或抑制免疫系统的生物技术药物，潜在免疫原性评估是免疫毒理学评估的一个重要方面。因此，生物技术药物不仅可以影响体液免疫反应，还会影响细胞免疫反应。另外，注射部位的炎症反应也可能暗示某些应激反应。还应该注意的是，靶细胞表面抗原的表达可能会改变，这预示着潜在的自身免疫。为了明确这些问题，制订免疫毒理学检测策略时，在进行机制研究之前可能需要开展相关的筛选研究。

12.3　检验方法确立 /验证

　　免疫原性研究必须采取适当的策略来确立适当的筛选和验证性检验分析方法，以测量针对蛋白质药物的免疫应答。检验方法必须能够区分中和与非中和抗体，并能用于关键的临床试验，同时可在后续授权研究中得到验证。

12.3.1　检验方法确立

　　如 2007 年 EMA 指南所示，生物制品诱导产生的不必要免疫原性可能包括体液免疫应答和细胞免疫应答。因此，选择和（或）开发用于评估这类免疫应答的检验分析方法是非常重要的。在实践中，由于技术上的可行性且经常又与临床安全性和有效性直接相关，所以更关注抗体的检测和分型。但细胞介导的反应可能也起着重要的作用，申请人需要根据具体情况考虑其评估。

12.3.1.1　筛选试验

　　筛选试验应能够检测所有抗体阳性样品/患者中针对生物制品诱导产生的抗体。这意味着检测不可避免地会出现一些假阳性结果，因为筛选试验通常是不可能达到绝对高的特异度的，同时还必须避免假阴性结果。筛选试验的理想特性指标是灵敏度、特异度、精密度、可重复性和稳健性。

12.3.1.2　抗体存在确证试验

　　该类试验用于排除最初筛选试验结果假阳性的样品/患者。可以采用多种方法完成试验，但是选择时需要考虑筛选试验的局限性和特性。为了保证特异性，简单地重复前面的筛选试验通常是不够充分或不恰当的。

12.3.1.3　抗体特异性分析试验

　　在某些情况下，能够提供关于检测到抗体的特异性信息的分析试验还是有用的。这些数据有助于确认免疫反应的特异性。

12.3.1.4　中和试验

　　评估抗体的中和能力通常需要使用生物测定。必须选择或者开发一种对生物制品反应良好的检验分析方法。用于测量生物制品效价的生物测定法（例如以批签发为目的）通常适用于评估中和抗体。但是如果要准确完美地测量抗体的中和能力，经常需要改良这些生物测定方法。如果基于细胞的中和试验方法不可行/可用，则可以考虑竞争性结合的测定方法或其他替代方法。但是，如果使用这些方法，同时必须要证明它们能正确且恰当地反映中和能力/效能。

12.3.2 检验方法验证

检验方法验证需贯穿整个产品的研发过程。用于关键性临床试验的分析检验方法需要依据其预期目的进行验证。必须执行确证性研究以确定检验方法能正确地反映对相关分析物的线性、浓度依赖性反应，以及适当的准确性、精密度、灵敏度、特异性和稳健性。对于关键的临床试验，使用中心实验室来进行检验测定可能有助于避免实验室间的差异。在上市后的研究中考虑实验室间的差异也是至关重要的。

2007 年 EMA 指南指出，必须对检验方法进行验证以表明样品中存在的试剂或物质所引起的基质效应不会对结果产生不利影响。这通常是通过进行"恢复"研究来解决的，即观察基质中存在这些物质与不存在时反应差异。这需要对待检测样品的全部稀释度范围进行研究，并且至少在某些情况下限制可以进行有效评估的稀释度。

应该注意的是，存在于患者血液中的残余生物制品可以与诱导产生的抗体复合，并因此减少检测方法测定的抗体数量。检测方法、形式及抗体特征不同，对检测结果的影响不同。如果这种情况发生，可以通过多种方法避免/消除，例如用酸分解免疫复合物，用固相吸附除去过量的生物制剂，延长温育时间，以及（或）使用允许样品充分稀释的检测方法。这些方法本身必须经过有效性能的验证，并根据需要辩证地选择使用。在某些情况下，这个问题可以通过适当延长药品给药和抗体评估取样之间的时间间隔来克服，即在取样前确定药品能在体内循环中清除代谢干净。但需确保后一种方法不会明显地影响抗体的检测或患者的治疗。

如果在接受治疗的患者体内检测到抗体，则需要对这些抗体进行特征描述以确定其临床意义。这通常涉及抗体特征的免疫学和（或）生物学评估以及抗体（或其他诱导的免疫反应）对生物制品的作用研究。其中一些可以通过体外研究中的非抗体检测方法来解决，但是也可能需要对接受治疗的患者进行临床评估。

12.4 免疫原性研究设计

大多数生物制品/生物来源蛋白质药物诱导的非必要免疫反应，可能由不止一个因素引起。这种免疫反应是复杂的，而且可能导致潜在的不良反应。由蛋白质药物引发的免疫应答其结果轻至没有任何临床意义的抗体短暂出现，重至严重危及生命。非必要免疫应答的潜在临床后果有蛋白质药物的有效性丧失、严重的免疫反应如过敏反应，以及对于用于替代治疗的蛋白质药物，在某些情况下仍然可以产生与内源性对应物的潜在交叉反应。因此，免疫原性研究需要细致的前瞻性设计，以确保所有必要的程序在临床评估开始之前到位。下文将介绍免疫原性研究的基本设计、危险因素的确定、检验方法的选择和评估、数据收集和分析，以及分析结果的解释。

12.4.1 研究设计基本考量

如 2007 年 EMA 关于生物制蛋白质药物免疫原性评估的指南所述，免疫原性研究应该有详细的计划，而且应该从足够多的患者中系统地收集数据，以表明抗体反应的变异性。下文将简要介绍关于免疫原性研究的一些基本设计考虑。

12.4.1.1 患者人群

研究的患者人群应该能够代表临床应用的整个目标人群，尽量选择同质的患者人群。由于存在易感性的差异，来自于健康志愿者的免疫原性数据可能不适用。对于大多数生物类似药，免疫原性研究应该选择首次暴露的患者人群。儿童应分别独立研究。

12.4.1.2 随机化

2007 年 EMA 指南建议，如果可以，应该采用按年龄分层随机分组。

12.4.1.3 洗脱期

对于免疫原性研究，建议在可能影响免疫应答的前续治疗后包括一个足够长的洗脱期。洗脱不应该只考虑清除，必要时还需考虑药效的反作用。

12.4.1.4 抗体反应的变异性

为了比较评估生物类似药和参照药之间的免疫原性，产品间和产品内变异性是不可避免要考虑的。产品间变异性是指生物类似药间或相同种类不同药品间的变异，而产品内变异性是由于同一产品不同批次型号、不同适应证或不同患者人群间的变异。据报道，生产过程的变化可以显著改变其免疫原性。产品间和产品内变异性的评估可用于检测免疫原性。例如，如果药品发生改变，在分析比较药品内在的免疫原性时，应该选择能够检出差别的适应证人群（如对免疫原性易感的人群）。

12.4.1.5 样本量

由于预期的免疫应答率较低，如果在某预先定义的显著性水平上确实存在差别，则在期望的检验效能下检测出此有临床意义的相对很小的差异可能需要很大的样本量。但在实践中，大样本量往往不太可行。Chow 和 Chiu (2013) 提出了基于精度分析和敏感性分析的概念来选择/验证样本量。本章下一节将会讲述其具体细节。

12.4.1.6 替代终点

在某些情况下，替代终点如药效学参数可用于评估免疫原性。在这种情况下，如 2007 年 EMA 指南所示，替代终点应与临床相关终点相关联且必须充分证明其合理性。

12.4.2 危险因素

影响蛋白质药物免疫原性的因素有很多，它们可以是与患者相关的、与疾病相关的和与产品相关的各种因素。可能使个体发生免疫应答的患者相关因素包括基础疾病、遗传背景、免疫状态（包括免疫调节治疗）及给药方案等。产品相关因素也可能影响免疫反应，例如制造过程、配方和稳定性。虽然在上市许可之前需要关于蛋白质药物可能的非必要免疫反应的数据，但在批准上市后阶段仍然会遇到问题。在上市许可申请中，申请人应全面参照相关模块中的数据，在各概述部分描述相关的免疫原性调查概要。根据蛋白质药物的潜在免疫原性和疾病的罕见程度，获批之前的免疫原性数据所提示的信息可能有限。有必要在上市许可后进行进一步的系统性免疫原性检测，并且尽可能将其包含在风险管理计划中。

最常见的患者相关危险因素是年龄和遗传因素，如某些等位基因位点、细胞因子、基因多态性以及可能改变蛋白质药物免疫应答反应的基因缺陷。疾病相关危险因素指自身免疫性疾病、慢性感染性疾病或晚期转移性疾病等病人本身的潜在疾病。实际上，同时伴随使用免疫抑制剂可以降低针对蛋白质药物产生的免疫反应。因此，预期伴随治疗可以降低蛋白质药物诱发免疫应答的风险。因此，2007 年 EMA 指南指出，如果临床试验中伴随使用免疫抑制剂，则宣称某蛋白质药物可以单独使用时，必须同时提供其在单一疗法中免疫原性特征的充足临床证据。产品相关危险因素包括蛋白质结构、配方、聚集、赋形剂和杂质等。这些因素都会影响免疫原性。因此，建议免疫原性研究有详细的计划，而且应该从足够多的患者中系统地收集数据，以表明抗体反应的变异性。

12.4.3　检测分析方法的选择/评估

这部分内容适用于测量和描述抗体特征的检测分析方法以及用于抗体诱导临床应答时的评估方法。其中大部分需要考虑药物、患者和预期的临床参数，视具体情况而定。这些研究可以提供关于生物制品免疫原性、其特征和潜在临床后果的有价值的信息。它们对于生物类似药的免疫原性比较性试验研究或跟踪已有产品引入后续生产/工艺后发生的变化可能是有价值的。然而，由于通常可用于研究的病例数目有限，在批准上市前阶段，这些研究可能不会检测到某些水平上发生的非必要的免疫原性反应。考虑到这点，作为药物警戒监测的一部分，通常有必要继续对非预期的免疫原性及其上市后的临床意义进行评估。甚至在一些情况下，可能需要上市后的临床研究来确定与非预期免疫应答有关的危险因素。

12.4.4　数据收集和分析

2007 年 EMA 指南建议，临床研究中应详细设计好免疫原性的评估，包括从足够数量的患者中系统收集数据。对于给定的产品，抽样在整个研究中应该做到标准化（如基线抽样、治疗中和后续抽样）。每种产品的抽样计划应根据具体情况而定，同时还要考虑与诱发患者非预期免疫反应相关的危险因素。为充分了解免疫应答的临床后果，应收集其疗效和安全性的相关数据。同时，在风险管理计划中应进一步强调有关免疫原性的问题。

12.4.5　结果解释

2007 年 EMA 指南指出，在结果解释时必须制订明确的标准来确定样品的阴性或阳性，以及如何进一步验证阳性结果。这些方法可能会因检测分析方法等不同而有所差异，因此需要视情况而定。确定免疫原性分析阳性界值的常用程序是测定试验背景。应该优先使用统计方法来确定检测的界值。或者，可以使用实际数据（如双重背景值）来确定最低阳性结果。

12.5 免疫原性研究样本量

免疫原性研究中的预计免疫应答发生率很低。在这种情况下，为检测出有临床意义的差异而采用常用的事前效能分析计算样本量可能是不可行的。我们可以考虑采用精度分析而非效能分析来选择合适的样本量以助于某些统计推断。本节中将介绍一个基于精度分析的简单程序，以便在免疫原性研究中选择合适的样本量。另外，本节还介绍了 Chow 和 Chiu（2013）提出的针对发生率极低的特定免疫原性研究期间的数据安全监查策略。

12.5.1 样本量确定

临床试验中常依据事先把握度进行样本量大小的计算，以确保在预先指定的显著性水平上该临床试验预期能正确检测临床上有意义疗效的能力。对于发病率极低的临床试验，基于效能分析的样本量计算往往不太可行。因此，我们建议基于精度分析进行样本量计算。这一节中我们将简要介绍基于效能分析和精度分析的两种样本量计算方法。

12.5.1.1 效能分析

两组平行对照设计研究，假定 x_{ij} 对应于第 i 组第 j 名受试者的某二分类指标概率（例如不良事件发生率、免疫应答率或术后感染发生率），$j = 1, \cdots, n$，$i = T$（试验组），R（参照或对照组），$\hat{p}_i = 1/n \sum_{i=1}^{n} x_{ij}$ 为试验组或对照组对应的发生率。假定 $\delta = p_R - p_T$，为试验组和对照组间发生率之差。为了简化，将检验两组间 p_R 和 p_T 是否相等的假设检验定义如下：

$$H_0 : \delta = 0 \quad vs. \quad H_a : \delta \neq 0$$

因此，备择假设条件下，检验效能 $1-\beta$ 可通过以下公式近似得到（Chow et al.，2007）：

$$\Phi\left(\frac{|\hat{\delta}|}{\sqrt{(\hat{p}_R(1-\hat{p}_R) + \hat{p}_T(1-\hat{p}_T))/n}} - Z_{1-\alpha/2} \right)$$

其中

Φ 是累积标准正态分布函数

$Z_{1-\alpha/2}$ 是标准正态分布的上 $\alpha/2$ 分位数

因此，在显著性水平 α 上达到预期检验效能 $1-\beta$ 时需要的样本量可以通过以下公式计算得到：

$$n_{\text{效能}} = \frac{(Z_{1-\alpha/2} + Z_\beta)^2}{\hat{\delta}^2} \hat{\sigma}^2 \tag{12.1}$$

其中

$$\hat{\delta} = \hat{p}_R - \hat{p}_T$$

$$\hat{\sigma}^2 = \hat{p}_R(1-\hat{p}_R) + \hat{p}_T(1-\hat{p}_T)$$

12.5.1.2 精度分析

另一方面，基于大样本近似正态的两组率差 $\delta = p_R - p_T$ 的 $(1-\alpha) \times 100\%$ 置信区间（confidence interval，CI）的计算方法如下：

$$\hat{\delta} \pm Z_{1-\alpha/2}\,\frac{\hat{\sigma}}{\sqrt{n}}$$

其中

$\hat{\delta} = \hat{p}_R - \hat{p}_T$

$\hat{\sigma} = \sqrt{\hat{\sigma}_R^2 + \hat{\sigma}_T^2}$

$\hat{\sigma}_R^2 = \hat{p}_R(1-\hat{p}_R)$

$\hat{\sigma}_T^2 = \hat{p}_T(1-\hat{p}_T)$

$Z_{1-\alpha/2}$ 是标准正态分布的上 $\alpha/2$ 分位数。

通过 $w = Z_{1-\alpha/2}\hat{\sigma}$ 来表示 CI 的一半，通常指给定样本量 n 下所允许的最大容许误差限（maximum error margin allowed）。实际研究中该最大容许误差限代表选定样本量条件下期望可达到的精度。基于精度分析的样本量确定考虑的就是最大容许误差限。换句话说即在样本量为 n 时，我们有信心两组间发生率的真实差别 $\delta = p_R - p_T$ 落在 $w = Z_{1-\alpha/2}\hat{\sigma}$ 的容许限之内。因此，达到预期精度时需要的样本量可以通过以下公式计算得到：

$$n_{精度} = \frac{Z_{1-\alpha/2}^2\hat{\sigma}^2}{\omega^2} \tag{12.2}$$

其中 $\hat{\sigma}^2 = \hat{p}_R(1-\hat{p}_R) + \hat{p}_T(1-\hat{p}_T)$。

除关注 I 型错误之外，这种方法在选择样本量 n 时需估计两组间的真实差别，同时指定精度大小。通过计算式 12.1 和 12.2，我们也可得到根据效能分析和精度分析得出的样本量之间的关系：

$$R = \frac{n_{效能}}{n_{精度}} = \left(1 + \frac{Z_\beta}{Z_{1-\alpha/2}}\right)^2 \frac{\omega^2}{\delta^2}$$

因此，R 正比于 $\frac{1}{\delta^2}$ 或 w^2。给定检验效能和显著性水平下，当发生率极低或容许误差较大时，基于效能分析计算的样本量远远大于基于精度分析计算的样本量。

一般情况下，$(1+Z_\beta/Z_{1-\alpha/2})$ 总是比 1 大得多（例如，假定检验效能 $1-\beta = 80\%$，显著性水平 $\alpha = 5\%$，则 $(1+Z_\beta/Z_{1-\alpha/2})^2 = 2.04$）。如果 $w/\delta > 0.7$，基于效能分析预期得到的样本量将大于基于精度分析的样本量。当试验组与对照组之间的差异非常小时，基于效能分析确定的样本量将会更大。由效能分析和精度分析确定的样本量的比较结果见表 12.1。固定检验效能 $1-\beta = 80\%$、显著性水平 $\alpha = 5\%$，当 $(\hat{p}_R, \hat{p}_T) = (2\%, 1\%)$ 时，比较两种方法计算得到的样本量。根据精度分析计算得到的样本量要远远小于基于效能分析计算得到的样本量。

表 12.1　基于检验效能分析和精度分析的样本量计算

ω		δ		$n_{效能}$	$n_{精度}$	R
$0.08\hat{\sigma}$	1.37%	$0.04\hat{\sigma}$	0.69%	4906	600	8.2
	1.37%	$0.05\hat{\sigma}$	0.86%	3140	600	5.2
	1.37%	$0.06\hat{\sigma}$	1.03%	2180	600	3.6
	1.37%	$0.07\hat{\sigma}$	1.20%	1602	600	2.7
	1.37%	$0.08\hat{\sigma}$	1.37%	1226	600	2.0
$0.10\hat{\sigma}$	1.72%	$0.04\hat{\sigma}$	0.69%	4906	384	12.8
	1.72%	$0.05\hat{\sigma}$	0.86%	3140	384	8.2
	1.72%	$0.06\hat{\sigma}$	1.03%	2180	384	5.7
	1.72%	$0.07\hat{\sigma}$	1.20%	1602	384	4.2
	1.72%	$0.08\hat{\sigma}$	1.37%	1226	384	3.2
$0.12\hat{\sigma}$	2.06%	$0.04\hat{\sigma}$	0.69%	4906	267	18.4
	2.06%	$0.05\hat{\sigma}$	0.86%	3140	267	11.8
	2.06%	$0.06\hat{\sigma}$	1.03%	2180	267	8.2
	2.06%	$0.07\hat{\sigma}$	1.20%	1602	267	6.0
	2.06%	$0.08\hat{\sigma}$	1.37%	1226	267	4.6

12.5.1.3　敏感性分析

式 12.2 中的 $n_{精度}$ 对 $\hat{p}_R$ 和 $\hat{p}_T$ 很小的变化都很敏感。下述的敏感性分析评估了真实发生率的小偏差产生的影响。参考或对照组的真实发生率有小的变化，即 $p_R' = p_R + \varepsilon_R$，$p_T' = p_R + \varepsilon_T$。此时需要的样本量可以计算为：

$$n_s = \frac{Z_{1-\alpha/2}^2 \hat{\sigma}'^2}{\omega^2} \tag{12.3}$$

其中

$\hat{\sigma}' = \sqrt{\hat{\sigma}_R'^2 + \hat{\sigma}_T'^2}$

$\hat{\sigma}_R'^2 = (\hat{p}_R + \varepsilon_R)(1 - \hat{p}_R - \varepsilon_R)$

$\hat{\sigma}_R'^2 = (\hat{p}_T + \varepsilon_T)(1 - \hat{p}_T - \varepsilon_T)$

$Z_{1-\alpha/2}$ 是标准正态分布的上 $\alpha/2$ 分位数。

假定两组发生率的变化相等 $\varepsilon_R = \varepsilon_T = \varepsilon$。根据式 12.2 和 12.3，我们也可以得到敏感性分析调整后的样本量和基于精度分析得到的样本量之间的关系：

$$\frac{n_s}{n_{精度}} = \frac{(p_R + \varepsilon)(1 - p_R - \varepsilon) + (p_T + \varepsilon)(1 - p_T - \varepsilon)}{p_R(1 - p_R) + p_T(1 - p_T)}$$

$$= \frac{p_R + p_T - p_R^2 - p_T^2 - 2(p_R + p_T)\varepsilon + 2\varepsilon - \varepsilon^2}{p_R + p_T - p_R^2 - p_T^2}$$

很明显，这一比值不依赖于 $Z_{1-\alpha/2}$ 和 w，而变成了与前后变化有关的比值。而且，

$$\frac{n_s}{n_{精度}} < 1, \qquad 如果 \varepsilon > 0$$

$$\frac{n_s}{n_{精度}} > 1, \qquad 如果 \varepsilon < 0$$

和

$$\frac{n_s}{n_{精度}} = 1, \qquad 如果 \varepsilon = 0$$

这意味着，当 $\varepsilon > 0$ 时，根据敏感性分析调整得到的样本量 n_s 比精度分析计算得到的样本量 $n_{精度}$ 小；相反，如果 $\varepsilon < 0$，n_s 将大于 $n_{精度}$。

12.5.1.4 样本量确定步骤

如前所述，对于发生率极低的临床试验，预期把握度下能检测到两组间细小差别所需的样本量大小也许是不可能实现的。基于小差异（绝对变化）调整的样本量可能没有实际意义，相反，可以考虑基于相对变化的样本量调整方法。例如，假定对照组发生率为 2%，试验组发生率为 1%，发生率的绝对变化值为 1% = 2% - 1%。两者差别很小以至于可能不具有任何临床或实际意义，但是如果我们考虑相对变化值，两组间的差别就变得很有意思了，换句话说从 2% 变到 1% 时发生率就下降了 50%。在这一节中，我们介绍极低发生率的临床试验中基于精度分析选择合适样本量的步骤，其中发生率的变化采用相对变化值。

假定 p_T 和 p_R 分别为试验组和对照组免疫应答发生率，按照下述方法定义试验组相对于对照组发生免疫应答的相对改善（或者相对改善百分比）：

$$改善率（\%）= \frac{p_R - p_T}{p_R} \times 100\%$$

需要注意的是，当 $p_R < p_T$ 时，上述计算公式则变成试验组相对于对照组免疫应答相对更差的情况。基于精度分析同时考虑相对改善率，建议按照下述步骤执行以便于最终能够选择合适的样本量：

第一步：确定最大容许误差限。选择一个可接受的最大误差范围。换句话说，即我们有 95% 的把握确信两组间发生率的真正差异会在此最大的误差范围之内。

第二步：选择一个最高的相对改善率。由于很多时候免疫应答发生率的相对改善率往往是一个范围，我们可以选择相对改善率最高时对应的试验组和对照组的发生率组合。

第三步：选择能够达到统计显著性的样本量。根据上面两步，我们就可以选择能够达到统计显著性的样本量（即置信区间范围不包含 0）。换句话说，也就是我们所观察到的统计学差异并不是偶然因素导致的，如果在相同试验条件下重复研究的话，结果是可重现的。

注意，在给定样本量（根据上述的过程）下，我们也可以评估相应的把握度。如果不太确定，可以适当增加样本量。实际上，在预先设定的显著性水平上所选择的样本量应该至少可以达到 50% 的把握度。

12.5.1.5　实例

某生物技术公司想通过临床试验研究评估其产品相对于原研产品的免疫应答情况。假定对照组免疫应答发生率非常低，为 1.7%～2.1%，平均发生率为 1.9%。申办方预期待评估产品的发生率为 1.0%，且相对于对照组此免疫应答发生率的相对改善目标值最低为 50%。采用事先效能分析的方法计算样本量。假设检验显著性水平为 5%，检验效能为 90%，估计试验组与对照组间免疫应答发生率差值为 0.95%，在此基础上若检测出有统计学意义的差别，需要的样本量为 6532 例（每组 3266 例）。由于申办方无法负担这么多的样本，因此这样计算得到的样本量可能不太具有实用价值。根据前面章节的建议，我们可以采取以下步骤来为计划的临床研究选择合适的样本量。

第一步：假定对照组实际的免疫应答发生率为 1.90%，试验组相对于对照组发生率下降 50%，即试验组实际发生率为 0.95%。再假定申办方愿意接受最大 50% 的误差范围，因此我们设定的最大容许误差即为 50%。

第二步：通过表 12.2 选择相对改善率最高时的组合 (p_R, p_T)。可见相对改善率为 53% 时可参考表 12.2 中第二列的数据情况。

第三步：选择一个可以达到统计学意义的样本量。从表 12.2 可以看出试验组和对照组每组样本量 $n=1100$ 时可以达到差别有统计学意义（即两组可检测到的差别并非由偶然因素引起，而且是可以重复的）。

因此，假定对照组免疫应答的真实发生率为 1.9%，试验组相比于对照组的改善率为 53%，后续计划研究若想达到预期精度（最大容许误差范围），需要的总样本量为 2200 例（每组 1100 例）。当确定选择的样本量为 2200 例（每组 1100 例）时，能正确检测出试验组和对照组两组间免疫应答发生率差异（$\delta = p_R - p_T = 1.9\% - 0.9\% = 1.0\%$）相对应的检验效能为 53.37%（表 12.3）。请注意，目前选择确定的样本量并不包含研究过程中可能出现的脱落情况。

12.5.2　数据安全监查策略

对于发病率极低的临床试验，需要大量的样本才能观察到少数的预期反应/事件。时间和成本是临床试验申办方非常关心的问题。在实际临床研究中，如果试验治疗不能达到临床研究的目的，则提前停止试验是非常有意义的。在本节中，根据 Chow 和 Chiu（2013）提出的概率学概述，简要描述了数据安全监查的程序，以帮助申办方就是否该停止试验做出决定。

假定当样本量达到研究计划总样本量的一半（$N' = N/2 = n$）时，需要做一次期中分析初步看一下结果。再假定期中分析结果显示 N' 个受试者中观察到的免疫应答发生率为 p（其中 $p = (p_R + p_T)/2$），然后我们可以按照后文介绍的程序进行数据安全监查（图 12.1）。

表 12.2　样本量及对应 95%CI$_s$（$p_R=1.90\%$）

p_T 及改善率	0.85%　55%			0.90%　53%			0.95%　50%			1.00%　47%			1.05%　45%		
n	下限(%)	上限(%)	效能	下限(%)	上限(%)	效能	下限(%)	上限(%)	效能	下限(%)	上限(%)	效能	下限(%)	上限(%)	效能
200	−1.23	3.33	14.52	−1.30	3.30	13.39	−1.37	3.27	12.35	−1.44	3.24	11.38	−1.51	3.21	10.48
300	−0.81	2.91	19.64	−0.88	2.88	17.97	−0.95	2.85	16.42	−1.01	2.81	14.98	−1.08	2.78	13.66
400	−0.56	2.66	24.71	−0.63	2.63	22.51	−0.69	2.59	20.45	−0.76	2.56	18.55	−0.82	2.52	16.80
500	−0.39	2.49	29.71	−0.46	2.46	26.99	−0.52	2.42	24.46	−0.58	2.38	22.10	−0.64	2.34	19.92
600	−0.27	2.37	34.58	−0.33	2.33	31.40	−0.39	2.29	28.42	−0.45	2.25	25.62	−0.51	2.21	23.03
700	−0.17	2.27	39.30	−0.23	2.23	35.71	−0.29	2.19	32.30	−0.35	2.15	29.10	−0.41	2.11	26.11
800	−0.09	2.19	43.85	−0.15	2.15	39.89	−0.21	2.11	36.11	−0.27	2.07	32.52	−0.33	2.03	29.15
900	0.02	2.12	48.19	−0.08	2.08	43.93	−0.14	2.04	39.81	−0.20	2.00	35.88	−0.26	1.96	32.16
1000	0.03	2.07	52.32	−0.03	2.03	47.81	−0.09	1.99	43.40	−0.15	1.95	39.16	−0.21	1.91	35.11
1100	0.08	2.02	56.23	0.02	1.98	51.51	−0.04	1.94	46.87	−0.10	1.90	42.35	−0.16	1.86	38.01
1200	0.12	1.98	59.91	0.06	1.94	55.04	0.00	1.90	50.20	−0.06	1.86	45.44	−0.11	1.81	40.84

（续表）

p_T 及改善率	0.85% 55%			0.90% 53%			0.95% 50%			1.00% 47%			1.05% 45%		
n	下限(%)	效能	上限(%)	下限(%)	效能	上限(%)	下限(%)	效能	上限(%)	下限(%)	效能	上限(%)	下限(%)	效能	上限(%)
1300	0.16	63.35	1.94	0.10	58.39	1.90	0.04	53.40	1.86	−0.02	48.44	1.82	−0.08	43.60	1.78
1400	0.19	66.57	1.91	0.13	61.56	1.87	0.07	56.45	1.83	0.02	51.33	1.78	−0.04	46.28	1.74
1500	0.22	69.56	1.88	0.16	64.55	1.84	0.10	59.37	1.80	0.05	54.12	1.75	−0.01	48.89	1.71

表 12.3　样本量及对应 95%CI$_s$（$p_R = 2.00\%$）

p_T 及改善率	0.90% 55%			0.95% 53%			1.00% 50%			1.05% 48%			1.10% 45%		
n	下限(%)	效能	上限(%)	下限(%)	效能	上限(%)	下限(%)	效能	上限(%)	下限(%)	效能	上限(%)	下限(%)	效能	上限(%)
200	-1.24	14.95	3.44	-1.31	13.83	3.41	-1.38	12.79	3.38	-1.45	11.82	3.35	-1.52	10.92	3.32
300	-0.81	20.28	3.01	-0.88	18.61	2.98	-0.94	17.07	2.94	-1.01	15.63	2.91	-1.08	14.30	2.88
400	-0.55	25.55	2.75	-0.62	23.36	2.72	-0.68	21.32	2.68	-0.75	19.41	2.65	-0.81	17.65	2.61
500	-0.38	30.73	2.58	-0.44	28.05	2.54	-0.51	25.52	2.51	-0.57	23.17	2.47	-0.63	20.98	2.43
600	-0.25	35.78	2.45	-0.31	32.64	2.41	-0.37	29.67	2.37	-0.44	26.89	2.34	-0.50	24.28	2.30
700	-0.15	40.65	2.35	-0.21	37.11	2.31	-0.27	33.74	2.27	-0.33	30.55	2.23	-0.39	27.56	2.19
800	-0.07	45.32	2.27	-0.13	41.44	2.23	-0.19	37.71	2.19	-0.25	34.15	2.15	-0.31	30.79	2.11
900	0.00	49.77	2.20	-0.06	45.60	2.16	-0.12	41.55	2.12	-0.18	37.67	2.08	-0.24	33.97	2.04
1000	0.05	53.98	2.15	-0.01	49.58	2.11	-0.06	45.27	2.06	-0.12	41.09	2.02	-0.18	37.08	1.98
1100	0.10	57.94	2.10	0.04	53.37	2.06	-0.01	48.85	2.01	-0.07	44.41	1.97	-0.13	40.12	1.93
1200	0.14	61.66	2.06	0.09	56.97	2.01	0.03	52.27	1.97	-0.03	47.62	1.93	-0.09	43.09	1.89

（续表）

p_T 及改善率	0.90%　55%			0.95%　53%			1.00%　50%			1.05%　48%			1.10%　45%		
n	下限(%)	效能	上限(%)	下限(%)	效能	上限(%)	下限(%)	效能	上限(%)	下限(%)	效能	上限(%)	下限(%)	效能	上限(%)
1300	0.18	65.12	2.02	0.12	60.36	1.98	0.07	55.54	1.93	0.01	50.72	1.89	−0.05	45.97	1.85
1400	0.22	68.34	1.98	0.16	63.56	1.94	0.10	58.65	1.90	0.04	53.69	1.86	−0.01	48.76	1.81
1500	0.25	71.32	1.95	0.19	66.55	1.91	0.13	61.60	1.87	0.07	56.54	1.83	0.02	51.46	1.78

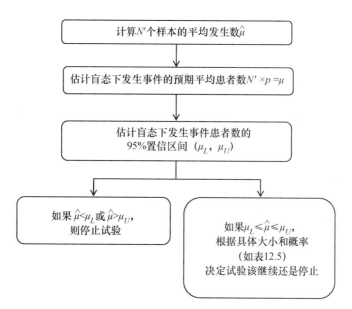

图 12.1 数据安全监查流程图

为便于理解，我们还是使用 12.5.1.5 节中的例子。假定对照组免疫应答发生率为 1.9% 且试验组发生率为 0.95%。因此，盲态下预期免疫应答的总发生率为 1.425%，根据样本量计算发生应答的受试者数为 $15.68 \approx 16$。同时，还可以估计整个临床试验中预期观察值的 95% 置信区间为（8，23）。如果期中分析时观察到的免疫应答发生例数为 23（$\hat{\mu} = 23$，包含在 95% 置信区间内），根据概率学理论可以考虑继续进行试验。表 12.4 列出了总体和各组预期允许的免疫应答发生率和发生例数。如表所示，对整个临床试验而言，如果 $\hat{\mu} = \mu_U$，对照组预期发生免疫应答的平均例数和 95% 置信区间分别为 28 和（16，40），试验组分别为 14 和（6，23）。根据样本量的可能组合，每例受试者可能发生免疫应答的概率计算方法为 $P(\sum_{i=1}^{n} x_{Rj} \mid p_R) \times P(\sum_{i=1}^{n} x_{Tj} \mid p_T)$，具体信息参考表 12.5。

表 12.4　期中分析时容许每组预期发生免疫应答的例数以及相对应的 95% 置信区间

样本量	期中	目标	对照组			试验组		
	$N' = 1100$	$N = 2200$	$n_R = 1100$			$n_T = 1100$		
	预期发生例数		下限	均值	上限	下限	均值	上限
上限	23	47	16	28	40	6	14	23
均值	16	31	12	21	30	4	10	17
下限	8	16	8	14	19	3	7	11

12.5.3　贝叶斯法

如前所述，样本量的计算公式是基于频率学派的概念推导出来的，计算时所需要的参数常常需通过既往研究或者小型预试验提供的信息获得。实际上，通过贝叶斯法可以进一步改善达到期望精度所需的样本量。为更好地说明，根据精度分析且结合无先验信息的贝

表 12.5　不同样本量组合可能发生免疫应答的概率

发生率 对照	发生率 试验	概率(%)	发生率 对照	发生率 试验	概率(%)	发生率 对照	发生率 试验	概率(%)	发生率 对照	发生率 试验	概率(%)	发生率 对照	发生率 试验	概率(%)
16	6	1.71	21	6	5.84	26	6	9.17	31	6	10.17	36	6	10.30
16	7	3.00	21	7	10.26	26	7	16.10	31	7	17.87	36	7	18.10
16	8	4.69	21	8	16.05	26	8	25.19	31	8	27.95	36	8	28.31
16	9	6.66	21	9	22.78	26	9	35.76	31	9	39.68	36	9	40.19
16	10	8.73	21	10	29.83	26	10	46.83	31	10	51.96	36	10	52.62
16	11	10.68	21	11	36.53	26	11	57.34	31	11	63.62	36	11	64.44
16	12	12.39	21	12	42.36	26	12	66.50	31	12	73.78	36	12	74.73
16	13	13.76	21	13	47.04	26	13	73.84	31	13	81.93	36	13	82.98
16	14	14.78	21	14	50.53	26	14	79.31	31	14	88.00	36	14	89.13
16	15	15.49	21	15	52.95	26	15	83.11	31	15	92.22	36	15	93.40
16	16	15.95	21	16	54.52	26	16	85.58	31	16	94.96	36	16	96.18
16	17	16.23	21	17	55.49	26	17	87.10	31	17	96.63	36	17	97.87
16	18	16.39	21	18	56.04	26	18	87.97	31	18	97.60	36	18	98.85
16	19	16.48	21	19	56.34	26	19	88.44	31	19	98.13	36	19	99.39
16	20	16.53	21	20	56.50	26	20	88.69	31	20	98.40	36	20	99.67
16	21	16.55	21	21	56.58	26	21	88.81	31	21	98.54	36	21	99.80
16	22	16.56	21	22	56.62	26	22	88.87	31	22	98.60	36	22	99.87
16	23	16.56	21	23	56.63	26	23	88.90	31	23	98.63	36	23	99.90
17	6	2.38	22	6	6.70	27	6	9.52	32	6	10.23	37	6	10.31
17	7	4.18	22	7	11.76	27	7	16.71	32	7	17.96	37	7	18.10
17	8	6.54	22	8	18.40	27	8	26.14	32	8	28.10	37	8	28.32
17	9	9.29	22	9	26.13	27	9	37.12	32	9	39.90	37	9	40.20
17	10	12.17	22	10	34.21	27	10	48.60	32	10	52.24	37	10	52.64
17	11	14.90	22	11	41.89	27	11	59.52	32	11	63.97	37	11	64.47
17	12	17.27	22	12	48.58	27	12	69.02	32	12	74.18	37	12	74.75

（续表）

发生率			发生率			发生率			发生率			发生率		
对照	试验	概率(%)	对照	试验	概率(%)	对照	试验	概率(%)	对照	试验	概率(%)	对照	试验	概率(%)
17	13	19.18	22	13	53.95	27	13	76.64	32	13	82.38	37	13	83.01
17	14	20.60	22	14	57.95	27	14	82.32	32	14	88.48	37	14	89.16
17	15	21.59	22	15	60.72	27	15	86.27	32	15	92.72	37	15	93.44
17	16	22.23	22	16	62.53	27	16	88.83	32	16	95.47	37	16	96.21
17	17	22.63	22	17	63.63	27	17	90.40	32	17	97.16	37	17	97.91
17	18	22.85	22	18	64.27	27	18	91.31	32	18	98.13	37	18	98.89
17	19	-22.98	22	19	64.62	27	19	91.80	32	19	98.66	37	19	99.43
17	20	23.04	22	20	64.80	27	20	92.06	32	20	98.94	37	20	99.71
17	21	23.07	22	21	64.88	27	21	92.18	32	21	99.08	37	21	99.84
17	22	23.09	22	22	64.93	27	22	92.24	32	22	99.14	37	22	99.91
17	23	23.09	22	23	64.95	27	23	92.27	32	23	99.17	37	23	99.94
18	6	3.17	23	6	7.48	28	6	9.77	33	6	10.26	38	6	10.31
18	7	5.56	23	7	13.13	28	7	17.17	33	7	18.02	38	7	18.11
18	8	8.70	23	8	20.54	28	8	26.85	33	8	28.19	38	8	28.32
18	9	12.35	23	9	29.16	28	9	38.13	33	9	40.03	38	9	40.21
18	10	16.17	23	10	38.19	28	10	49.92	33	10	52.42	38	10	52.65
18	11	19.81	23	11	46.76	28	11	61.13	33	11	64.19	38	11	64.48
18	12	22.97	23	12	54.23	28	12	70.89	33	12	74.43	38	12	74.77
18	13	25.50	23	13	60.22	28	13	78.72	33	13	82.66	38	13	83.03
18	14	27.39	23	14	64.68	28	14	84.56	33	14	88.78	38	14	89.18
18	15	28.71	23	15	67.78	28	15	88.61	33	15	93.03	38	15	93.46
18	16	29.56	23	16	69.79	28	16	91.24	33	16	95.80	38	16	96.23
18	17	30.08	23	17	71.02	28	17	92.85	33	17	97.49	38	17	97.93
18	18	30.38	23	18	71.73	28	18	93.78	33	18	98.47	38	18	98.91
18	19	30.55	23	19	72.12	28	19	94.29	33	19	99.00	38	19	99.45

（续表）

发生率		概率(%)	发生率		概率(%)	发生率		概率(%)	发生率		概率(%)	发生率		概率(%)
对照	试验		对照	试验		对照	试验		对照	试验		对照	试验	
18	20	30.63	23	20	72.32	28	20	94.55	33	20	99.27	38	20	99.73
18	21	30.67	23	21	72.42	28	21	94.68	33	21	99.41	38	21	99.86
18	22	30.69	23	22	72.47	28	22	94.74	33	22	99.48	38	22	99.93
18	23	30.70	23	23	72.49	28	23	94.77	33	23	99.50	38	23	99.96
19	6	4.03	24	6	8.15	29	6	9.96	34	6	10.28	39	6	10.31
19	7	7.08	24	7	14.32	29	7	17.49	34	7	18.06	39	7	18.11
19	8	11.08	24	8	22.40	29	8	27.36	34	8	28.25	39	8	28.33
19	9	15.73	24	9	31.80	29	9	38.85	34	9	40.11	39	9	40.22
19	10	20.59	24	10	41.64	29	10	50.87	34	10	52.52	39	10	52.66
19	11	25.22	24	11	50.99	29	11	62.29	34	11	64.32	39	11	64.49
19	12	29.24	24	12	59.13	29	12	72.23	34	12	74.58	39	12	74.78
19	13	32.48	24	13	65.66	29	13	80.21	34	13	82.82	39	13	83.04
19	14	34.88	24	14	70.53	29	14	86.16	34	14	88.96	39	14	89.19
19	15	36.55	24	15	73.91	29	15	90.28	34	15	93.22	39	15	93.47
19	16	37.64	24	16	76.11	29	16	92.97	34	16	95.99	39	16	96.24
19	17	*38.30	24	17	77.45	29	17	94.61	34	17	97.69	39	17	97.94
19	18	38.69	24	18	78.22	29	18	95.56	34	18	98.67	39	18	98.92
19	19	38.90	24	19	78.65	29	19	96.07	34	19	99.20	39	19	99.46
19	20	39.01	24	20	78.87	29	20	96.34	34	20	99.48	39	20	99.74
19	21	39.06	24	21	78.98	29	21	96.47	34	21	99.62	39	21	99.87
19	22	39.08	24	22	79.03	29	22	96.54	34	22	99.68	39	22	99.94
19	23	39.10	24	23	79.05	29	23	96.56	34	23	99.71	39	23	99.97
20	6	4.94	25	6	8.72	30	6	10.09	35	6	10.30	40	6	10.31
20	7	8.67	25	7	15.31	30	7	17.72	35	7	18.08	40	7	18.11
20	8	13.57	25	8	23.95	30	8	27.71	35	8	28.29	40	8	28.33

（续表）

对照	发生率 试验	概率(%)	对照	发生率 试验	概率(%)	对照	发生率 试验	概率(%)	对照	发生率 试验	概率(%)	对照	发生率 试验	概率(%)
20	9	19.26	25	9	34.00	30	9	39.35	35	9	40.16	40	9	40.22
20	10	25.22	25	10	44.52	30	10	51.52	35	10	52.59	40	10	52.66
20	11	30.89	25	11	54.52	30	11	63.09	35	11	64.40	40	11	64.49
20	12	35.82	25	12	63.22	30	12	73.16	35	12	74.67	40	12	74.78
20	13	39.77	25	13	70.21	30	13	81.24	35	13	82.92	40	13	83.05
20	14	42.72	25	14	75.41	30	14	87.26	35	14	89.07	40	14	89.20
20	15	44.77	25	15	79.02	30	15	91.44	35	15	93.34	40	15	93.47
20	16	46.10	25	16	81.37	30	16	94.16	35	16	96.11	40	16	96.25
20	17	46.91	25	17	82.81	30	17	95.82	35	17	97.81	40	17	97.95
20	18	47.38	25	18	83.63	30	18	96.78	35	18	98.79	40	18	98.93
20	19	47.64	25	19	84.09	30	19	97.31	35	19	99.32	40	19	99.47
20	20	47.77	25	20	84.32	30	20	97.58	35	20	99.60	40	20	99.74
20	21	47.84	25	21	84.44	30	21	97.71	35	21	99.74	40	21	99.88
20	22	47.87	25	22	84.49	30	22	97.78	35	22	99.80	40	22	99.94
20	23	47.88	25	23	84.52	30	23	97.80	35	23	99.83	40	23	99.97

叶斯法来计算样本量的过程基于下述研究假设：

1. 主要终点指标 x_{ij} 为二分类变量，且服从 Bernoulli 分布。
2. $p_R > p_T$。
3. 假定 $\delta_i \mid \theta, \sigma^2 \sim N(\theta, \sigma^2)$ 且 $\sigma^2 \sim \text{Uniform}(0, 1)$。

我们想要估计服从正态分布且均数 θ 已知、方差 σ^2 未知的数据情况，因此，

$$f(\delta_i \mid \theta, \sigma^2) = \frac{1}{\sqrt{2\pi\sigma^2}} \exp\left\{ \frac{-(\delta_i - \theta)^2}{2\sigma^2} \right\} \quad \text{且} \quad \pi(\sigma^2) = 1$$

$$L(\delta_i \mid \theta, \sigma^2) = \prod_{i=1}^{n} f(\delta_i \mid \theta, \sigma^2) = \left[2\pi\sigma^2\right]^{-n/2} \exp\left\{ \frac{-\sum_{i=1}^{n}(\delta_i - \theta)^2}{2\sigma^2} \right\}$$

因此，可以得到后验分布如下：

$$\pi(\sigma^2 \mid \theta, \delta_i) \propto (\sigma^2)^{-\frac{n}{2}} \exp\left\{ \frac{-\sum_{i=1}^{n}(\delta_i - \theta)^2}{2\sigma^2} \right\}$$

$$\pi(\sigma^2 \mid \theta, \delta_i) \sim \text{Inverse-gamma}\left(\alpha = \frac{n}{2} - 1, \beta = \frac{-\sum_{i=1}^{n}(\delta_i - \theta)^2}{2} \right)$$

因此，通过以下迭代步骤可以获得达到期望精度所需的样本量：

第一步：预先设定一个猜测值 n_0。

第二步：通过 Inverse-gamma $\left(\alpha = \frac{n}{2} - 1, \beta = \frac{-\sum_{i=1}^{n}(\delta_i - \theta)^2}{2} \right)$ 得到 σ^2。

第三步：利用第二步得到的 σ^2 根据式 12.2 计算样本量 n。

第四步：如果 $n \neq n_0$，令 $n_0 = n$ 再重复步骤；如果 $n = n_0$，令 $n_b = n$。

如此，基于贝叶斯法得到样本量 n_b，经过几次迭代后其在概率上将收敛于 n。

12.5.4　小结

对于发生率极低的临床试验，如果真正存在一定的差异，在预期检验效能下正确检测出这种微小的、有临床意义的差别所需的样本量通常非常大。如此庞大的样本量可能不具有实际应用价值。在本章中描述了另外一种基于精度分析同时结合敏感性分析的方法，该方法减少了达到期望精度同时又有一定统计学把握时所需的样本量。因此，建议采用上述的步骤选择合适的样本量。另外，在建议的适当样本量的选择过程中也考虑到了相对改善率。

对于发生率极低的临床试验，观察到少数的反应常需要大量样本。时间和成本往往是临床试验申办方更关心的问题。实际上，如果试验治疗不能达到研究目标，则提前停止试验可能是有意义的。因此，本章提出了基于概率陈述的统计数据安全监查策略，以帮助申办方做出试验是否应该停止的决定。如果观察到的反应发生率包含在 95% 置信区间范围内，我们可以根据可能的样本量组合估计每例受试者发生事件的概率；否则，则停止试验。

12.6 结语

随着越来越多的生物制品/生物来源蛋白质药物用于治疗，免疫原性问题已经成为一个受关注的安全性问题，因为这些产品可能在治疗的患者中诱导不必要的免疫应答。由蛋白质药物诱导的这种免疫反应其临床后果可能导致效能损失或重至危及生命。

非临床研究可能有助于解释潜在免疫原性研究和重复剂量毒性研究的可比性。采取适当的策略开发能充分用于筛选和确证的试验以测量针对治疗用蛋白质的免疫应答是必要的。检验分析方法应能区分中和抗体和非中和抗体，且经过验证和标准化。

13

CMC 对生物制品的要求

13.1 引言

正如前面章节所述，生物制剂和小分子药物之间有一些根本的区别。小分子药物是由化学合成制备的，通常对工艺变化不敏感，而生物制品由活细胞或生物体制成，对工艺变化非常敏感。生产条件的微小变化可能导致临床结果的急剧变化。实际上，即使是生产工艺的轻微改变，也会导致生物制品重要特性的变化。生物制品具有复杂三维结构并包含蛋白质异构体混合物，比小分子药物大 100 或 1000 倍。生物制品是不均匀的混合物，目前的分析方法不能充分描述这些复杂分子的特征，以确认与参比生物制剂的结构等效性。

由于生物制品是在生命系统中制造的，而生命系统本身就具有不确定性，因此生物制品会受到生产体系工艺方法的影响。除生产体系以外，生物制品还容易受到环境因素的影响。因此，生物制品源于生产工艺的原因会产生一系列独特的病理机制。所以，确保使用一致且可重复的过程制造生物制品是至关重要的，既符合适用的法规，也可以保证生物制品的安全性、纯度和效价（效力）。

在美国，对生物制品的监管要求编纂在《联邦管理法规》（Code of Federal Regulations，CFR）第 21 章第 600 节（21 CFR 600）中。欧洲联盟（欧盟）生物类似药的 CMC 要求在 ICH 通用技术文件（Common Technical Document，CTD）质量模块 3 中，其补充信息展示了在质量属性中与参比药品的可比性或相似性。目前，美国建议参照 CTD 格式提交药品信息，包括一般信息、制造、特征鉴定、控制、参比标准、封装系统和稳定性（表 13.1）。

表 13.1　CTD 格式模块 3

章节（Section）	内容（Description）
3.2.S.1	一般信息
3.2.S.2	制造
3.2.S.3	特征鉴定
3.2.S.4	控制
3.2.S.5	参比标准
3.2.S.6	封装系统
3.2.S.7	稳定性

在下一节中，对生物制品的 CMC 要求做了简要说明。13.3 节简要介绍了制品特性和规范，然后是在提交生物制品许可申请（Biologics License Application，BLA）中常见的错误。同样，13.4 和 13.5 节讨论了 BLA 提交中对生产工艺验证和质量控制/保证的要求。13.6 节综述了 CMC 对参比标准、容器和密封系统以及稳定性的要求。本章最后一节给出了一些总结。

13.2 CMC 开发

制造生物类似药制品的典型流程如图 13.1 所示。从图 13.1 中可以看出，生物类似药制品的化学、制造和控制（chemistry，manufacturing，and controls，CMC）的进展始于表达系统的建立（Wolff，2011）。细胞系通常在细菌、酵母和哺乳动物宿主菌株中选择，然后插入正确的 DNA 序列。随后用细胞筛选和选择的方法建立一个主细胞库（Chen，2009）。为了提供微生物的纯度或无菌性和一致性信息，需要对主细胞库进行广泛的特征鉴定（CBER/FDA，1993）。

如 Chen（2009）指出的，大量蛋白质的生产涉及开发稳健和可扩展的发酵及纯化工艺。发酵的目标是提高表达水平，即便有缺陷也不影响正确的氨基酸序列和翻译后修饰。实现高表达需要优化培养基和生长条件，以及有效的提取和回收程序。正确的氨基酸序列和翻译后修饰需要验证。对于在工艺条件下具有聚合倾向的蛋白质，进行不溶性蛋白质的增溶和再折叠有时是必要的。细胞库和生产工艺的差异可能导致产生与原研药不同的杂质。

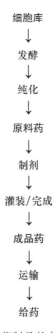

细胞库

↓

发酵

↓

纯化

↓

原料药

↓

制剂

↓

灌装/完成

↓

成品药

↓

运输

↓

给药

图 13.1 生物类似药制品的典型制造流程

Chen（2009）还指出，纯化工艺需要尽可能去除宿主细胞蛋白质、DNA、培养基成分、病毒和代谢副产物等杂质。对于生物类似药制造商而言，接受适当的产量损失以达到高纯度是很重要的，因为任何以牺牲纯度为代价的产量增加都是不能接受的，并且会产生临床后果。最终产品将经过配制、无菌过滤，并被灌装/完成到最终的容器中。配方成分的选择从用于适当控制 pH 的碱性缓冲液种类和等渗调节的盐开始。可能需要表面活性剂来防止蛋白质被吸收到容器表面或水-空气界面或其他疏水表面。需要稳定剂来抑制聚集、氧化、脱酰胺和其他降解。容器和密封系统可以是玻璃瓶、橡胶塞、铝制密封件或者预填充注射器或静脉注射袋。容器和密封的完整性需要通过无菌或染料渗漏测试来验证。生物制剂不是纯物质，它们是不均匀的混合物。

根据现行的生产质量管理规范（current Good Manufacturing Practice，cGMP），每批用于临床或商业用途的生物制品都需要进行药品特征鉴定，如一致性、规格、质量、纯度和安全性（USP/NF，2000）。这些测试通常由一组检定试验完成（表 13.2），以确保产品符合预定义的一致性、规格（效价）、质量、纯度和安全性的说明。应该注意的是产品的纯度通常是通过多个检定试验来测量的，测定不同的产品相关变异体（有生物活性）或产品相关杂质（无生物活性）。还应该注意的是，生物制品是注射用药品，通过无菌工艺填充到最终容器中，因此微生物的控制至关重要。因此，建议在参比生物制品的质量保证/控制的变化范围内设定生物类似药的规范。制品的一级序列、高级结构、异构体、异质性、产品变异体以及杂质和工艺杂质等方面的特征鉴定可以在选定的批次上进行。物理化学特性的检测包括 IEF、CE、HIC、LCMS、糖分析、N-端和 C-端测序、氨基酸分析、分析超速离心法、CD 和 DSC（Chirino et al.，2004；Kendrick et al.，2009）[①]。

表 13.2　生物制品特征鉴定方法

检测类型	检测方法
一致性	免疫印迹（Western blot），肽图谱（peptide mapping），等电聚焦电泳（isoelectric focusing）
规格（Strength）	A280（nm）紫外光吸收法测定蛋白质浓度
纯度	SDS-PAGE，SEC-HPLC，IEX-HPLC，RP-HPLC
质量	外观，颗粒物（particulates），pH，渗透压（osmolality）
效价	体内或体外生物活性检测
安全性	内毒素，无菌检测，残余 DNA，宿主细胞蛋白质

* 译者注：SDS-PAGE，sodium dodecyl sulfate polyacrylamide gel electrophoresis，十二烷基硫酸钠聚丙烯酰胺凝胶电泳；SEC-HPLC，size exclusion-high-performance liquid chromatography，尺寸排阻高效液相色谱；IEX-HPLC，ion exchange-high-performance liquid chromatography，离子交换高效液相色谱；RP-HPLC，reverse phase high-performance liquid chromatography，反相高效液相色谱。

生物制品在储存、运输和处理过程中对环境的影响非常敏感。温度偏离、移动和在紫外线下暴露都可导致蛋白质降解。产品有效期需要基于实时的稳定性数据。稳定性项目还应该包括加速或压力研究，以获取对降解情况的了解。使用期间的稳定性研究旨在验证运输条件或处理程序对药品不会产生不利影响。

---

　　①　译者注：IEF，isoelectric focusing，等电聚焦电泳；CE，capillary electrophoresis，毛细管电泳；HIC，hydrophobic interaction chromatography，疏水色谱；LCMS，liquid chromatography mass spectrometry，液质联用技术；CD，circular dichroism，圆二色性光谱；DSC，differential scanning calorimetry，差示扫描量热法。

13.3 制品特征鉴定和规范

13.3.1 概述

生物类似药的生产商通常无法获得原研药的生产工艺和产品规范，因为这些都是专利知识。为了开发一种生物类似药，生物类似药生产商需要首先确定市售生物制品作为参比生物制品。然后，对参比生物制品进行详细的特征鉴定。从参比生物制品特征鉴定中获得的信息，随后可以用来指导生物类似药制品的工艺开发及比较测试，以证明生物类似药制品和参比生物制品之间的相似性。然而，应该注意的是，生物类似药制品可能由一套全新的工艺制造，它可能基于不同的宿主/载体系统，具有不同的工艺步骤、设施和设备。

13.3.2 原料特征鉴定

原料应该明确一致性，且在纯度、效价和微生物污染方面有指定的标准。应该建立释放和稳定性属性的验收标准。应该在 IND 中提供释放和稳定性测试的结果，也应该在 IND[①] 中提供支持原料特征鉴定的原始数据。应描述以下特征：

安全性——通过规定生物负载和内毒素混杂工艺相关污染物的范围来确保，这些通常以 LAL[②] 测试、兔热原测试和细菌培养方法来描述。

纯度——评估纯化工艺去除工艺相关杂质（例如内源性病毒、宿主细胞蛋白质、DNA、浸出物、消泡剂、抗生素、毒素、溶剂、重金属）、产品相关杂质（例如聚集体、分解产物、氧化引起的产品变异体、脱酰胺化、变性、单克隆抗体中 C 端赖氨酸丢失）和制品物质（制品活性变异体）的能力。纯度的特征鉴定方法包括但不限于：

1. 反相高效液相色谱（RP-HPLC），肽图检查，质谱（MS）
2. 十二烷基硫酸钠-聚丙烯酰胺凝胶电泳（SDS-PAGE），免疫印迹分析，毛细管电泳
3. 分子排阻色谱（SEC），分析超速离心（AUC），场流分离（FFF），光散射
4. 离子交换色谱
5. 糖分析（毛细管电泳，高 pH 阴离子交换色谱，唾液酸等电聚焦电泳）

一致性——一致性是指目标蛋白质的特异性，特别是同一生产设备中会产生与目标蛋白质密切关联的蛋白质产物时。通常通过 N-末端测序、肽图检查法或免疫测定（酶联免疫吸附试验、免疫印迹法）等方法对一致性进行分析。

效价——要求评估制品的生物活性。检定应该与蛋白质的作用机制有关。对于单克隆抗体或 Fc 融合蛋白，结合检定用于早期开发可能足够了，但应该开发与作用机制相关的功能检定。如果作用机制未知，则可能需要检定多种生物活性并阐明高级结构。效价通常是通过动物试验、基于细胞试验、报告基因或生化方法（例如酶活性）来描述的。

规格——蛋白质含量，可以通过放射免疫测定、酶联免疫吸附试验、紫外吸收、考马

---

① 译者注：IND，Investigational New Drug，新药研究申请。
② 译者注：LAL，Limulus amebocyte lysate，鲎试验。

斯亮蓝法来描述。

稳定性——原料的稳定性应通过合适的稳定性指示检定来证明。

13.3.3 制品特征鉴定

同样，在生物制品许可申请中应该提供如安全性、纯度、一致性、效价、规格、稳定性和容器封闭性等特征鉴定。

安全性——最终的注射药品应该是无菌的，并且内毒素在规定的限度内；应该筛选和监测免疫原性。通过用人序列取代鼠序列成功降低了单克隆抗体的免疫原性。

纯度和特征鉴定——产品和工艺相关杂质以及产品相关物质应该在规定的限度内。

一致性——是指目标蛋白质的特异性，尤其是在同一生产设备中会产生与目标蛋白质紧密关联的蛋白质产物时。

效价——检定应该与蛋白质的作用机制有关；对于单克隆抗体或 Fc 融合蛋白，结合检定用于早期开发可能足够了，但应该开发与作用机制相关的功能检定。如果作用机制未知，则可能需要检定多种生物活性并阐明高级结构。

规格——蛋白质含量。

稳定性——药品在临床试验期间应该保持稳定。

13.3.4 实际问题

在制品特征鉴定过程中，常见的问题包括但不限于：①在理解制品之前拟定规范；②蛋白质结构与潜在安全性/毒性之间关系的知识不充足；③杂质谱的检查不够；④工艺验证/控制不充分。为了纠正或解决这些问题，需要对开发中的生物类似药质量保证/控制采取适当的措施。

13.4 制造和工艺验证

13.4.1 生产工艺

生物制品的典型生产工艺由表达载体（质粒）、细胞库系统［包括主细胞库（master cell bank，MCB），工作细胞库（working cell bank，WCB）和生产终末细胞（end of production cells，EOP）］、原料制造和放行以及药品配制和放行组成（见图 13.2）。举例来说，假设有一个治疗性生物蛋白质制品的生产工艺。表达载体用于：①将基因从一个有机体转移到另一个有机体；②生产大量蛋白质；③描述结构的起源；④质粒图（例如限制性位点、整合位点、启动子、拷贝数）和保持稳定性；⑤目的基因的测序（Markovic，2007）。工作细胞库源自主细胞库，用于启动生产批次。表 13.3 给出了 CMC 所需的细胞库的特征鉴定列表。应该注意的是，外源因子的来源包括细胞基质（例如内源性病毒和外源微生物污染）、原材料（例如细胞培养试剂，如动物和非动物衍生的）和环境（例如水、空气和技术人员）。如图 13.1 所示，发酵和纯化是生产工艺的两个关键组成部分，发酵过程和纯化工艺分别如图 13.2 和图 13.3 所示。

表 13. 3　细胞库的特征鉴定

检测	MCB	WCB	EOP
变异性	×	×	×
一致性	×	×	
纯度	×	×	×
稳定性	×		×
胞核学（karyology）	×	×	
致瘤性（tumorigenicity）	×		×
无菌性	×	×	×
支原体	×	×	×
外源病毒	×		×
物种特异性	×		
反转录病毒	×		×

注：主细胞库（master cell bank，MCB），工作细胞库（working cell bank，WCB），生产终末细胞（end of production cells，EOP）

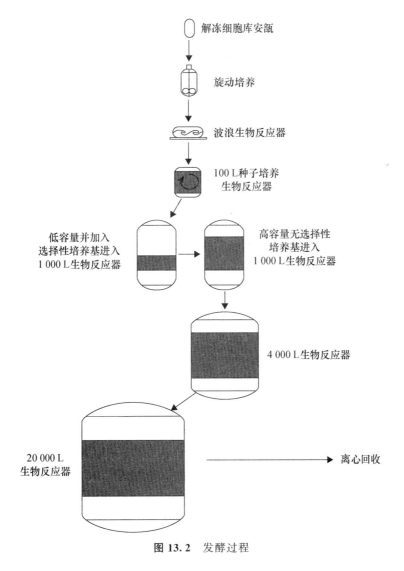

图 13. 2　发酵过程

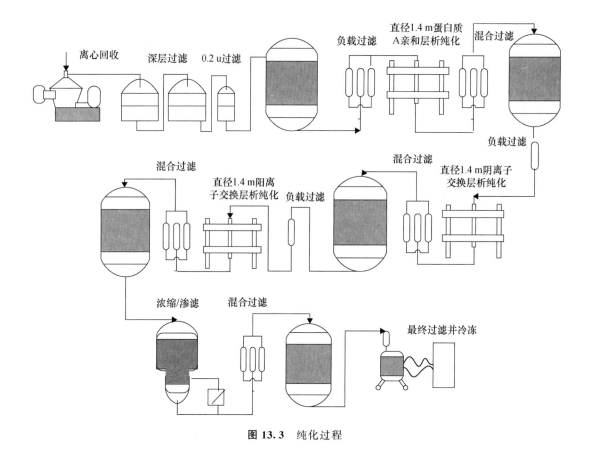

图 13.3 纯化过程

生产工艺的目标是以可控、可重现的方式生产足够数量的优质产品。生产工艺是动态的。变更可以与工艺相关（例如工艺修改、规模扩大或地点改变）。变更可以与方法相关（例如分析方法改进和分析方法替换）。应该彻底考察和理解生产工艺。质量控制应该设计到工艺中，而不是通过分析方法来测试产品。在评估变更时，应该关注：①生物制品是复杂的混合物，控制开始于细胞库，并应针对所有原材料，无论产品是否面临来自原材料、操作者和环境的风险。没有哪种变更可以被假设为是中性的。②仅用放行标准不足以充分评估变更的影响。

13.4.2 工艺验证

Chow 和 Liu（1995）指出，工艺验证的主要目标是提供文件化的证据，证明生产工艺确实做到了其声称的内容。为了实现这一目标，必须开发一个验证方案。验证方案应该包括产品的特征鉴定、制造程序、抽样计划、验收标准以及在生产工艺认定的关键阶段进行的测试程序。基于统计学的抽样计划、测试程序和验收标准，可以充分确信生产工艺做到了其声称的内容。由于生物制品的生产工艺复杂，涉及几个关键阶段，因此对以下问题进行讨论，获得对产品和生产工艺的良好理解是非常重要的：

1. 影响一致性的关键阶段
2. 在每个关键阶段使用的设备
3. 可能的问题

4. 执行的测试程序

5. 抽样计划、测试计划和验收标准

6. 相关信息

7. 作为参考的规范

8. 验证总结

当在生产工艺中观察到问题时，确定问题发生在哪个阶段至关重要，这样可以纠正问题并且使生产工艺能做到其声称的内容。实际上，通常通过对关键阶段的持续监测来评估生产工艺。因此，为了验证生产工艺，建议咨询项目科学家来确定生产工艺的关键阶段。在生产工艺的每个阶段，了解使用的设备及其部件也是有帮助的。这些设备可能会影响制品质量与规范概要的一致性。验证方案应该基于统计的抽样计划、测试计划和验收标准来拟订。抽样计划和验收标准通常如下选择：①如果批次在某一阶段是"可接受的"，则满足验收标准的概率很高（这个概率是 1－生产者风险）；②如果批次在某一阶段是"不可接受的"，那么满足验收标准的概率就很小（这个概率就是所谓的消费者风险）。

13.4.3　常见问题

生产工艺中需注意的常见错误/遗漏包括：①制造和（或）测试地点未注册；②在申请审查周期内制造未计划；③原材料的控制不充分；④工艺理解研究和杂质去除研究的结果未执行或提供；⑤商业化工艺、中间产物保存时间、树脂和膜的再利用周期、缓冲液保存时间、后处理以及中间产物/原料的运输等未验证；⑥未证明制造的一致性（例如，参照预定标准的方案，使用验证过的测试方法，连续 3 次成功运行）；⑦开发中工艺之间的可比性未证明；⑧欠缺填补空缺的留样样品。需要采取适当的措施，纠正或解决这些生物类似药产品在开发中的质量控制/保证问题。

13.5　质量控制/保证

生物制品的制造涉及生物过程和材料，如培养细胞或从生物体中提取材料。这些生物过程可能表现出内在的变异性，因此副产物的范围和性质是变化的。而且，这些培养工艺中使用的材料为微生物污染物的生长提供了良好的基质。因此，生物制品的质量控制/保证通常涉及的生物分析技术比化学药品具有更大的变化性。所以，过程控制在生物医药制品的制造中起着重要的作用。

13.5.1　一般原则

对于生物制品的质量控制，建议遵循以下的一般原则：

过程控制——过程控制在确保生物制品质量一致性方面发挥着重要作用。那些不能在成品上进行且对质量至关重要的控制（例如去除病毒）应该在生产的适当阶段进行。因此，生产工艺的关键阶段需要结合抽样计划、验收标准和测试程序进行确定和验证。

样品留样——在适当的储存条件下，可能有必要保留足量的中间产物样品，允许进行批控制的重复或确认。

质量控制要求——在采用连续培养的情况下，应该特别考虑这种生产方法所产生的质量控制要求。

质量控制的统计过程——对某些生产过程进行连续监测是必要的（例如发酵）。这些数据应该成为批记录的一部分。质量控制的统计过程将有助于在早期识别问题，并采取适当的措施纠正或解决问题。

13.5.2　起始材料

WHO（2010）指出，起始材料的质量和控制应该备有证明文件。证明起始材料达到适合预期使用的质量水平的信息应该提供。因此，起始材料的来源、起源和适用性应该明确界定。在必要的测试需要很长时间的情况下，在测试结果取得之前允许处理起始材料。在这种情况下，成品的放行取决于这些测试的结果满意。

在需要进行起始材料灭菌的情况下，应该注意尽可能通过加热来进行。必要时，其他合适的方法也可用于生物材料的灭活（例如辐照）。

13.5.3　种子批次和细胞库系统

对生物医药制品细胞库系统的质量和控制，建议参考《药品生产质量管理规范指南》（PIC/S，2009）中所述的以下原则。

首先，为了防止反复培养或多次传代所引起的不需要的属性漂移，通过微生物培养、细胞培养或在胚胎和动物中繁殖得到生物医药制品的生产，应该基于一个主要的工作种子批次和（或）细胞库系统。其次，种子批次或细胞库与成品之间的传代次数（倍增、传代）应该与上市许可档案材料一致。工艺的放大和批准后的变更都不应该改变这个基本的关系。

再次，强烈建议对种子批次和细胞库进行充分的特征鉴定，并测试可能的污染物。其适用性应该通过制品连续批次的特征鉴定和质量的一致性被进一步证明。种子批次和细胞库应该以污染或改变的风险最小化的方式建立、储存和使用。在本书的最后一章，进一步讨论了最近发生的病毒污染事件。为了保护种子批次和细胞库及操作人员，在适当控制的环境中建立种子批次和细胞库也是重要的。在建立种子批次和细胞库的过程中，在同一区域或同一个人不应该同时处理其他活的或传染性材料（例如病毒、细胞系或细胞株）。

最后，应该记录种子和库的稳定性和复苏的证据。储存容器应密封，标识清楚，在合适的温度保存。应该谨慎保管库存清单。应该连续记录冷藏室的储存温度，适当监测液氮的储存温度。应该记录任何设定限值的偏离和任何采取的纠正措施。不同的种子批次或细胞库应该注意以避免混淆或交叉污染的方式储存。最好将种子批次和细胞库分开，并将它们存放在不同地点，以使总损失的风险降到最低。

13.5.4　操作原则

从操作的角度来看，应该证明培养基的促生长特性。应该在严格控制的条件下，向发酵罐和其他容器添加材料或培养物以及进行取样，确保维持未污染状态。当进行加样或取样时，应该注意确保容器正确连接。还应该注意的是制品的离心和混合会导致气溶胶的形成，应该防范这些活动。因此，在必要的情况下，防止活微生物转移是很重要的（PIC/S，2009）。

13.5.5 房屋和设备

产品质量的保证依赖于主办者的承诺和设备，涉及制造设施、设施设计和控制，以及健全的质量体系。制造设施、设施设计和控制、健全的质量体系的基本注意事项概述如下。

制造设备——制造设备的一些基本注意事项（常见问题）总结如下：

1. 建筑材料需光滑、坚硬、可清洁。
2. 边缘圆角，接缝处密封。
3. 没有开放的地漏。
4. 不杂乱。
5. 材料、人员和废物的单向流动是首选。
6. 清洁验证对于多用途区域和设备是关键。
7. 气流方向远离产品。
8. 回风低且易接近。
9. 在动态条件下评估空气质量。
10. 每个步骤的水均为最高质量是可行的。
11. 在下游工艺中尽早引进注射用水。

设施设计和控制——设施设计和控制的基本注意事项包括：

1. 充足的工作空间。
2. 合适的设备。
3. 环境控制。
4. 验证系统和设备。
5. 使用合格的清洁剂和消毒剂验证清洁程序。
6. 防止交叉污染的系统和处理废料的系统。

健全的质量体系——健全的质量体系应该集中于以下几点：

1. 原料/库存控制。
2. 环境监测方案。
3. 维护和校准方案。
4. 验证活动，包括计算机系统。
5. 员工培训要求。
6. 内部审计方案。
7. 供应商审计方案。
8. 趋势和监督方案。
9. 记录审查和产品放行。
10. 缺陷和结果偏差程序。
11. 变更控制程序。

13.5.6 实际问题

生物制品生产工艺的质量控制/保证中常见的错误包括：①制造/测试地点未注册；

②申请审查周期内的制造未计划；③原材料的控制不充分；④杂质去除研究的结果未展示或提供；⑤商业化工艺、中间产物保存时间、树脂和膜的再利用周期、缓冲液保存时间、后处理以及中间产物/原料的运输等未验证；⑥参照预定标准的方案进行制造的一致性未证明；⑦开发中工艺之间的可比性未证明；⑧欠缺填补空缺的留样样品。

13.6 参比标准、容器密封系统和稳定性

除了关于生产工艺/工艺验证、产品特征鉴定/规范和质量控制/保证的一般信息之外，完整的 CMC 包还需要包括参比标准的建立、关于容器密封系统的信息以及产品稳定性的证据，这些随后简要描述。

13.6.1 参比标准

生物医药制品可以参照其制造方法来定义。生物医药制品通常由以下制造方法来制备：

1. 微生物培养，不包括源于 r-DNA 技术的培养。
2. 微生物和细胞培养，包括源于重组 DNA 或杂交瘤技术的培养。
3. 从生物组织中提取。
4. 在胚胎或动物中繁殖活生物体。

通过这些方法制造的生物医药制品包括疫苗、免疫血清、抗原、激素、细胞因子、酶和其他发酵产物（包括单克隆抗体和源自 r-DNA 的制品）。

参比标准的特征鉴定通常使用非临床研究批次的一部分进行。制定的参比标准随后用来放行临床批次。随着开发的进展，如果批次老化或先前批次的数量不足，则可能需要一个新的参比标准来解释制造的变更。在这种情况下，随着新的规范逐步形成，生成和（或）认定新参比标准的方案必须纳入新方法。每个参比标准批次的一部分必须保留，以备将来使用或需要。在开发期间，反映制品质量控制中关键降解途径的参比材料需要用做检定开发、控制和验证。

最近，为了评估生物类似药（受试）制品与创新（参比）制品之间的生物相似性，推荐基于（T 与 R）和（R 与 R）之间相对差异的生物相似性标准。将 T 和 R 之间的差异与 R 和 R 之间的差异进行比较，将其用作比较的参比标准。为此，参比标准的建立可以通过进行所谓的 R-R 研究或利用三臂（即 T、R、R）试验（Kang and Chow, 2013）来完成。在 R-R 研究或三臂研究中，建议两个 R 从同一生产工艺的两个不同批次或两个不同的生产工艺（或地点）获得。参比标准的建立将有助于解决"多大程度的相似被认为是类似"的问题以及相似的程度。

13.6.2 容器密封系统

为了满足许可证的监管要求，经常进行提取物和浸出物研究。提取物是在夸大条件下，从容器密封系统和（或）药品运载工具的其他包装部件或溶剂中迁移出来的，而浸出物是在正常使用和存储条件下，从容器密封系统和（或）其他包装部件中自发迁移出来

的。提取物有助于预测潜在的浸出物和选择合适的容器封闭系统。浸出物通常是提取物的一个组分，或通过它们的化学修饰衍生而来。制品中浸出物的来源包括注射器/预填充注射器、安瓿瓶、样品瓶、玻璃瓶、静脉注射袋、用于中间产物的储存袋、封盖（螺旋盖、橡皮塞）和容器衬里（例如内衬管）。工艺设备通常包括不锈钢储罐/生物反应器、管道、垫圈、阀门、环和过滤器净化树脂。

Markovic（2007）指出，浸出物可能会对安全性和产品质量产生影响。例如，当人血清白蛋白的配制变更为使用聚山梨酯时，未改变容器封闭系统（带有无涂层橡胶塞的预装式注射器）。对严重不良事件（纯红细胞再生障碍性贫血）的观察提示浸出物可能作为佐剂触发免疫原性。又例如，当从冻干配方变更成液体配配方时（从橡胶塞浸出二价阳离子），可能引起金属蛋白酶［与药物活性成分（active pharmaceutical ingredients，API）共同洗脱的工艺相关杂质］的活化。这可能会影响产品在 N 端的降解（稳定性研究）。

通常，提取物和浸出物研究中的错误包括缺少来自容器封闭时的提取物和浸出物数据，以及缺少提取物/浸出物数据对制品规范和方法影响的评估（可能的种子微聚集体，可能改变免疫原性特征）。实际上，建议采取适当的措施来解决提取物和浸出物问题。

13.6.3 稳定性

对于原料和药品，有必要收集直立和倒立条件下几个时间点的实时和加速（压力）稳定性数据，以确立原料和药品的有效期。压力研究（例如紫外线、强光、温度和 pH）有助于阐明制品的降解途径和规定验收标准。对于短期稳定性研究，可接受有限时间的稳定性研究。实际中，产生于工程批次的稳定性数据也是可以接受的。应该指出的是，未能证实制品的稳定性可能会引起潜在的保留问题。

为了评估稳定性，应该至少进行以下测试：①安全性（例如生物负荷/无菌）；②纯度（包括制品和工艺相关杂质及产品相关物质）；③唾液酸（如果适用）；④效价；⑤蛋白质含量/规格；⑥pH；⑦外观浸出物（独立研究，不属于常规稳定性测试的一部分）。

在提交生物制品许可申请时，所有稳定性数据的总结包括：来自临床方案的支持数据；支持所选稳定性标示内容的强制降解数据；支持有效期的数据评估；商业批次的稳定性方案；符合 ICH 的稳定性方案数据，在预定的储存条件及商业规模一致性批次下，至少有 6 个月的数据；以及仅用于评估稳定性的方法描述和验证数据。

常见的错误包括批次数量不足，稳定性数据不足，稳定性容器无法代表原料容器密封系统，缺少鉴别稳定性标示检定的强制降解数据，以及欠缺稳定性方案。第 15 章提供了关于稳定性研究要求、设计和分析的更多详细信息。

13.7 结语

典型的生物制品许可申请包括：①FDA 356 h 样式（封面）；②申请者信息；③制品/制造信息；④临床前研究；⑤临床研究和标记。因此，CMC、临床前研究和临床研究是生物类似药开发的 3 个关键组成部分。完整的 CMC 开发要求包括表达系统、培养、纯化、配制、分析和包装。欧盟已经发布了基于参比生物制剂（最初批准的生物制剂）比较测试的生物类似药指南。关于美国对生物类似药的审批，预计其 CMC 包将与欧盟类似，其中包含完整的质量档案，其可比性方案包括详细的制品特征鉴定比较以及降低的临床前和临床研究要求。

对生物制品 CMC 的要求越来越受到世界各地监管机构的关注。以下列出了第一阶段 IND 潜在的 CMC 问题：

1. 临床前和临床批次之间的可比性未证明。
2. 细胞库的特征鉴定不足（例如对外来试剂的测试、一致性分析）。
3. 关于纯度、一致性、效价和安全性的产品特征鉴定不充分。
4. 最终产品放行测试欠缺。
5. 放行和稳定性测试规范欠缺或不合适。
6. 效价检定欠缺或不充分。
7. 制品稳定性的支持数据在临床研究的计划期间内未给出。
8. 高风险制品的免疫原性检定欠缺或不合适。
9. 最终药品的无菌性证据欠缺。

因此，建议在向监管机构提交生物类似药的生物制品许可申请之前，解决前面列出的潜在 CMC 问题。

14

生产工艺的可比性检验

14.1 引言

与小分子药物具有清晰和明确的组成和结构不同，生物制品具有更复杂的成分，通常是生物大分子，包括蛋白质、核酸（DNA、RNA、反义寡核苷酸）或活微生物（如减毒病毒和细菌）。其中，重组蛋白药是迄今为止最常见的生物制品。批准的重组蛋白药种类包括激素、细胞因子、凝血因子、单克隆抗体、疫苗制品、酶和新型复合物。如前所述，生物制品与化合物有许多根本的区别。例如，化学药物通常是低分子量的有机化合物（<1000Da），化学结构简单明确，而生物制品体积更大，结构更复杂。生物制品的平均分子量范围从 4000Da 非糖基化蛋白质到超过 140 000Da 单克隆抗体（Lanthier et al.，2008）。重组蛋白药可折叠成具有 4 个不同层次的三维结构。通过在一个氨基酸的 α-羧基与下一个氨基酸的 α-氨基之间形成的酰胺键，氨基酸聚合成直链，这被称为蛋白质的一级结构。多肽随后折叠成高度规则的局部亚结构，如 α 螺旋和 β 链，形成二级结构。二级结构之间的空间关系被称为三级结构，通过疏水核心、盐桥、氢键、二硫键和翻译后修饰等非局部相互作用而稳定。许多蛋白质由两个或多个多肽链组成，这些连接蛋白质亚基的方式称为四级结构。

与生物制品相比，化合物因较低的分子量而更容易穿过细胞膜快速扩散，并到达细胞内的作用位点。此外，由于生物制剂通常是蛋白质，在口服后会被胃肠道的蛋白酶降解，所以化学药物普遍具有较高的口服生物利用度。因此，生物药物通常注射进入人体，要求很高的纯度和安全性。另一个药动学差别是当化学药物进入生物体内时，通常经过药物代谢过程，即通过细胞色素 P450 超家族（CYPs）等专有酶系进行一系列生化修饰。这个过程通常将化学药物转化为更易溶于水且易排泄的代谢物。这也可能有助于代谢物的活性和毒性。但是生物制品通常不会经历这样的药物代谢，因为它们通常是人体自身最初合成的活性生物分子。

化学药物通常通过与受体或酶等靶标结合而具有药理作用，并改变靶标的活性或功能。例如，小分子药物他莫昔芬用于类固醇激素受体阳性乳腺癌的标准内分泌治疗。它可以竞争性结合肿瘤和其他组织靶标上的雌激素受体，生成核复合物，减少 DNA 合成并抑制雌激素作用和肿瘤细胞增殖。生物制品的药理机制与化合物不同。激素通过减轻其缺乏状况而发挥药理作用。例如，生物合成的人胰岛素用于治疗胰岛素分泌缺陷引起的糖尿病，人生长激素用于治疗儿童生长障碍和成年生长激素缺乏。细胞因子如干扰素-α 可以增强细胞免疫应答并具有抗病毒或抗肿瘤作用。另一类重要的生物制品是单克隆抗体。它们可以特异性抑制其靶标的活动。例如，贝伐单抗是一种人源化单克隆抗体，通过抑制血管内皮生长因子 A 和阻断血管生成来治疗各种癌症（Los et al.，2007）。因此，生物药物和小分子化学药物的药理机制不同。

下一节概述了生物制品的典型生产工艺。14.3 节介绍了生物类似药和参比制品之间原材料或最终产品一致性方面的可比性检验的概念。14.4 节研究了生产工艺之间各阶段关键质量属性可比性的统计检验。本节还包括在各种规范和（或）用户参数下的抽样计划、验收标准、检验程序和统计质量控制（quality control，QC）/保证策略。14.5 节讨论了其他可比性检验，如药动学（pharmacokinetics，PK）可比性检验、药效学（pharmacodynamics，PD）可比性指数及临床疗效可比性研究。最后一节给出了简短的讨论。

14.2　生物制品生产工艺

与通过化学合成过程生成的小分子药物不同，生物制品经常是在活细胞中制造的重组蛋白分子。图 13.1 显示了生物制品从生产到药品使用的典型生产工艺。如图 13.1 所示，一个典型的生物制品生产工艺包括几个关键阶段，如细胞库、发酵、纯化、配制、灌装/完成。以制造重组蛋白药品为例，生产工艺是非常复杂的，包括获取目标基因的表达、基因工程细胞的优化和发酵、产物的澄清和纯化、配制和检测、无菌灌装和包装。这些程序中每一项都包含多个步骤，为了保证生物制品的有效性和安全性，需要严格控制多个条件，例如生物反应器的设计、pH、OD 值、PO_2、PCO_2、温度、浓度等。事实上，由于制造细节是专有的，这些过程通常不能重复，并且任何步骤的差异都可能导致临床相关重要参数的变化，如蛋白质的三维结构、酸碱变异体的数量和翻译后修饰。因此，实际上很难生产出完全相同的生物制品。

实际上，在生产工艺任何阶段发生的微小变更或变化，都可能导致研究中的生物类似药临床结果（例如安全性和有效性）发生剧烈变化，因此建议对生产工艺进行质量控制和确认验证。如前一章所述，生产工艺验证的最终目标是提供文件化的证据，证明生产工艺确实做到了其声称的内容。因此，工艺验证研究必须参照一个有效的验证方案进行。验证方案应该确定生产工艺的关键阶段。在每个确定的关键阶段，应根据验证方案中特别规定的抽样计划和验收标准，对关键质量属性实施适当的检验程序。然后，可以在出现问题的地方采取纠正措施。

开发中的生物类似药取得监管部门批准之后，申办方将非常关心原材料、过程中材料和最终制品的质量能在批准后的生产工艺中保持一致性。因此，在生产工艺所制造制品的质量控制和保证中，建议进行原材料、过程中材料和最终产品的可比性测试。

14.3　一致性指数

在本节中，将关注原材料、过程中（使用中）材料和最终产品在不同生产工艺之间的可比性检验。Tse 等（2006）和 Lu 等（2007）考虑用中医药（traditional Chinese medicine，TCM）推荐的一致性指数来检验可比性。他们提出的一致性指数的概念可以用来开发一个有效的统计质量控制过程，对生物类似药的原材料、过程中材料和最终产品进行质量保证（Chow and Liu，1995；Tse et al.，2006）。实际上，原材料经常来源不同，最终制品可能经由不同的工艺和（或）在不同的地点（位置）制造。因此，工艺之间（或地点之间、位置之间）、工艺内部（地点或位置）、阶段之间等不同来源的变化是不可避免的。因此，对生产工艺之间原材料、过程中材料和（或）最终产品进行可比性检验（在一致性方面）已经成为生物类似药开发质量控制过程中的重要步骤。

Tse 等（2006）提出了一种评估生产工艺之间原材料和（或）最终产品一致性的统计质量控制方法。这个想法是在一个预定的抽样计划下，为提出的一致性指数构建 95% 置信区间。如果构建的 95% 置信下限大于预定的质量控制下限，则认为生产工艺的原材料或最终产品是一致的或可比较的。当生产工艺（地点或位置）之间确实没有原材料或最终产品的差异时，为了确保在生产工艺（地点或位置）之间建立的一致性或可比性具有期望的（高）概率值，需要开发可以随机抽取有代表性样本的合适的抽样计划。

设 U 和 W 表示两个不同生产工艺（地点或位置）生物制品的特征，此处 $X=\log U$ 和 $Y=\log W$，分别服从平均值为 μ_X、μ_Y 和方差为 V_X、V_Y 的正态分布。与使用 $P(X<Y)$ 评估统计质量控制可靠性的观点类似（Church and Harris，1970；Enis and Geisser，1971），Tse 等（2006）提出以下概率作为评估两个不同生产工艺（地点或位置）的原材料和（或）最终产品一致性的指标：

$$p = P\left(1-\delta < \frac{U}{W} < \frac{1}{1-\delta}\right) \tag{14.1}$$

其中 $0<\delta<1$，并被定义为一致性界值。Tse 等（2006）将 p 作为一致性指数。因此，当 δ 趋近于 1 时，p 趋近于 1。对于给定的 δ，如果 p 接近 1，则认为材料 U 和 W 是完全相同的。应该注意 δ 值小，意味着材料 U 和材料 W 之间的一致性程度要求高。实际上，可能难以满足这种狭窄的一致性规范。在 $X=\log U$ 和 $Y=\log W$ 的正态假设下，方程 14.1 可以改写为：

$$p = P(\log(1-\delta) < \log U - \log W < -\log(1-\delta))$$
$$= \Phi\left(\frac{-\log(1-\delta)-(\mu_X-\mu_Y)}{\sqrt{V_X+V_Y}}\right) - \Phi\left(\frac{\log(1-\delta)-(\mu_X-\mu_Y)}{\sqrt{V_X-V_Y}}\right)$$

其中 $\Phi(z_0)=P(Z<z_0)$，Z 为一个标准的正态随机变量。因此，一致性指数 p 是参数 $\theta=(\mu_X,\mu_Y,V_X,V_Y)$ 的函数，即 $p=h(\theta)$。假设在检定研究中收集观察值 $X_i=\log U_i$（$i=1,\cdots,n_X$）和 $Y_i=\log W_i$（$i=1,\cdots,n_Y$）。然后，利用不变性原理，可以得到 p 的最大似然估计（maximum likelihood estimator，MLE）为：

$$\hat{p} = \Phi\left(\frac{-\log(1-\delta)-(\bar{X}-\bar{Y})}{\sqrt{\hat{V}_X+\hat{V}_Y}}\right) - \Phi\left(\frac{\log(1-\delta)-(\bar{X}-\bar{Y})}{\sqrt{\hat{V}_X+\hat{V}_Y}}\right) \tag{14.2}$$

其中 $\bar{X} = 1/n_X \sum_{i=1}^{n_X} X_i$，$\bar{Y} = 1/n_Y \sum_{i=1}^{n_Y} Y_i$，$\hat{V}_X = 1/n_X \sum_{i=1}^{n_X}(X_i-\bar{X})^2$ 和 $\hat{V}_Y = 1/n_Y \sum_{i=1}^{n_Y}(Y_i-\bar{Y})^2$，即 $\hat{p}=h(\hat{\theta})=h(\bar{X},\bar{Y},\hat{V}_X,\hat{V}_Y)$。此外，可以容易验证以下渐近结

果成立。

定理 14.1

式 14.2 中给出的 $\hat{p}$ 符合平均值 $E(\hat{p})$ 和方差 $\text{Var}(\hat{p})$ 的渐近正态分布，即

$$\frac{\hat{p} - E(\hat{p})}{\sqrt{\text{Var}(\hat{p})}} \to N(0,1) \tag{14.3}$$

其中 $E(\hat{p}) = p + B(p) + o(1/n)$，$\text{Var}(\hat{p}) = C(p) + o(1/n)$。$B(p)$ 和 $C(p)$ 的详细表达式如下。

证明

根据 $\overline{X}$ 和 $\hat{V}_X$ 的定义，容易证明：

$$E(\overline{X}) = \mu_X$$

$$E(\hat{V}_X) = \frac{n_X - 1}{n_X} V_X$$

$$\text{Var}(\overline{X}) = \frac{V_X}{n_X}$$

和

$$\text{Var}(\hat{V}_X) = \frac{2(n_X - 1)}{n_X^2} V_X^2$$

类似地，

$$E(\overline{Y}) = \mu_Y$$

$$E(\hat{V}_Y) = \frac{n_Y - 1}{n_Y} V_Y$$

$$\text{Var}(\overline{Y}) = \frac{V_Y}{n_Y}$$

和

$$\text{Var}(\hat{V}_Y) = \frac{2(n_Y - 1)}{n_Y^2} V_Y^2$$

在 p 上应用 $\hat{p}$ 的扩展，得到：

$$\hat{p} = p + \frac{\partial \hat{p}}{\partial \mu_X}(\overline{X} - \mu_X) + \frac{\partial \hat{p}}{\partial \mu_Y}(\overline{Y} - \mu_Y) + \frac{\partial \hat{p}}{\partial V_X}(\hat{V}_X - V_X) + \frac{\partial \hat{p}}{\partial V_Y}(\hat{V}_Y - V_Y)$$

$$+ \frac{1}{2}\left[\frac{\partial^2 \hat{p}}{\partial \mu_X^2}(\overline{X} - \mu_X)^2 + \frac{\partial^2 \hat{p}}{\partial \mu_Y^2}(\overline{Y} - \mu_Y)^2 + \frac{\partial^2 \hat{p}}{\partial V_X^2}(\hat{V}_X - V_X)^2 + \frac{\partial^2 \hat{p}}{\partial V_Y^2}(\hat{V}_Y - V_Y)^2\right] + \cdots$$

不考虑其他二阶偏导数，因为它们将导致阶数 $O(n^{-2})$ 的期望值或者更高值。得到期望值，

$$E(\hat{p}) = p + \frac{1}{2}\left[\frac{\partial^2 \hat{p}}{\partial \mu_X^2}\frac{V_X}{n_X} + \frac{\partial^2 \hat{p}}{\partial \mu_Y^2}\frac{V_Y}{n_Y} + \frac{\partial^2 \hat{p}}{\partial V_X^2}\left(\frac{2V_X^2}{n_X}\right) + \frac{\partial^2 \hat{p}}{\partial V_Y^2}\left(\frac{2V_Y^2}{n_Y}\right)\right] + O(n^{-2})$$

和

$$\mathrm{Var}(\hat{p}) = \left[\left(\frac{\partial \hat{p}}{\partial \mu_X}\right)^2\frac{V_X}{n_X} + \left(\frac{\partial \hat{p}}{\partial \mu_Y}\right)^2\frac{V_Y}{n_Y} + \left(\frac{\partial \hat{p}}{\partial V_X}\right)^2\left(\frac{2V_X^2}{n_X}\right) + \left(\frac{\partial \hat{p}}{\partial V_Y}\right)^2\left(\frac{2V_Y^2}{n_Y}\right)\right] + O(n^{-2})$$

因此，

$$B(p) = \frac{1}{2}\left[\frac{\partial^2 \hat{p}}{\partial \mu_X^2}\frac{V_X}{n_X} + \frac{\partial^2 \hat{p}}{\partial \mu_Y^2}\frac{V_Y}{n_Y} + \frac{\partial^2 \hat{p}}{\partial V_X^2}\left(\frac{2V_X^2}{n_X}\right) + \frac{\partial^2 \hat{p}}{\partial V_Y^2}\left(\frac{2V_Y^2}{n_Y}\right)\right] \tag{14.4}$$

和

$$C(P) = \left[\left(\frac{\partial \hat{p}}{\partial \mu_X}\right)^2\frac{V_X}{n_X} + \left(\frac{\partial \hat{p}}{\partial \mu_Y}\right)^2\frac{V_Y}{n_Y} + \left(\frac{\partial \hat{p}}{\partial V_X}\right)^2\left(\frac{2V_X^2}{n_X}\right) + \left(\frac{\partial \hat{p}}{\partial V_Y}\right)^2\left(\frac{2V_Y^2}{n_Y}\right)\right] \tag{14.5}$$

为了简单起见，记：

$$z_1 = \frac{\log(1-\delta) - (\mu_X - \mu_Y)}{\sqrt{V_X + V_Y}}$$

$$z_2 = \frac{-\log(1-\delta) - (\mu_X - \mu_Y)}{\sqrt{V_X + V_Y}}$$

和

$$\phi(z) = \frac{1}{\sqrt{2\pi}}\exp\left(-\frac{z^2}{2}\right)$$

然后进行代数运算，偏导数为：

$$\frac{\partial \hat{p}}{\partial \mu_X} = -\frac{\partial \hat{p}}{\partial \mu_Y} = \left(\frac{-1}{\sqrt{V_X + V_Y}}\right)[\phi(z_2) - \phi(z_1)]$$

$$\frac{\partial \hat{p}}{\partial V_X} = \frac{\partial \hat{p}}{\partial V_Y} = \left(\frac{-1}{2\sqrt{V_X + V_Y}}\right)[z_2\phi(z_2) - z_1\phi(z_1)]$$

$$\frac{\partial \hat{p}}{\partial \mu_X^2} = \frac{\partial^2 \hat{p}}{\partial \mu_Y^2} = \left(\frac{-1}{V_X + V_Y}\right)[z_2\phi(z_2) - z_1\phi(z_1)]$$

和

$$\frac{\partial^2 \hat{p}}{\partial V_X^2} = \frac{\partial^2 \hat{p}}{\partial V_Y^2} = \frac{1}{4(V_X + V_Y)^{3/2}}\left[(2z_2 - z_2^3)\phi(z_2) - (2z_1 - z_1^3)z_1\phi(z_1)\right]$$

证毕。

根据定理 14.1 的结果，可以得到 p 的近似 $(1-\alpha)\times100\%$ 置信区间，即 $(LL(\hat{p})$, $UL(\hat{p}))$。特别是，

$$LL(\hat{p}) = \hat{p} - B(\hat{p}) - z_{a/2}\sqrt{C(\hat{p})} \quad 和 \quad UL(\hat{p}) = \hat{p} - B(\hat{p}) + z_{a/2}\sqrt{C(\hat{p})} \quad (14.6)$$

其中 z_a 是标准正态分布上 α 分位数。

14.4 可比性检验

对于一个有效的统计质量控制过程，在能够随机抽取具有代表性样本的合适抽样计划下，检验程序必须根据一些预定的验收标准进行。在本节中，参照 Tse 等（2006）的想法，提出了一种统计质量控制方法，用于评估不同生产工艺（地点或位置）制造的生物类似药之间原材料和（或）最终产品的一致性。这个想法是为提出的一致性指数构建 95% 置信区间，其在前面的抽样计划中描述过。如果构建的 95% 置信下限大于预定的质量控制下限，则认为生产工艺的原材料或最终产品通过质量控制，并从此可被放行至下一步工艺或使用。否则，原材料和（或）最终产品应该被拒绝。对于一个给定的成分（尽可能是活性最大的成分），制订抽样计划是为了在地点之间确实没有原材料或最终产品的差异时，确保所建立的一致性有期望的概率值。接下来，概述选择验收标准、抽样计划和相应检验程序的细节。

14.4.1 验收标准

在一致性方面，提出以下质量控制标准。如果 p 的 $(1-\alpha)\times100\%$ 置信下限 $LL(\hat{p})$ 大于或等于预定质量控制下限（QC_L）的概率超过预定数值 β（比如 $\beta=80\%$），那么认为 U 和 W 是一致或类似的。就是说，如果 $P(QC_L \leqslant LL(\hat{p})) \geqslant \beta, U$ 和 W 是一致或类似的，其中 β 是预定的常数。

应该注意的是，β 的选择将反映希望达到一致性或可比性的程度。实际上，建议根据相同生产工艺制造的参比制品批次之间的比较来选择 β。

14.4.2 抽样计划

实际上，所选择的样本量应能确保当 U 和 W 确实一致或可比时，U 和 W 之间有高概率值或一致性（或可比性），即 β。随后建议这样选定样本量，p 的置信下限大于或等于 QC 下限的可能性大于 80%，即 $\beta=0.8$。就是说，样本量这样确定：

$$P\{QC_L \leqslant LL(\hat{p})\} \geqslant \beta \quad (14.7)$$

由式 14.7 得到：

$$P\{QC_L \leqslant \hat{p} - B(\hat{p}) - z_{a/2}\sqrt{\mathrm{Var}(\hat{p})}\} \geqslant \beta$$

因此，

$$P\{QC_L + z_{\alpha/2}\sqrt{\mathrm{Var}(\hat{p})} - p \leqslant \hat{p} - p - B(p)\} \geqslant \beta$$

由此得到：

$$P\left\{\frac{QC_L - p}{\sqrt{\mathrm{Var}(\hat{p})}} + z_{\alpha/2} \leqslant \frac{\hat{p} - p - B(p)}{\sqrt{\mathrm{Var}(\hat{p})}}\right\} \geqslant \beta$$

因此，高于概率 β 需要的样本量可以通过求解以下等式得到：

$$\frac{QC_L - p}{\sqrt{\mathrm{Var}(\hat{p})}} + z_{\alpha/2} \leqslant -z_{1-\beta} \tag{14.8}$$

假设 $n_X = n_Y = n$，通常样本量可这样给出：

$$n \geqslant \frac{(z_{1-\beta} + z_{\alpha/2})^2}{(p - QC_L)^2}\left\{\left(\frac{\partial \hat{p}}{\partial \mu_X}\right)^2 V_X + \left(\frac{\partial \hat{p}}{\partial \mu_Y}\right)^2 V_Y + \left(\frac{\partial \hat{p}}{\partial V_X}\right)^2 (2V_X^2) + \left(\frac{\partial \hat{p}}{\partial V_Y}\right)^2 (2V_Y^2)\right\} \tag{14.9}$$

先前提供的结果表明，需要的样本量将取决于 α、β、V_X、V_Y、$\mu_X - \mu_Y$ 和 $p - QC_L$ 的选择。从式 14.9 可以看出，较小的 α 和较大的 β 得到较大的样本量，即这个区间要有较高的置信水平（$1-\alpha$），而且置信下限高于 QC_L 的可能性高。此外，如果需要 QC_L 接近于 p，即 $p - QC_L$ 小，则需要相对大的样本量。样本量 n 对其他参数 V_X、V_Y 和 $\mu_X - \mu_Y$ 的依赖性还相对不清楚，因为这些参数与相应的偏导数有联系。这种联系可以用数值研究来探索。考虑到式 14.9 涉及大量参数，列出所有参数组合的 n 值是不切实际的。然而为了举例，只考虑参数值的某种组合，尝试探索 n 对参数的依赖模式。为了简单起见，定义

$$S = \frac{1}{(p - QC_L)^2}\left\{\left(\frac{\partial \hat{p}}{\partial \mu_X}\right)^2 V_X + \left(\frac{\partial \hat{p}}{\partial \mu_Y}\right)^2 V_Y + \left(\frac{\partial \hat{p}}{\partial V_X}\right)^2 (2V_X^2) + \left(\frac{\partial \hat{p}}{\partial V_Y}\right)^2 (2V_Y^2)\right\}$$

那么，对于给定的 α 和 β，需要的样本量 n 等于 $(z_{1-\beta} + z_{\alpha/2})^2 S$。特别是在研究中，$\delta = 0.10, 0.15$ 和 0.20；$\mu_X - \mu_Y = 0.5, 1.0$ 和 1.5；$p - QC_L = 0.02, 0.05$ 和 0.08。V_X 选定为 1，$V_Y = 0.2, 0.5, 1.0, 2.0$ 和 5.0。对于这些参数值的每种组合，表 14.1 中列出了相应的 S 值。考虑到涉及参数的数量和 S 数学表达式的复杂性，发现一种通用模式并不容易。然而一般来说，结果显示，当 $\mu_X - \mu_Y$ 减小及方差 V_X 和 V_Y 彼此相差变大时，S 增加。就是说，如果总体均值之间的差异大或者两个地点的变化程度相似，则需要较小的样本量。

例如，如果一项研究 $\delta = 0.2$，$V_X = 1$，$V_Y = 0.5$，$\mu_X - \mu_Y = 1.0$，并且预期实验中 $p - QC_L$ 不大于 0.05，则表 14.1 的结果表明 $S = 3.024$。假设在 $\alpha = 0.05$ 显著性水平下，要求概率高于 $\beta = 0.8$ 的概率，相应所需的样本量是

$$n \geqslant (z_{1-0.8} + z_{0.05/2})^2 S = (0.842 + 1.96)^2 \times 3.024 = 23.74$$

即需要样本量至少为 24 个。

表 14.1　$n/(z_{1-\beta}+z_{\alpha/2})^2$ 的取值，n 为样本量

		$\delta=0.10$			$\delta=0.15$			$\delta=0.20$		
		$\Delta=0.5$	$\Delta=1.0$	$\Delta=1.5$	$\Delta=0.5$	$\Delta=1.0$	$\Delta=1.5$	$\Delta=0.5$	$\Delta=1.0$	$\Delta=1.5$
$D=0.02$	$V_Y=0.2$	5.693	5.376	4.955	13.403	12.681	11.702	24.861	23.594	21.810
	0.5	4.518	4.289	4.196	10.655	10.134	9.921	19.820	18.901	18.520
	1.0	3.939	3.336	3.237	9.310	7.894	7.662	17.370	14.761	14.333
	2.0	4.231	2.962	2.226	10.020	7.021	5.280	18.756	13.163	9.906
	5.0	5.728	4.159	2.469	13.595	9.876	5.866	25.534	18.558	11.032
$D=0.05$	0.2	0.911	0.860	0.793	2.144	2.029	1.872	3.978	3.775	3.490
	0.5	0.723	0.686	0.671	1.705	1.622	1.587	3.171	3.024	2.963
	1.0	0.630	0.534	0.518	1.490	1.263	1.226	2.779	2.362	2.293
	2.0	0.677	0.474	0.356	1.603	1.123	0.845	3.001	2.106	1.585
	5.0	0.916	0.666	0.395	2.175	1.580	0.939	4.085	2.969	1.765
$D=0.08$	0.2	0.356	0.336	0.310	0.838	0.793	0.731	1.554	1.475	1.363
	0.5	0.282	0.268	0.262	0.666	0.633	0.620	1.239	1.181	1.158
	1.0	0.246	0.208	0.202	0.582	0.493	0.479	1.086	0.923	0.896
	2.0	0.264	0.185	0.139	0.626	0.439	0.330	1.172	0.823	0.619
	5.0	0.358	0.260	0.154	0.850	0.617	0.367	1.596	1.160	0.690

注：$\Delta = \mu_X - \mu_Y$，$D = p - QC_L$

14. 4. 3　检验程序

一致性指数 p 的假设检验也可基于 $\hat{p}$ 的渐近正态性来进行。考虑以下假设：

$$H_0 : p \leqslant p_0 \quad vs. \quad H_1 : p > p_0$$

我们期望拒绝无效假设，接受一致性的备择假设。在 H_0 下，有

$$\frac{\hat{p} - p_0 - B(\hat{p})}{\sqrt{\mathrm{Var}(\hat{p})}} \sim N(0,1) \tag{14.10}$$

因此，在 α 显著性水平上，如果以下条件成立，则拒绝无效假设 H_0：

$$\frac{\hat{p} - p_0 - B(\hat{p})}{\sqrt{\mathrm{Var}(\hat{p})}} > Z_\alpha$$

也即，如果以下条件成立，则拒绝无效假设 H_0：

$$\hat{p} > p_0 + B(\hat{p}) + Z_\alpha \sqrt{\mathrm{Var}(\hat{p})}$$

同样，为了举例，表 14.2 中给出了一致性指数检验的各种参数组合的临界值。特别是，$\alpha = 0.1$，$p_0 = 0.75, 0.85$ 和 0.9，$\delta = 0.10$ 和 0.20；$\mu_X - \mu_Y = 0.5, 1.0$ 和 1.5。V_X 选定为 1，$V_Y = 0.2, 0.5, 1.0, 2.0$ 和 5.0。请注意，对于较大的样本量 n、较小的 δ 或较大的 $\mu_X - \mu_Y$，临界值更接近对应的 p_0。

14. 4. 4　统计质量控制策略

实际上，不同地点的原材料、中间材料和（或）最终产品是按顺序分批次制造的。因此，对批次进行统计质量控制是重要的。典型的方法是从几个（连续）批次中随机选择样品进行检验。在这种情况下，研究结果将受到批次间变异性的影响。为了方便管理，通常从各批次中取相同的观察数量。考虑以下模型：

$$X_{ij} = \mu_X + A_i^X + \varepsilon_{ij}^X, \ i = 1, \cdots, m_X, \ j = 1, \cdots, n_X$$

其中

A_i^X 代表地点 1 收集的观察值的批次间变异性，服从平均值为 0、方差为 σ_{b1}^2 的正态分布

m_X 是在地点 1 收集的批次数

ε_{ij}^X 是平均值为 0、方差为 σ_1^2 的正态随机变量

类似地，

$$Y_{ij} = \mu_Y + A_i^Y + \varepsilon_{ij}^Y, \ i = 1, \cdots, m_Y, \ j = 1, \cdots, n_Y$$

表 14.2　一致性指数 p_0 的检验界值

p_0	δ	V_Y	$\Delta=0.5$			$\Delta=1.0$			$\Delta=1.5$		
			$n=15$	$n=30$	$n=50$	$n=15$	$n=30$	$n=50$	$n=15$	$n=30$	$n=50$
0.75	0.10	0.2	0.7695	0.7640	0.7609	0.7683	0.7632	0.7604	0.7680	0.7629	0.7601
		0.5	0.7673	0.7624	0.7597	0.7665	0.7619	0.7593	0.7665	0.7619	0.7593
		1.0	0.7662	0.7616	0.7590	0.7646	0.7605	0.7582	0.7645	0.7604	0.7581
		2.0	0.7668	0.7620	0.7594	0.7639	0.7600	0.7578	0.7620	0.7586	0.7567
		5.0	0.7697	0.7640	0.7609	0.7667	0.7619	0.7593	0.7628	0.7592	0.7572
	0.20	0.2	0.7907	0.7791	0.7727	0.7884	0.7777	0.7717	0.7878	0.7771	0.7712
		0.5	0.7863	0.7760	0.7703	0.7846	0.7749	0.7695	0.7847	0.7749	0.7695
		1.0	0.7839	0.7743	0.7689	0.7807	0.7721	0.7673	0.7805	0.7719	0.7671
		2.0	0.7853	0.7753	0.7697	0.7793	0.7710	0.7664	0.7754	0.7682	0.7642
		5.0	0.7915	0.7797	0.7731	0.7853	0.7752	0.7697	0.7771	0.7694	0.7651
0.85	0.10	0.2	0.8695	0.8640	0.8609	0.8683	0.8632	0.8604	0.8680	0.8629	0.8601
		0.5	0.8673	0.8624	0.8597	0.8665	0.8619	0.8593	0.8665	0.8619	0.8593
		1.0	0.8662	0.8616	0.8590	0.8646	0.8605	0.8582	0.8645	0.8604	0.8581
		2.0	0.8668	0.8620	0.8594	0.8639	0.8600	0.8578	0.8620	0.8586	0.8567
		5.0	0.8697	0.8640	0.8609	0.8667	0.8619	0.8593	0.8628	0.8592	0.8572
	0.20	0.2	0.8907	0.8791	0.8727	0.8884	0.8777	0.8717	0.8878	0.8771	0.8712
		0.5	0.8863	0.8760	0.8703	0.8846	0.8749	0.8695	0.8847	0.8749	0.8695
		1.0	0.8839	0.8743	0.8689	0.8807	0.8721	0.8673	0.8805	0.8719	0.8671
		2.0	0.8853	0.8753	0.8697	0.8793	0.8710	0.8664	0.8754	0.8682	0.8642
		5.0	0.8915	0.8797	0.8731	0.8853	0.8752	0.8697	0.8771	0.8694	0.8651
0.90	0.10	0.2	0.9195	0.9140	0.9109	0.9183	0.9132	0.9104	0.9180	0.9129	0.9101
		0.5	0.9173	0.9124	0.9097	0.9165	0.9119	0.9093	0.9165	0.9119	0.9093
		1.0	0.9162	0.9116	0.9090	0.9146	0.9105	0.9082	0.9145	0.9104	0.9081
		2.0	0.9168	0.9120	0.9094	0.9139	0.9100	0.9078	0.9120	0.9086	0.9067
		5.0	0.9197	0.9140	0.9109	0.9167	0.9119	0.9093	0.9128	0.9092	0.9072
	0.20	0.2	0.9407	0.9291	0.9227	0.9384	0.9277	0.9217	0.9378	0.9271	0.9212
		0.5	0.9363	0.9260	0.9203	0.9346	0.9249	0.9195	0.9347	0.9249	0.9195
		1.0	0.9339	0.9243	0.9189	0.9307	0.9221	0.9173	0.9305	0.9219	0.9171
		2.0	0.9353	0.9253	0.9197	0.9293	0.9210	0.9164	0.9254	0.9182	0.9142
		5.0	0.9415	0.9297	0.9231	0.9353	0.9252	0.9197	0.9271	0.9194	0.9151

注：$\Delta=\mu_X-\mu_Y$

其中

A_i^Y 代表地点 2 收集的观察值的批次间变异性，服从平均值为 0、方差为 σ_{b2}^2 的正态分布

m_Y 是在地点 2 收集的批次数

ϵ_{ij}^Y 是平均值为 0、方差为 σ_2^2 的正态随机变量

因此，两个地点最活跃组成部分的总变异分别为 $\mathrm{Var}\, X = V_X = \sigma_{b1}^2 + \sigma_1^2$ 和 $\mathrm{Var}\, Y = V_Y = \sigma_{b2}^2 + \sigma_2^2$。

进而，设 $\overline{X}_i = 1/n_X \sum_{j=1}^{n_X} X_{ij}$ 和 $\overline{X} = 1/m_X \sum_{i=1}^{m_X} \overline{X}_i$。那么，观察到的离差平方和是 $SSA_1 = n_X \sum_{i=1}^{m_X} (\overline{X}_i - \overline{X})^2$, $SSE_1 = \sum_{i=1}^{m_X} \sum_{j=1}^{n_X} (X_{ij} - \overline{X}_i)^2$ 和 $SST_1 = SSA_1 + SSE_1$。参照 Chow 和 Tse（1991）的结果，σ_{b1}^2 和 σ_1^2 的 MLE 是

$$\hat{\sigma}_{b1}^2 = \begin{cases} \dfrac{1}{n_X}\left(\dfrac{1}{m_X}SSA_1 - \dfrac{1}{m_X(n_X-1)}SSE_1\right) & \dfrac{1}{m_X}SSA_1 \geqslant \dfrac{1}{m_X(n_X-1)}SSE_1 \\ & \text{如果} \\ 0 & \dfrac{1}{m_X}SSA_1 < \dfrac{1}{m_X(n_X-1)}SSE_1 \end{cases}$$

$$(14.11)$$

和

$$\hat{\sigma}_1^2 = \begin{cases} \dfrac{1}{m_X(n_X-1)}SSE_1 & \dfrac{1}{m_X}SSA_1 \geqslant \dfrac{1}{m_X(n_X-1)}SSE_1 \\ & \text{如果} \\ \dfrac{1}{n_X m_X}SST_1 & \dfrac{1}{m_X}SSA_1 < \dfrac{1}{m_X(n_X-1)}SSE_1 \end{cases}$$

$$(14.12)$$

此外，总变异 V_X 的 MLE 由 $\hat{V}_X = (1/n_X m_X)$ 给出。σ_{b2}^2、σ_2^2 和 V_Y 的 MLE 分别记为 $\hat{\sigma}_{b2}^2$、$\hat{\sigma}_2^2$ 和 $\hat{V}_Y$，可用观测值 Y_{ij} 以类似的方式得到。估计值 $\hat{\sigma}_{b2}^2$ 和 $\hat{\sigma}_{b1}^2$ 的比较可以反映两个地点批次间变异的程度。

14.5 其他可比性检验

除在生产工艺中可能遇到的体内和体外关键质量属性的可比性检验之外，在生物类似药开发中还有几个重要的可比性检验。这些可比性检验包括但不限于药动学可比性检验、药效学可比性检验和临床疗效可比性研究，随后将简要描述。

14.5.1 药动学可比性检验

药动学（PK）可比性检验是根据 AUC（血液或血浆药物浓度-时间曲线下面积）和 $C_{\max}$（峰浓度）进行的受试制剂和参比制剂之间药物吸收曲线的等效性测试。正如本书前几章中广泛讨论的，药动学可比性检验包括平均生物等效性、群体生物等效性和个体生物

等效性（individual bioequivalence，IBE）的评估。对于平均生物等效性，如果几何均数比（geometric mean ratio，GMR）的 90％置信区间在（80％，125％）范围内，两种药品被认为是相当的。对于高变异性药品制品，平均生物等效性的评估可以使用比例标化平均生物等效性法（scaled average bioequivalence，SABE）标准。

对于群体生物等效性（population bioequivalence，PBE）评估，即 PBE 标准，假设如下：

$$H_0 : \lambda \geqslant 0 \quad vs. \quad H_a : \lambda < 0$$

如果以上假设中的无效假设在 5％显著性水平下被拒绝，且观察到的 GMR 在 80％和 125％之间，可认为达到 PBE，其中：

$$\lambda = \delta^2 + \sigma_{TT}^2 - \sigma_{TR}^2 - \theta_{PBE} \max(\sigma_{TR}^2, \sigma_0^2)$$

θ_{PBE} 是 2003 年 FDA 指南草案中规定的常数。请注意，如果 λ 的单侧 95％置信上限小于预定的生物等效性界值，可认为达到 PBE。

对于个体生物等效性（IBE）评估，假设如下：

$$H_0 : \gamma \geqslant 0 \quad vs. \quad H_a : \gamma < 0$$

如果以上假设中的无效假设在 5％显著性水平下被拒绝，且观察到的 GMR 在 80％和 125％之间，可认为达到 IBE，其中：

$$\gamma = \delta^2 + \sigma_D^2 + \sigma_{WT}^2 - \sigma_{WR}^2 - \theta_{IBE} \max(\sigma_{WR}^2, \sigma_{W0}^2)$$

θ_{IBE} 是 2003 年 FDA 指南草案中规定的常数。请注意，如果 γ 的单侧 95％置信上限小于预定的生物等效性界值，可认为达到 IBE。

14.5.2 药效学可比性指数

以下药效学（PD）可比性指数经常用于比较受试制剂（T）和参比制剂（R）之间的药效学响应。

$$f_{PD} = 2 \times \frac{\min(E_{\max}^R - E_{\max}^R - E_{\max}^T - E_{\min}^T)}{\max(E_{\max}^R - E_{\min}^E, E_{\max}^T - E_{\min}^T) + \sqrt{1/T \sum_{j=1}^{T} \omega_j (y_j^R - y_j^T)^2}} - 1$$

其中

T 是时间点的数量

ω_j 是可选择的权重因子

$E_{\max}$ 和 $E_{\min}$ 来自于 PK/PD 模型（例如 $E_{\max}$ 模型）或者 PD 曲线

然后，将这个指数转换为（0，1）内的比例。因此，假如 T/R 点估计值大于 0.8，如果 T/R 指数值的 95％置信区间下限大于 R/R 指数值的下限或≥0.54（相当于 30％的曲线变化），则可比性被认可。

14.5.3　临床疗效可比性研究

临床疗效可比性是指生物类似药与原研药相比，既不优于后者，也不劣于后者。实际上，几个问题已经被提出。首先，是否需要证明生物类似药优于安慰剂？其次，是否应该进行等效性试验或非劣效性试验？FDA 最近关于非劣效性试验的指南对解决上述问题有所帮助。

实际上，等效界值（等效性试验）或非劣效界值（非劣效性试验）的选择是临床疗效可比性研究成功的关键。一种典型的方法是从参比制剂自身的比较中，即 R-R 研究，得到参比制剂差异性的信息。在 R-R 研究中，参比制剂可以来自不同批次、在不同时间制造和（或）有不同的上架时间。

Liao 和 Heyse（2011）认为，一旦确定验收标准（即等效性试验的等效界值或非劣效性试验的非劣效界值），则如果满足以下条件，就可以认为 T 和 R 是可比的：①T 和 R 在临床终点分布上是相当的，如果 T-R 的 95% 置信区间在 R-R 似真区间（plausibility interval，PI）内并且 T/R 的点估计值在（0.8，1.25）内；②T 是临床有效的，如果 $B_{TP} > 0$ 并且

$$B_{TR} + (1 - \lambda)B_{PR} > 0$$

其中

λ 是检定效果

B 代表治疗效果

请注意：条件①确保 T 和 R 在临床终点的分布上相当，而条件②确保 T 与安慰剂（P）相比是临床有效的。

14.6　结语

本章关注不同生产工艺或者地点得到的生物类似药的原材料或最终产品可比性（一致性）检验的统计质量控制。这个想法是在抽样计划下，为提出的一致性指数构建 95% 的置信区间。如果构建的 95% 置信下限大于预定的质量控制下限，则认为两个生产工艺是相当的（或在生产类似生物制品中是一致的）。制订抽样计划是为了确保当生产工艺或地点之间确实没有原材料和（或）最终产品的差异时，预期有较高的概率能够得出一致性结论。

当生产工艺之间有不止一个可比性检验（例如不止一个质量属性）时，Tse 等提出的方法（2006）可以修改和扩展到检验以下一致性指数：

$$p = P\left(1 - \delta_k < \frac{U_k}{W_k} < \frac{1}{1 - \delta_k}; k = 1, 2, \cdots, K\right)$$

其中 $0 < \delta_k < 1$，且是两个生产工艺或地点 U_k 和 W_k 的第 k 个质量属性的一致性限度。因此，我们有：

$$p = P\left(1 - \delta_k < \frac{U_k}{W_k} < \frac{1}{1 - \delta_k}; k = 1, 2, \cdots, K\right)$$

$$= \prod_{k=1}^{K} P\left(1 - \delta_k < \frac{U_k}{W_k} < \frac{1}{1 - \delta_k}\right)$$

$$= \prod_{k=1}^{K} p_k$$

其中 p_k 可以用基于第 k 个质量属性观察值的式 14.2 估计。特别是，

$$\hat{p} = \prod_{k=1}^{K} \Phi\left(\frac{-\log(1 - \delta_k) - (\overline{X}_k - \overline{Y}_k)}{\sqrt{\hat{V}_{k.X} + \hat{V}_{k.Y}}}\right) - \Phi\left(\frac{\log(1 - \delta_k) - (\overline{X}_k - \overline{Y}_k)}{\sqrt{\hat{V}_{k.X} + \hat{V}_{k.Y}}}\right)$$

其中 $\overline{X}_k$、$\overline{Y}_k$、$\hat{V}_{k.X}$、$\hat{V}_{k.Y}$ 分别是两个生产工艺或地点生物制品第 k 个质量属性的样本均值和方差。然而，$\hat{p}$ 的统计特性需要进一步研究。

在最近的生物仿制药生物相似性评估指南草案中，FDA 为生物相似性评估提出了"证据链完备性"。事实上，证据链完备性是跨不同领域的总体生物相似性（例如生产工艺中不同阶段的关键质量属性）。FDA 似乎建议，关键质量属性的相似性（可比性）应该在生产工艺的不同阶段进行论证。然而，不同阶段相似性或可比性的程度可能对临床结果（即安全性和有效性）具有不同程度的影响。因此，为了给总体生物相似性提供完整证据，建议在生产工艺的不同阶段对关键质量属性的相似性（可比性）采用不同的标准。此外，由于生产工艺中任何阶段的微小变更或变化都可能影响开发中的生物类似药的安全性和有效性，所以必须验证生产工艺。在生产工艺的每个关键阶段，抽样计划、验收标准和检验程序必须在工艺验证方案中详细描述。生产工艺的原材、过程中（使用中）材料和最终产品之间关键质量属性的可比性检验，应根据一些预定的可比性标准进行。

15

生物类似药的稳定性分析

15.1 引言

Schellekens（2005）指出，小分子药物倾向于遵循阿伦尼乌斯行为（即分子热运动），因此在加速研究中具有可预测的稳定性。相比之下，蛋白质的活性和生物功能高度依赖于它们独特的立体构象，这就是生物制剂比小分子化合物更不稳定的原因。首先，蛋白质可能在几种相关结构之间转变，构象变化通常是通过底物分子与酶活性位点或参与化学催化蛋白质的物理区域结合诱导。其次，许多环境因素，如温度、pH、压力以及在无机盐或有机溶剂中聚集等，都会导致蛋白质在变性过程中失去它们的三级和二级结构。最后，酶解和水解会导致蛋白质的降解和功能损失。相应地，生产工艺的轻微变化可能会影响蛋白质的稳定性和生物药物的功效。因此，需要将生物类似药和参比生物制品置于受压条件下研究其稳定性特征。应该比较降解速率和降解特征（氧化、脱酰胺、聚集和其他降解反应）。如果检测到未知的降解物质，则需要对其进行研究以确定是否影响安全性和有效性。如果生物类似药和参比生物制品之间存在纯度和稳定性特征的差异，则需要使用科学认知、临床前或临床数据来证明这些差异是合理的。

由于生物类似药通常对环境因素非常敏感，对它们进行评估需要先进的分析能力，整合符合现行药品生产质量管理规范（current good manufacturing practices，cGMP）的稳定性方案，以便评估在各种温度和湿度条件储存时的质量及随时间的变化。在 ICH 指导原则 Q1A（R2）"新原料药和制剂的稳定性试验"和 Q5C "生物技术制品质量——生物技术/生物制品的稳定性试验"中描述了稳定性研究的要求。在早期开发中，加速稳定性研究可以帮助提供在环境条件下短期暴露影响的关键数据和信息。短期稳定性研究通常在 6 个月的周期内完成。长期稳定性研究（12 个月或更长时间）可以评估在预计货架期及超过此期间的药品质量。

进行稳定性研究不仅是为了提供在温度、湿度和光线照射等各种环境因素的影响下，原料药或制剂的质量随时间变化的证据，而且还要确立原料药的复检期或制剂的货架期，以及推荐的储存条件（Chow，2007）。对于新开发的生物类似药，加速试验需要 6 个月的时间，长期试验需要相当于货架期长度的时间。因此，稳定性研究的费用可能很大。这很自然地催生了统计学设计的稳定性研究——矩阵法设计或研究，是在特定时间点检测所有因子组合全部可能样本的选定子集。

在下一节中，简要介绍了 ICH 生物技术产品 Q5C 稳定性指导原则。15.3 节根据 FDA

和 ICH 稳定性指导原则（FDA，1987；ICH，1993，2003），提供了生物类似药有效期（或货架期）的定义和测定。15.4 节和 15.5 节分别关注了稳定性研究的设计和分析。15.6 节为本章的简要结束语。

15.2 生物制品稳定性指导原则

15.2.1 ICH/EMA 稳定性指导原则

在 1993 年至 2003 年期间，ICH 发布了若干关于原料药和制剂稳定性的指导原则。从表 15.1 中列出的这些指导原则可以看出，ICH Q1A R2 是 1993 年发布指导原则的修订版，定义了新分子实体注册为原料药/制剂的稳定性数据包。ICH Q1B 提出了光稳定性试验的建议，而 ICH Q1C 给出了经授权药品新剂型的建议。ICH QID 为稳定性研究的交叉法（bracketing design）和矩阵法（matrixing design）设计提出了特定的原则。ICH Q1E 提出了如何根据已实施的稳定性研究确立货架期或复检期。ICH Q5C 是生物药用物质和产品的主要参考。然而，ICH Q1 指导原则中确定的原则也适用。

从表 15.2 中列出的欧盟 EMA 稳定性指导原则可以看出，CPMP/QWP/609/96 提供了存储条件的申报要求。CPMP/QWP/2934/99 关注于使用中的稳定性试验，而 CPMP/QWP/159/96 讨论了无菌产品首次开启或重新配制后的最长货架期。应该注意的是，尽管欧盟 EMA 对生物制品稳定性试验的法规要求与 ICH 略有不同，但在生物类似药稳定性试验的要求方面是步调一致的。因此，在这一章中将关注生物制品 ICH Q5C 稳定性指导原则。

表 15.1 ICH 关于稳定性的指导原则

Q1A——新原料药和制剂的稳定性试验（R2-2003）
Q1B——新原料药和制剂的稳定性试验（1996）
Q1C——新剂型的稳定性试验（1996）
Q1D——新原料药和制剂稳定性试验的交叉法和矩阵法设计（2002）
Q1E——稳定性数据分析（2003）
Q5C——生物技术/生物制品的稳定性试验（1995）

表 15.2 欧盟 EMA 生物制品稳定性指导原则

CPMP/QWP/609/96	存储条件要求
CPMP/QWP/2934/99	使用中的稳定性检测
CPMP/QWP/159/96	首次开启或重新配制后的最大货架期

15.2.2 ICH Q5C 稳定性指导原则

15.2.2.1 范围

ICH Q5C 稳定性指导原则作为分三部分的 ICH《新原料药和制剂稳定性指导原则》

（Guideline for Stability of New Drug Substance and Products）的附件发布。ICH Q5C 针对生物药品上市授权申请所需提供的稳定性研究类型提供了指导。ICH Q5C 适用于具有良好特性的蛋白质和多肽，其衍生物和以其作为成分的产品，以及那些从组织、体液、细胞培养物中分离的产品或使用 rDNA 技术生产的产品。表 15.3 列出了 ICH Q5C 涵盖的药品。

表 15.3 ICH Q5C 的覆盖范围

包括	不包括
细胞因子（IFN，IL，CSF，TNF）	抗生素
EPO	变应原浸出物
纤溶酶原激活物	肝素
血液制品	维生素
生长激素	全血
胰岛素	细胞/血液成分制品
单克隆抗体	
疫苗	

* 译者注：IFN，interferon，干扰素；IL，interleukin，白细胞介素；CSF，colony stimulating factor，集落刺激因子；TNF，tumor necrosis factor，肿瘤坏死因子；EPO，erythropoietin，红细胞生成素。

15.2.2.2 批次选择

ICH Q5C 指导原则指出，应该对活性物质（原材料）、中间体和药品（最终包装中的产品）进行稳定性评价。对于原料药的稳定性数据，ICH Q5C 要求检测至少 3 批代表性生产规模的产品。代表性数据是指在以下方面有代表性：①临床前和临床研究中使用批次的质量；②生产工艺和储存条件；③容器/密封。如果建议的货架期超过 6 个月，则在提交时应该递交至少 6 个月的稳定性数据。另一方面，如果建议的货架期少于 6 个月，则初次提交的最小稳定性数据量应该根据具体情况确定。当档案递交给监管机构时，对于在缩小规模的发酵和纯化中生产的活性物质，中试规模批次的数据可能要提供，并承诺在批准后将最初 3 个规模生产的批次放入长期稳定性方案中。

实际上，中间体的稳定性数据可能对最终产品的生产至关重要。因此，应该确定保存时间和储存步骤。ICH Q5C 建议制造商生成内部数据和工艺限度，以确保其在开发的工艺界限内的稳定性。沿着这样的思路，应该进行适当的验证和（或）稳定性研究。

对于最终制剂的稳定性数据，ICH Q5C 指导原则同样要求检测至少 3 批代表性生产规模的产品。制剂批次应该来自不同的原料药批次。如果建议的货架期超过 6 个月，则在提交时应该递交至少 6 个月的稳定性数据。另一方面，如果建议的货架期少于 6 个月，则初次提交的最小稳定性数据量应该根据具体情况确定。货架期应该来自具有代表性的实时/实际条件数据。在审查和评价过程中能够提供数据。这里，代表性数据是指在以下方面有代表性：①临床前和临床研究中使用批次的质量；②生产工艺和储存条件；③使用最终容器/密封。

15.2.2.3 研究设计

关于研究设计和样本选择的标准，ICH Q5C 指导原则建议使用交叉法设计或矩阵法设计（Chow，1992；Helboe，1992；Carstenson et al.，1992；Nordbrock，1989，1991，1994a，b， c；Fairweather et al.，1994；DeWoody and Raghavarao，1997；Pong and Raghavarao，2000；Chow，2007）。然后，可以基于矩阵法系统和（或）交叉法系统选择稳定性方案的样品。交叉法设计是仅检测某些设计因素处于极端条件的样品，在所有时间点检测。处于中间水平样品的稳定性被认为可由极端条件样品的稳定性所代表。交叉法通常不适用于原料药。交叉法可用于研究相同或密切相关配制的多种规格样品。在这种情况下，仅某些设计因素（例如规格、容器大小、填充）极端的样品在所有时间点被检测。交叉法设计还可用于研究容器密封系统相同而填充体积和（或）容器大小变更的情况。

　　矩阵法设计是一种稳定性研究的统计设计，允许在不同的取样时间点检测不同部分的样品（Nordbrock，1992；Chow，2007）。样品的每个子集代表一个给定时间点所有样品的稳定性。在相同的容器密封系统中，不同批次、不同规格以及不同容积的样品差异应该被识别。矩阵法设计应该是均衡的，因素的每种组合在研究的持续时间内要经过相同程度的检测。应该注意的是，在提交申请前的最后时间点应该检测所有样本。为了便于说明，下面的例子展示了针对存储条件的长期稳定性研究的矩阵法：①二分之一的减少为在每2个时间点中除去1个（表15.4）；②三分之一的减少为在每3个时间点中除去1个（表15.5）。

表 15.4　矩阵法——二分之一的减少

规格	时间点（月）							
	0	3	6	9	12	18	24	36
S1								
批次 1	T	T		T	T		T	T
批次 2	T	T		T	T	T		T
批次 3	T		T		T	T		T
S2								
批次 1	T		T		T		T	T
批次 2	T	T		T	T	T		T
批次 3	T		T		T		T	T

T＝检测样本

表 15.5　矩阵法——三分之一的减少

规格	时间点（月）							
	0	3	6	9	12	18	24	36
S1								
批次 1	T	T		T	T		T	T
批次 2	T	T	T		T	T		T
批次 3	T		T	T	T	T	T	T
S2								
批次 1	T		T	T	T		T	T
批次 2	T	T		T	T		T	T
批次 3	T	T	T		T		T	T

T＝检测样本

15.2.2.4　储存条件

　　ICH Q5C 指导原则还定义了储存条件，例如湿度、温度、加速/压力条件、光照、容器/密封以及冻干产品重新配制后的稳定性。ICH Q5C 指出，产品通常分布在有湿度防护的容器中。如果证明容器（储存条件）对高、低湿度都提供了充分的防护，则可以忽略相对湿度。如果不使用湿度防护容器，则应该提供适当的数据。尽管大多数生物制剂需要精确界定的储存温度，但实时/真实温度的研究限制在计划的储存温度下。对光线照射的要求应该针对具体情况进行评价。对于加速和压力条件，货架期在实时/真实温度数据的基础上确立。实际上，加速研究不仅可以支持确立的货架期，而且还可以提供开发后变更的信息、稳定性指示试验的验证。加速试验条件通常比真实存储条件高一个级别，这将有助于阐明降解特征。压力试验不仅可以确定最佳的产品稳定性指标，还可以揭示降解模式。它们代表对其他条件的意外暴露。ICH Q5C 指导原则指出，加速和压力条件应该针对具体情况进行仔细选择。ICH Q1A 推荐了长期研究相关的加速条件（表 15.6）（ICH Q1A 气候带Ⅰ和Ⅱ）。

表 15.6　加速检测条件

长期	加速	压力（Stress）
≤－20℃±5℃	+5℃±3℃ 和（或）+25℃±2℃/60％RH	温度、pH、光线、氧化、振动、冷冻/解冻等
+5℃±3℃	+25℃±2℃/60％RH	
+25℃±2℃/60％RH 或 +35℃±2℃/65％RH	+40℃±2℃/75％RH	

* 译者注:％RH，相对湿度（relative humidity）单位。

15.2.2.5　检测频率

　　生物制品的货架期经常变化。ICH 稳定性指导原则中大多数生物制品的货架期为 6 个月至 5 年。许可前长期研究的推荐检测间隔见表 15.7。

表 15.7　推荐检测间隔

稳定性评价		存储条件	特殊要求[a]
长期	加速（6 个月）		
+25℃±2℃/60％ RH 或+30℃±2℃/65％RH	+40℃±2℃/75％RH	无特殊储存条件	不能冷藏或冷冻
+25℃±2℃/60％ RH 或+35℃±2℃/60％RH	—	储存温度不超过+30℃或+25℃	不能冷藏或冷冻
+5℃±3℃	—	+2℃至+8℃保存	不能冷冻
<0℃	—	低于－XX℃保存	—

[a] 如果相关。

* 译者注:％RH，相对湿度（relative humidity）单位。

15.2.2.6　一般原则

ICH 稳定性指导原则建议了以下生物类似药稳定性评价的一般原则。这些一般原则指出申请人应该：

1. 开发数据以支持建议的货架期。
2. 考虑任何影响效价、纯度和质量的外部条件。
3. 支持所要求货架期的主要数据应该基于长期、实时、真实条件的稳定性研究。长期稳定性研究的设计至关重要。
4. 复检期不适用于生物技术/生物制品。

15.3　稳定性指示特征和有效期

15.3.1　稳定性指示分析

实际上，没有单一的分析指示稳定性。稳定性指示分析应该是产品特定的，并且允许检测纯度、一致性和效价的任何变化。分析方法必须在提交时进行验证。生物制品和生物类似药的稳定性研究需要依照 GLP 或 cGMP 要求的多种蛋白质分析技术，例如：

1. 一维和二维 SDS-PAGE
2. 免疫印迹
3. 等电聚焦
4. 氨基酸分析
5. CE
6. 肽指纹图谱
7. 通过 LC-MS/MS 进行肽图分析和测序
8. 总蛋白质定量
9. 多糖特征鉴定
10. 免疫化学技术
11. 现行 cGMP 基于细胞的生物检定[①]

需要注意的是，可能还需要其他分析技术研究翻译后修饰，例如：

1. MALDI-MS 测定二硫键
2. 碳水化合物分析
3. 通过 CD、NMR、FTIR 进行高级结构特征鉴定

---

① 译者注：GLP，Good Laboratory Practice，药物非临床研究质量管理规范；cGMP，Current Good Manufacture Practices，动态药品生产管理规范；LC-MS，liquid chromatography mass spectrometry，液质联用技术；MS，mass spectrometry，质谱分析法。

4. 通过动态光散射进行蛋白质聚集状态分析[①]

15.3.2 有效期

FDA 1987 年稳定性指导原则和 ICH 1993 年稳定性指导原则指出，制剂的有效期可以确定为制造后平均药物特性保持在批准标准（例如 USP/NF）内的时间（FDA 1987；ICH，1993；Chow，2007）。FDA 建议制剂的有效期应确定为平均药物特征的 95％ 置信下限与批准的较低制剂标准相交的时间点。使用制剂平均降解的单侧 95％ 置信下限是为了确保在失效日期之前，制剂的一致性、规格、质量和纯度保持在批准标准之内。

下面简要描述 FDA 确定指定批次制剂有效期的方法。对于指定批次，设 y_j 为时间 x_j 的分析结果，$j = 1, 2, \cdots, n$。通常假设以下简单线性模型：

$$y_j = \alpha + \beta x_j + e_j, \ j = 1, \cdots, n$$

其中，α 和 β 是未知参数，x_j 是稳定性研究中选择的确定性时间点（存储时间），e_j 是测量误差且与均值为 0、方差为 σ^2 的正态（高斯）随机变量独立同分布。根据 FDA 建议的方法，对于固定的时间点，$\alpha + \beta x$ 的 95％ 置信下限为：

$$L(x) = \hat{\alpha} + \hat{\beta} x - \hat{\sigma} t_{n-2} \sqrt{\frac{1}{n} + \frac{(x - \overline{x})^2}{S_{xx}}}$$

其中

t_{n-2} 是自由度为 $n-2$ 的 t 分布的第 95 百分位数

$\overline{x}$ 是 x_j 的平均值

$$\hat{\sigma}^2 = \frac{1}{n-2}\left(\frac{S_{yy} - S_{xy}^2}{S_{xx}}\right)$$

其中

$$S_{yy} = \sum_{j=1}^{n}(y_j - \overline{y})^2 \quad S_{xx} = \sum_{j=1}^{n}(x_j - \overline{x})^2 \quad S_{xy} = \sum_{j=1}^{n}(x_j - \overline{x})(y_j - \overline{y})$$

$\overline{y}$ 是 y_j 的平均值。

实际上，如果 $L(x)$ 大于较低的产品标准，则认为产品直至时间点 x 都符合标准。

15.4 稳定性设计

稳定性数据的分析通常采用线性回归的方法，其分析样本通常来源于研究开始和结束时的采样，二者各占一半，由此得到的线性回归斜率的方差最小。通常将稳定性研究的开

---

① 译者注：MALDI-MS，matrix-assisted laser desorptionionization，基质辅助激光解吸离子化质谱；CD，circular dichroism，圆二色性光谱；NMR，nuclear magnetic resonance，核磁共振；FTIR，fourier-transform infrared spectroscopy，傅立叶变换红外光谱。

始时间定义为 $t=0$。稳定性研究通常在数个不同的时间完成。因此，在选择稳定性研究的实验设计时应考虑到在稳定性数据的分析中，通常还需要收集额外的数据。Nordbrock（1992，2003）介绍了稳定性研究中通常考虑的几种设计。这些设计将在后面简要描述。

15.4.1　基本矩阵法 2/3 按时设计

1 种剂型、1 种规格、1 种包装的完整长期研究要有 3 个批次，其中第 1 年每 3 个月 1 次，第 2 年每 6 个月 1 次，以后每年 1 次检测全部 3 个批次。因此，如果预期货架期为 36 个月并采用完整研究，则在 0、3、6、9、12、18、24 和 36 个月检测 3 个批次中的每个批次。如表 15.8 所示，基本矩阵法 2/3 按时设计在中间时点（除了 0 和 36 个月的时间点）检测 3 个批次中的 2 个批次。如果在 18 个月后完成分析（例如注册申请），则可以通过在 18 个月时检测所有批次来修改基本矩阵法 2/3 按时设计。

表 15.8　基本矩阵法 2/3 按时设计

批次	检测时间						
A	0	3		9	12		24	36
B	0	3	6		12	18		36
C	0		6	9		18	24	36

15.4.2　多种包装的基本矩阵法 2/3 按时设计

基本设计的第一个扩展是 1 种规格被包装成 3 种包装（即每个批次都被包装成 3 种包装）。如表 15.9 和表 15.10 所示，基本矩阵法 2/3 按时设计以均衡的方式应用于每种包装。均衡被定义为在每个中间时点每个批次检测 2 次，每种包装检测 2 次。如果在 18 个月后完成分析（例如注册申请），则可以通过在 18 个月时检测所有批次-包装组合来修改该设计。

表 15.9　多种包装的基本矩阵法 2/3 按时设计

批次	包装 1	包装 2	包装 3
A	T1	T2	T3
B	T2	T3	T1
C	T3	T1	T2

表 15.10　编码定义

编码	检测时间					
T1	3		9	12		24	36
T2	3	6		12	18		36
T3		6	9		18	24	36

15.4.3 多种包装和多种规格的基本矩阵法 2/3 按时设计

当使用相同配制、不同重量制造 3 种规格（例如 10、20 和 30）时，产生 9 个亚批，进一步假设每种规格有 3 种包装。在这种情况下，基本矩阵法 2/3 按时设计以一种均衡的方式可应用于 9 个亚批中的每个亚批（见表 15.11）。这个设计中，在每个中间时点每个亚批检测 2 次，每个亚批的每种包装检测 2 次，每个批次检测 6 次，每种包装检测 6 次。如果在 18 个月后完成分析（例如注册申请），则可以通过在 18 个月时检测所有批次-规格-包装组合来修改该设计。

表 15.11　多种包装和多种规格的基本矩阵法 2/3 按时设计

批次	规格	包装 1	包装 2	包装 3
A	10	T1	T2	T3
A	20	T2	T3	T1
A	30	T3	T1	T2
B	10	T2	T3	T1
B	20	T3	T1	T2
B	30	T1	T2	T3
C	10	T3	T1	T2
C	20	T1	T2	T3
C	30	T2	T3	T1

15.4.4 基本矩阵法 1/3 按时设计

检测数量的进一步减少是通过将每个前面设计中的检测从 2/3 减少到 1/3 来实现的。如表 15.12 所示，基本矩阵法 1/3 按时设计在每个中间时点检测 3 个批次中的 1 个批次。如果在 18 个月后完成分析（例如注册申请），则可以通过在 18 个月时检测所有批次来修改基本矩阵法 1/3 按时设计。

表 15.12　基本矩阵法 1/3 按时设计

批次	检测时间					
A	0	3		12		36
B	0		6		18	36
C	0			9		24	36

15.4.5 批次×规格×包装组合的矩阵法

如果有多种规格和多种包装，则还可以选择仅检测一部分批次-规格-包装组合。一个可能合适的例子是当有 3 个批次时，每批制成 2 种规格，产生 6 个亚批。尽管使用 3 种包装，但批量较小且每种规格的亚批只能采用 2 种包装。表 15.13 列出了批次×规格×包装组合的矩阵法设计，6 个亚批中的每个亚批选择 2 种包装，而且其中时间也通过 1/2 因子阵列化。这种设计是近似均衡的，因为每个亚批检测 2 种包装，每批次选择的每种包装检测 1 种或 2 种规格，每种包装检测 4 个亚批。可以做出时间均衡的类似表述。

表 15.13   批次×规格×包装组合的矩阵法

批次	规格	包装 1	包装 2	包装 3
A	10	T1	T2	—
A	20	T2	—	T1
B	10	T2	—	T1
B	20	—	T1	T2
C	10	—	T1	T2
C	20	T1	T2	—

15.4.6   均匀矩阵法设计

另一种设计方法是均匀矩阵法设计，对于其他设计因素的所有组合使用相同的时间协议（Murphy，1996）。该策略是删除某些时点（例如 3、6、9 和 18 个月的时间点），因此，检测仅在 12、24 和 36 个月完成。这种设计的优点是简化了研究设计的数据输入，并且消除了对缩小回归线斜率变异作用不大的时间点。缺点是如果稳定性存在重大问题，则可能因为没有进行早期检测而没有预先警报。此外，可能无法确定线性模型是否适当（例如，可能无法确定是否有大幅缩小接着是很小幅度的缩小）。然而，主要的缺点是这种设计可能不被一些监管机构所接受。

15.4.7   设计比较

Nordbrock（1992，2003）基于效能比较了几种设计。当有指定可替代的斜率配置时，这种方法可计算统计检验得出显著性结论的概率。SAS 可以轻松计算效能。其策略是计算几个设计的效能，然后选择具有可接受的效能和最小样本量（或费用）的设计。在这个阶段，可接受的效能还没有被很好地定义。Ju 和 Chow（1995）以及 Pong 和 Raghavarao（2000）给出了其他用来比较设计的方法，比较指标是货架期的估算精确度。

在评估设计时，回答"研究能够支撑预期货架期的可能性有多大"这个问题也很重要（Nordbrock，2003）。换句话说（假设参数预计会随着时间延长而减少），对于可能只包括 1 种规格和（或）只有 1 种包装的特定数据子集的指定斜率值，斜率的 95% 单侧置信下限将被接受的概率是多少？重要的是要知道，如果发现包装和（或）规格间的差异，在设计阶段统计处罚（关于货架期）可能会是什么。类似地，Nordbrock（2009）采用取得预期货架期的概率，比较了矩阵法设计与完整设计。

15.4.8   矩阵法可接受的因素

在前文中，使用了一些例子来展示可能的矩阵法设计。在本节中，基于由 PhRMA 稳定性工作组编写的文件（Nordbrock 和 Valvani，1995）、FDA 的陈述（Chen，1996；Lin，1997）和 ICH Q1D，总结了矩阵法适用的情况。

1. 在制剂以及原料药开发的所有阶段，矩阵法是可以接受的。可用于新药申请（NDA）研究、新药临床试验申请（IND）研究、补充剂和市售产品研究。

2. 对于所有类型的产品，如固体、半固体、液体和气溶胶，矩阵法是可以接受的。

3. 交叉法之后采用矩阵法是可以接受的。

4. 当有多种原材料来源（如制剂）时，矩阵法是可以接受的。

5. 如果有多个制剂生产地点，矩阵法是可以接受的。

6. 当同一配制被制造成多种规格时，矩阵法是可以接受的。

7. 如果配制密切相关（例如着色剂或调味剂的差异），矩阵法是可以接受的。

8. 矩阵法适用于储存期间容器的定位。

9. 在某些情况下，如果密切相关的配制用于不同的规格（例如用活性成分取代非活性成分），矩阵法可能是可以接受的。

10. 如果证明合理，容器和密闭系统之间采用矩阵法是可以接受的。

11. 在包装组成类型内，矩阵法是可以接受的，例如填充（即顶部空间）相同而大小不同，或大小相同但填充（顶部空间）不同。如果容器大小和填充大小发生变化，如果有充足的解释，矩阵法可能是可以接受的。包装组成类型之间（例如泡罩和高密度聚乙烯）采用矩阵法是不可以接受的。

12. 储存条件之间采用矩阵法是不可以接受的。但是，为每个存储条件进行单独的矩阵法设计是可以接受的。

13. 参数之间采用矩阵法是不以可接受的，例如溶解和效价。但是，为每个参数进行单独的设计是可以接受的。

14. 不管方法的精确度如何，矩阵法都是适用的；然而，应该记住的是，采用矩阵法设计得到的货架期通常比采用完整设计得到的货架期的更短。并且，方法精确度较高时，完整设计和矩阵法设计之间的差异将会更大（即对申办方有更大的惩罚，结果是矩阵法设计比完整设计得到的货架期更短）。

15. 不管产品的稳定性如何，矩阵法都是适用的。然而，与前述评论类似（译者注：第 14 条评论），并且应该记住，如果产品具有不良的稳定性特征（例如 1 年的货架期），矩阵法通常会得到更短的货架期。

16. 适用性应该查阅最新的指导原则。

15.4.9　一般规则

设计研究时应遵循几个一般规则：

1. 矩阵法设计应该是近似均衡的（即对于所有经过检测的批次、包装和规格的单向、双向组合，在每个时间点应该累积进行大致相同数量的检测）。

2. 当并非每个批次-规格-包装组合都有检测时，则每个检测过的规格-包装组合应该至少检测 2 个批次（即对于每个检测过的包装-规格组合，应该至少有 2 个批次被检测）。

3. 上述例子中除非有制造限制，否则只有存在 3 个以上规格或 3 个以上包装时，批次×规格×包装组合的矩阵法才可能是可以接受的。

15.5　统计分析

在本节中，我们将假设研究参数与时间呈线性关系，即可以用线性回归进行分析，尽管在有些情况下线性回归并不完全合适。此外，假定参数预计随时间延长而减少。对于单一包装和单一规格的长期数据，ICH Q1E 指南（ICH QIE，2004）指出，平均回归线的95％单侧置信下限必须在货架期之前的所有时间都高于较低标准。当有多种规格和（或）多种包装时，根据 ICH Q1E，有 3 种可能的分析方法。第一种方法是单独分析每种包装-规格组合，换句话说，要做多个分析。第二种方法是用一个分析对所有数据建模，每个批次、规格、包装都有单独的截距和单独的斜率，不检验合并性，所以没有简化模型。第三种方法是用一个分析对所有数据建模并检验合并性，然后选择适当的简化模型。

15.5.1　单独的分析方法

在第一种方法中，对每种包装-规格-批次组合都进行一个单独分析，要进行多个分析。为每个单独分析计算货架期，并且产品的货架期是所有包装-规格-批次组合中的最小货架期。

15.5.2　不检验合并性的分析方法

在第二种方法中，进行一个纳入所有数据的分析。使用单个截距、单个斜率和整个数据集的合并均方差来估算货架期。每个批次-包装-规格组合的货架期被视为此批次-包装-规格组合保持在可接受限度内的时间，即平均回归线的95％单侧置信下限保持高于标准的时间。

如果有多个批次，但只有一种包装和一种规格，则 SAS 模型为 $Y=B+A+B \times A$，其中 B 是批次的类别项，A 是年限的协变量。计算每个批次平均回归线的95％单侧置信下限。每个批次的货架期是置信限在标准之内、货架期之前的所有时间。产品的货架期是批次货架期中的最小货架期。

如果有多个批次和多种包装，但只有一种规格，并且如果特定批次的初始部分适用于所有包装，则 SAS 模型为 $Y=B+A+B \times A+P \times A+B \times P \times A$，其中 B 是批次的类别项，P 是包装的类别项，A 是年限的协变量。该模型每个批次-包装组合有单独的斜率，每个批次有单独的截距，同一批次中所有包装有共同的截距。例如，如果使用原液产品（产品包装前）对初始部分进行检测，并且所有包装同时进入研究，那么这个模型通常是适当的。计算每个批次-包装组合平均回归线的95％单侧置信下限。每个批次的货架期是置信限在标准之内、货架期之前的所有时间。产品的货架期是所有批次-包装组合货架期中的最小货架期。

15.5.3　检验合并性的分析方法

当使用模型构建（合并性检验）方法时，整个模型反映生产工艺是非常重要的。在本节中，假设有多种规格和多种包装，并且使用不同重量的相同准确配制将一个批次制造成多种规格。假设将颗粒批次分成亚批次，使用不同重量的颗粒将每个亚批制成不同规格的产品，并且假设每种规格是由每个颗粒批次制造的。进一步假设从每个片剂亚批中收集零时间的样品，并且将每个片剂亚批包装到所有包装中。

完整模型包括包装、规格和批次所有两两交互作用的斜率项，并且包括反映生产工艺的截距项。生产工艺规定每个片剂亚批在完整模型中必须有单独的截距，但不需要每个片剂亚批中的包装都具有单独的截距（工艺验证提供的证据显示全部片剂亚批是均匀的）。

因此，在本例中完整的 SAS 模型是：

$$Y = B + S + B(S) + A + B \times A + P \times A + S \times A + B \times P \times A + B \times S \times A + P \times S \times A$$

B 为颗粒批次的类别项，P 为包装的类别项，S 为规格的类别项，A 为时间的协变量。模型建立通过检验斜率的双向相互作用开始，确定是否有任何能被删除的斜率项。当批次是该项的一部分时，使用的显著性水平为 0.25，否则为 0.05。然后，使用 0.25（批次）或 0.05（非批次）水平检验主效应斜率项。除在不可删除的双向斜率项中的任何主效应斜率不能被删除外，不显著的项将被删除。

删除斜率项后，检验截距项（使用与斜率相同的显著性标准）并删除不显著的项。使用最终模型，得到平均回归线的 95% 单侧置信下限，并为每种包装-规格组合指定货架期，其为 95% 单侧置信下限在标准之内、货架期之前的所有时间。用于从完整模型中删除项的略有不同的算法已经提出（Fairweather et al.，1995；Tsong et al.，2008）。

需要注意的是，Chow（2007）给出了由 FDA 统计人员开发的用于分析稳定性数据的 SAS 程序。

15.6　结语

生物物质是复杂分子，包括一级结构（例如多肽链的氨基酸序列）、二级结构（例如通过氢键稳定的 α-螺旋、β-折叠）、三级结构（例如单个分子折叠成紧凑球状体的三维结构，通过非特异性疏水相互作用以及盐桥、H 键和-S-S-键等特异性相互作用而稳定）和四级结构（例如几个多肽链的组装：非共价相互作用、-S-S-键）。因此，生物制品对温度、氧化、光线照射和离子含量等环境因素特别敏感。实际上，通常必须有严格的储存条件。因此，评估稳定性可能需要复杂的分析方法学。单独的物理化学检测不能充分描述足以预测生物活性的全部产品特性。实际上，最常用的分析检测包括脱酰胺试验（例如天冬酰胺和谷氨酰胺侧链酰胺的水解）、氧化（例如蛋氨酸、组氨酸、半胱氨酸、酪氨酸和色氨酸残基）、变性（例如失去三维结构）、聚集（例如单体或天然多聚体的共价或非共价结合）和糖蛋白检测（例如唾液酸残基的糖基化水解为最常见的不稳定性）。

如前所述，在生物类似药的早期开发过程中，加速稳定性研究可以帮助提供在环境条件下短期暴露后影响的关键数据和信息。短期稳定性研究的周期通常为 6 个月。长期稳定性研究（12 个月或更长时间）允许评估在预计货架期或更长时期的药品质量。本章描述的矩阵法设计通常适用于许多情况，使用稳定产品容易接受的矩阵法 1/3 按时设计可以显著节省成本。有两种基本方法可用于分析矩阵法设计下的数据。有几种方法可用于评估和比较可能的设计。

为了估计药品的有效期（或货架期），FDA 稳定性指导原则要求在稳定性分析中检测至少 3 个批次，且越多越好，以解释批次间的差异，以便单一货架期适用于在相似情况下制造的所有拟用批次。在假设药品特性随时间线性下降的情况下，FDA 稳定性指导原则指出，如果没有批次间变化的文件证据（即所有批次具有相同的货架期），在药物特征降解曲线的 95％置信下限与认可的较低标准界限相交的时间点，基于普通最小二乘法可以确定单一的货架期。沿着这个思路，一个典型的方法是将 3 个批次组合为固定批次组进行稳定性分析。这种方法被称为固定批次组的稳定性分析。然而，1987 年 FDA 稳定性指导原则指出，用于确定药品货架期的长期稳定性研究使用的批次应该组成未来批次总体的随机样品。此外，指导原则要求所有估计的有效期适用于所有未来的批次。在这种情况下，固定批次组的稳定性分析可能不合适。或者，建议考虑基于随机效应模型的统计方法（见Chow and Shao，1991；Shao and Chow，1994；Shao and Chen，1997）。这种方法被称为随机批次的稳定性分析。

应该注意的是，某些制剂必须储存在特定的温度下，如－20℃（冰冻温度）、5℃（冷藏温度）和 25℃（室温），以保持使用前的稳定性。在这种情况下，典型的货架期表述通常由不同储存温度的多个阶段组成。例如，通常采用的保质期表述可以是－20℃下 24 个月，随后 5℃下 2 周。因此，这个药品的货架期是基于两个阶段的稳定性研究确定的。然而，在 FDA 稳定性指导原则或 ICH 稳定性指导原则中，都没有关于估计两阶段货架期统计方法的讨论。Shao 和 Chow（2001）基于 FDA 和 ICH 稳定性指导原则中描述的统计原理，提出了一种使用两阶段线性回归的两阶段稳定性研究方法（Chow，2007）。

16

使用生物标志物数据评估生物相似性

16.1 引言

Chow 和 Liu（2008）指出，在基本生物等效性假设下进行小分子制剂的生物等效性评估。这一假设将药动学指标，如 AUC 和 C max 作为临床终点的替代终点，用于评价研发中制剂的安全性和有效性。按照类似的想法，通过假设通过生物标志物可预测生物制品的临床结果，在基本生物相似性假设以及基于概率的生物相似性标准下，使用生物标志物数据可以推导用于评估生物类似药与原研制品之间生物相似性的统计学方法（Chow et al.，2010）。

为了评估制剂之间的生物等效性或相似性，文献中提出了几个标准。例如，在 FDA 指南中，已经提出基于生物利用度平均值的平均生物等效性（ABE），基于生物利用度总变异性的群体生物等效性（PBE），基于个体内和个体间变异性以及个体-制剂相互作用变异性的个体生物等效性（IBE）的评估标准（见 FDA，2001，2003）。在这些评估生物等效性的标准中，一个共同点是比较是基于矩的，即这种比较以两个群体的矩为基础。或者，基于概率的标准也被提出用于评估一致性/相似性，其是以概率的比较为基础。例如，Schall 和 Luus（1993）针对制剂之间预计的药动学（PK）响应差异提出了基于概率的方法，即基于制剂之间 PK 响应的绝对差异小于一个预定正常数的概率。Tse 等（2006）针对中医药提出了基于概率的指数，评估不同资源原材料之间和（或）不同生产工艺最终制剂之间的一致性。一致性指数被定义为不同资源制剂特征的比值在预定区间内的概率。因此，按照这些想法，两种药品的相似性可以通过基于矩或基于概率的方法来评估。

对于某些制剂，FDA 指出通过比较相应的溶出特征，体外溶出检测可以作为体内生物等效性检测的替代。如果溶出特征（对药物释放的测量）相似，则认为两种制剂具有相似的药物吸收特征。这些制剂包括：①1962 年以前分类的"AA"制剂；②较小规格的制剂；③放大和批准后的变更；④证明体外和体内相关性的制剂（Chow and Shao，2002）。顺着这个思路，假设 PK 和基因组数据之间有关联和（或）针对它们的差异做出适当调整，则如果基因组特征相似，可以认为两种制剂具有相似的药物吸收特征。因此，Chow 等（2004）提出评估生物等效性使用基因组预测作为 PK 响应的替代。本章的目标是假设生物标志物可用来预测生物类似药安全性和有效性评价的临床结果，根据平行组设计下基于矩的标准和基于概率的标准，推导使用生物标志物数据评估平均生物相似性的统计学方法。

在下一节中，简要回顾了在监管指导原则/指南或文献中，目前可用的评估生物相似性时基于矩和基于概率的标准。按照 Chow 等（2004）的类似想法，16.3 节在基于矩和基于概率的标准下，使用生物标志物数据推导评估生物相似性的统计方法。16.4 节在基于矩和基于概率的标准下，进行数值研究评估推导方法的性能。最后一节中给出了简要的结束语。

16.2　生物相似性评估

16.2.1　基于矩和基于概率的标准

在本节中，将关注基于矩和基于概率的标准，评估生物制品之间的生物相似性。特别是要考虑以下标准。设 Y_T 和 Y_R 分别为受试制剂 T 和参比制剂 R 的相同研究终点。特别是，$E(Y_i) = \mu_i$，$i = T, R$。

16.2.1.1　基于矩的标准

如果 μ_T / μ_R 的 90％置信区间落入（$1 - \Delta$，$1/1 - \Delta$）的相似性界限内，其中 $0 < \Delta < 1$ 是预定的常数，则两种生物制品被推断为生物类似。

16.2.1.2　基于概率的标准

如果 p 的 90％置信下限大于 p_0，其中 $0 < p_0 < 1$ 是相似性界限，则两种生物制品生物类似，并且

$$p = P\left(1 - \delta < \frac{Y_T}{Y_R} < \frac{1}{1 - \delta}\right) \tag{16.1}$$

$0 < \delta < 1$ 为预定的常数。

16.2.2　使用基因组数据评估生物相似性

如前所述，Chow 等（2004）提出使用基因组预测 x 作为评估生物等效性中 PK 响应的替代。以下概述其想法。设 x 是 PK 响应的基因组预测。x 通常是基因组数据的函数，例如基因标记、DNA 序列、mRNA 转录特征、连锁和物理图谱、基因位置和数量性状基因（quantitative trait loci，QTL）定位。在本章中，基因组预测 x 被用作评估生物相似性中 PK 响应的替代。更具体地说，用 x 代替 PK 响应，采用与 PK 数据相同的统计检验，如果结果显示两种制剂之间存在生物相似性，那么若没有生物利用度/生物等效性研究，我们是否可以据此认为两种制剂达到生物相似？如果 x 是 PK 响应的完美预测，那么答案是肯定的。实际上，因为存在变异性、模型错误设定和（或）缺失重要的基因组变量，基因组预测通常并不完美。Chow 等（2004）的想法是评价基因组预测的分布与生物等效性/生物相似性评估的 PK 响应之间差异的影响。对于 ABE 而言，推导这种差异的容许限度的结果是，如果差异在容许限度内，则 ABE 可以采用基因组预测评估。

考虑 Chinchilli 和 Estinhart（1996）描述的标准 2×2 交叉设计常用模型：

$$y_{ijk} = \mu_i + \gamma_{ij} + S_{ijk} + e_{ijk}$$

其中

μ_i 是第 i 个处理效应（$i=T,R$）

γ_{ij} 是序列 j 中处理 i 的固定效应，每个 i 的约束为 $\sum_j \gamma_{ik}=0$

（S_{Tjk}，S_{Rjk}）是第 j 个序列中第 k 个个体的随机效应，为独立同分布的双变量正态随机向量，均值为 0，$\mathrm{Var}(S_{ijk})=\sigma_{Bi}^2$（$i=T,R$），$\mathrm{Cov}(S_{Tjk}$，$S_{Rjk})=\rho\sigma_{BT}\sigma_{BR}$

e_{ijk} 是均值为 0、$\mathrm{Var}(e_{ijk})=\sigma_{Wi}^2$（$i=T,R$）的独立正态随机误差

（S_{Tjk}，S_{Rjk}）和 e_{ijk} 假设相互独立

设 x 是 y 的基因组预测。其中一个关注点是如何使用 y_{ijk} 的基因组预测 x_{ijk} 检验 ABE。Chow 等（2004）假设 x_{ijk} 值遵循 y_{ijk} 的相同模型，但所有参数都改变。特别是，治疗效果 μ 变为 v 值，并且方差分量 σ^2 变为 τ^2 值。然后，Chow 等（2004）定义：

$$\varepsilon = (\mu_T - \mu_R) - (v_T - v_R)$$

需要注意的是，如果基因组预测是无偏的，则 $\varepsilon=0$。然而，因为可能的模型错误设定和（或）缺失重要的基因组变量，ε 可能不是 0。设 $\bar{y}$ 或 $\bar{x}$ 是 y 值或 x 值的平均值，下标中的点表示指数是被平均的。同样，设

$$\hat{\delta}_y = \bar{y}_{T..} - \bar{y}_{R..}$$

和

$$s_y^2 = \frac{1}{n_1+n_2-2} \sum_{j,k} (y_{Tjk} - y_{Rjk} - \bar{y}_{Tj.} + \bar{y}_{Rj.})^2$$

那么，$\hat{\delta}_y$ 是正态分布，平均值 $\delta=\mu_T-\mu_R$，并且（n_1+n_2-2）s_y^2/σ^2 是自由度为 n_1+n_2-2 的卡方分布，其中

$$\sigma = \sigma_{BT}^2 + \sigma_{BR}^2 - 2\rho\sigma_{BT}\sigma_{BR} + \sigma_{WT}^2 + \sigma_{WR}^2$$

$\hat{\delta}_y$ 和 s_y^2 是独立的。

根据 2003 年 FDA 生物等效性指导原则，如果 δ 的 90% 置信区间（$\hat{\delta}_{y-}$，$\hat{\delta}_{y+}$）在 （$-\eta$，η）范围内，则可以认为具有 ABE，其中

$$\hat{\delta}_{y\pm} = \hat{\delta}_y \pm t_{0.95,n_1+n_2-2} \frac{s_y}{2} \sqrt{\frac{1}{n_1}+\frac{1}{n_2}}$$

$t_{a,m}$ 表示自由度为 m 的中心 t 分布的第 a 分位数。

现在，设 $\widehat{\leqslant \delta}_{x\pm}$ 与 $\hat{\delta}_{y\pm}$ 相同，但用 x 值代替 y 数据计算。如果（$\hat{\delta}_{x-}$，$\hat{\delta}_{x+}$）在（$-\eta$，η）范围内，则我们希望知道是否可以据此得出具有 ABE 的结论。从统计学上来说，如果基因组预测 x 是 y 的完美预测，那么可以提出具有 ABE。然而，y 和 x 的分布是有差异的。如果 ε 是已知的，那么 $\delta=\mu_T-\mu_R$ 的 90% 置信区间为（$\hat{\delta}_{x-}+\varepsilon$，$\hat{\delta}_{x+}+\varepsilon$）。因此，ABE 可以被提出，如果

$$-\eta < \hat{\delta}_{x-}+\varepsilon \quad 且 \quad \hat{\delta}_{x+}+\varepsilon < \eta$$

参数 ε 通常是未知的。如果 $\varepsilon_- \leqslant \varepsilon \leqslant \varepsilon_+$ 和边界 $\varepsilon_\pm$ 是已知的，则 ABE 可以被提出，如果

$$-\eta < \hat{\delta}_{x-} + \varepsilon_- \quad 且 \quad \hat{\delta}_{x+} + \varepsilon_+ < \eta$$

然后，为提出 ABE 给出 ε 的容许限度，通过下式得到：

$$\hat{\varepsilon}_- = -\eta - \hat{\delta}_{x-} \quad 且 \quad \hat{\varepsilon}_+ = \eta - \hat{\delta}_{x+}$$

对于 PBE 和 IBE，Chow 等（2004）考虑在预定限度内对预测偏差和变异差异进行敏感性分析。在研究中需要注意的是，Chow 等（2004）假设可以已得到确定的 PK 数据和基因组数据之间的关系，特别是假设此关系是线性的。然而，在很多情况下，这种假设可能并不真实。因此，当实际上这种关系本质上是非线性时，假设线性关系可能会误导。Lu 等（2009）研究了错误指定（或偏离线性）对 ABE 评估的影响，该研究通过探讨为实现预期效能而控制 I 型错误和计算需要的样本量来说明其影响。

16.3　使用生物标志物数据的生物相似性统计检验

16.3.1　总体思路

评估生物相似性时，观察主要研究终点可能是费钱或费时的。在这种情况下，找到观察起来相对容易或成本较低的替代响应是值得的。按照 Chow 等（2004，2010）的想法，假设替代终点或生物标志物与主要研究终点之间存在确认的关系，提出用替代终点或生物标志物数据检验生物相似性的有效统计检验。y 表示主要研究终点，x 表示替代终点或生物标志物。为简单起见，考虑以下一阶模型：

$$\log y_i = \beta_0 + \beta_1 x_i + \varepsilon_i \tag{16.2}$$

其中

β_0 和 β_1 是已知系数

x_i 服从正态分布，均值为 μ_{Xi}，方差为 σ_{Xi}^2

ε_i 是随机误差，服从均值为 0、方差为 σ_{Yi}^2 $(i = T, R)$ 的正态分布

x_i 和 ε_i 是独立的

显而易见，$\log y_i$ 是正态分布的，均值为 $\beta_0 + \beta_1 \mu_{Xi}$，方差为 $\beta_1^2 \sigma_{Xi}^2 + \sigma_{Yi}^2$。由于 y_i 服从对数正态分布，则

$$E(y_i) = \mu_i = \exp\{\beta_0 + \beta_1 \mu_{Xi} + 0.5(\beta_1^2 \sigma_{Xi}^2 + \sigma_{Yi}^2)\} \tag{16.3}$$

假设从两组平行设计中观察到替代终点或生物标志物 x。设 x_{ij} 为第 i 组中第 j 个个体的观察值（$i = T, R$ 和 $j = 1, 2, \cdots, n_i$）。设 $\hat{y}_{ij} = \exp\{\beta_0 + \beta_1 x_{ij}\}$ 为相应主要研究终点的"预测"值。v_i 表示 $\hat{y}_{ij}$ 的期望值。然后，基于前面提及的假设：

$$v_i = E(\hat{y}_{ij}) = \exp\{\beta_0 + \beta_1 \mu_{Xi} + 0.5\beta_1^2 \sigma_{Xi}^2\} \tag{16.4}$$

16.3.2　基于矩评估生物相似性的标准

在本节中，基于矩的标准推导均值 μ_T 和 μ_R 比值或相当于 $\log\mu_T - \log\mu_R$ 的置信区间。此外，为实现预期的效能水平，推导提出生物相似性检验效能，进而帮助确定需要的样本量。

16.3.2.1　置信区间的估计

类似于两种制剂之间生物等效性评估，例如治疗（T）与参照（R），做出如下假设：

$$H_0 : \frac{\mu_T}{\mu_R} \leqslant 1-\Delta \quad \text{或} \quad \frac{\mu_T}{\mu_R} \geqslant \frac{1}{1-\Delta} \quad vs. \quad H_1 : 1-\Delta < \frac{\mu_T}{\mu_R} < \frac{1}{1-\Delta}$$

其中 $0<\Delta<1$ 是预定的常数。或者，上述假设可转变为：

$$H_0 : |\log\mu_T - \log\mu_R| \geqslant \delta \quad vs. \quad H_1 : |\log\mu_T - \log\mu_R| < \delta \tag{16.5}$$

其中 δ 是一个正常数。从式 16.4 和式 16.5 得出：

$$\log\mu_T - \log\mu_R = \log v_T - \log v_R + 0.5\sigma_{Wd}^2 = \beta_1\mu_{Xd} + 0.5(\beta_1^2\sigma_{Xd}^2 + \sigma_{Wd}^2) \tag{16.6}$$

其中

$$\mu_{Xd} = \mu_{XT} - \mu_{XR}, \ \sigma_{Wd}^2 = \sigma_{WT}^2 - \sigma_{WR}^2, \ \sigma_{Xd}^2 = \sigma_{XT}^2 - \sigma_{XR}^2$$

设

$$\hat{\mu}_{Xi} = \frac{1}{n_i}\sum_{j=1}^{n_i} x_{ij}$$

和

$$\hat{\sigma}_{Xi}^2 = \frac{1}{n_i-1}\sum_{j=1}^{n_i}(x_{ij} - \hat{\mu}_{Xi})^2, \ i = T,R$$

此外，设 z_a，$t_{a,n}$ 和 $\chi_{a,n}^2$ 分别为标准正态分布的第 α 分位数、自由度为 n 的 t 分布和自由度为 n 的卡方分布。需要注意的是，为 $\log \mu_T - \log \mu_R$ 构建精确的置信区间通常并不容易，其是包括方差分量的参数线性组合。然而，对于这种类型的参数，可以使用改进的大样本法（modified large-sample，MLS）给出近似的置信区间，比包括正态近似法在内的许多其他近似方法具有更好的有限样本性能。细节可在 Howe（1974）、Graybill 和 Wang（1980）、Ting 等（1990）、Hyslop 等（2000）的论著中找到。因此，使用 MLS 方法，给出 $\log v_T - \log v_R$ 的 $(1-2\alpha)\times 100\%$ 置信区间为 $(\hat{\eta}_l, \hat{\eta}_u)$，其中

$$\hat{\eta}_l = \hat{d}_x - \sqrt{\beta_1^2 \sum_{i=T,R} \frac{\hat{\sigma}_{Xi}^2 t_{1-a,n_i}^2}{n_i} + \frac{1}{4}\beta_1^4\left[\hat{\sigma}_{XT}^4\left(\frac{n_T-1}{\chi_{1-a,n_T-1}^2}-1\right)^2 + \hat{\sigma}_{XR}^2\left(\frac{n_R-1}{\chi_{a,n_R-1}^2}-1\right)^2\right]}$$

和

$$\hat{\eta}_u = \hat{d}_x + \sqrt{\beta_1^2 \sum_{i=T,R} \frac{\hat{\sigma}_{Xi}^2 t_{1-a,n_i}^2}{ni} + \frac{1}{4}\beta_1^4 \left[\hat{\sigma}_{XT}^4 \left(\frac{n_T-1}{\chi_{a,n_T-1}^2} - 1 \right)^2 + \hat{\sigma}_{XR}^4 \left(\frac{n_R-1}{\chi_{1-a,n_R-1}^2} - 1 \right)^2 \right]}$$

且

$$\hat{d}_x = \log \hat{\upsilon}_T - \log \hat{\upsilon}_R = \beta_1(\hat{\mu}_{XT} - \hat{\mu}_{XR}) + \frac{1}{2}\beta_1^2(\hat{\sigma}_{XT}^2 - \hat{\sigma}_{XR}^2)$$

可以用 Schuirmann 两个单侧检验的想法测试式 16.5 定义的假设（Schuirmann，1987）。特别是，零假设 H_0 被分解为以下两个单侧假设：

$$H_{01}: \log \mu_T - \log \mu_R > \delta \quad 和 \quad H_{02}: \log \mu_T - \log \mu_R < -\delta$$

相当于，如果 $\log \mu_T - \log \mu_R$ 的 $(1-2\alpha) \times 100\%$ 置信区间落入 $(-\delta, \delta)$ 范围内，则 H_{01} 和 H_{02} 在 α 显著性水平被拒绝。

如果 σ_{Wd}^2 是已知的，则 $\log \mu_T - \log \mu_R$ 的 $(1-2\alpha) \times 100\%$ 置信区间为 $(\hat{\eta}_l + 0.5\sigma_{Wd}^2, \hat{\eta}_u + 0.5\sigma_{Wd}^2)$。因此，根据基于矩的标准，如果满足以下条件，则提出这两种生物制品是生物类似药：

$$\hat{\eta}_l + 0.5\sigma_{Wd}^2 > -\delta \quad 且 \quad \hat{\eta}_u + 0.5\sigma_{Wd}^2 < \delta \tag{16.7}$$

如果 σ_{Wd}^2 是未知的，假设 $\sigma_{Wd-}^2 \leqslant \sigma_{Wd}^2 \leqslant \sigma_{Wd+}^2$，其中 σ_{Wd-}^2 和 σ_{Wd+}^2 为已知的限度。然后，根据基于矩的标准，如果满足以下条件，则提出这两种生物制品是生物类似药：

$$\hat{\eta}_l + 0.5\sigma_{Wd-}^2 > -\delta \quad 且 \quad \hat{\eta}_u + 0.5\sigma_{Wd+}^2 < \delta \tag{16.8}$$

16.3.2.2 Ⅰ型错误率和效能

需要注意的是，$(\hat{\eta}_l, \hat{\eta}_u)$ 是 $\log \upsilon_T - \log \upsilon_R$ 的 $(1-2\alpha) \times 100\%$ 置信区间。如果无效假设 $H_0(|\log \mu_T - \log \mu_R| \geqslant \delta)$ 为真，当 σ_{Wd}^2 是已知的，采用式 16.7 中的规则，则生物相似性检验的Ⅰ型错误率应该控制在名义水平 α。但是，只要 σ_{Wd}^2 的边界是已知的，Ⅰ型错误率就取决于 σ_{Wd}^2 的边界。特别是，对于较大的边界，Ⅰ型错误率较小。因此，一般来说，式 16.8 中给出的规则是保守的，这将使Ⅰ型错误率比名义水平 α 更小。

假设观察的主要研究终点为 y，并使用 y 数据评估生物相似性。设 y_{ij} 为第 i 个处理组中第 j 个个体的 y 的观察值（$j=1,\cdots,n_i$；$i=T,R$）。设 $z_{ij} = \log(y_{ij})$，$\bar{z}_i = 1/n_i \sum_{j=1}^{n_i} z_{ij}$，$S_{Zi}^2 = 1/(n_i-1) \sum_{j=1}^{n_i} (z_{ij} - \bar{z}_i)^2$。然后，给出基于 MLS 方法的 $(1-2\alpha) \times 100\%$ 置信区间 $(\hat{\eta}_{y-}, \hat{\eta}_{y+})$，其中

$$\hat{\eta}_{y-} = \hat{d}_y - \sqrt{\sum_{i=T,R} \frac{S_{Zi}^2 t_{1-a,n_i}^2}{n_i} + \frac{1}{4}S_{ZT}^4 \left(\frac{n_T-1}{\chi_{1-a,n_T-1}^2} - 1 \right)^2 + \frac{1}{4}S_{ZR}^4 \left(\frac{n_R-1}{\chi_{a,n_R-1}^2} - 1 \right)^2}$$

和

$$\hat{\eta}_u = \hat{d}_y + \sqrt{\sum_{i=T,R} \frac{S_{Z_i}^2 t_{1-\alpha,n_i}^2}{n_i} + \frac{1}{4} S_{ZT}^4 \left(\frac{n_T-1}{\chi_{\alpha,n_T-1}^2} - 1\right)^2 + \frac{1}{4} S_{ZR}^4 \left(\frac{n_R-1}{\chi_{1-\alpha,n_R-1}^2} - 1\right)^2}$$

且 $\hat{d}_y = \log \hat{\mu}_{Ty} - \log \hat{\mu}_{Ry} = \bar{z}_T - \bar{z}_R + 0.5 (S_{ZT}^2 - S_{ZR}^2)$。则使用 y 数据提出这两种生物制品是生物类似药的效能可以近似为：

$$\Phi\left(\frac{\delta - (\log \mu_T - \log \mu_R)}{\sqrt{V_Y}} - z_{1-\alpha}\right) - \Phi\left(\frac{-\delta - (\log \mu_T - \log \mu_R)}{\sqrt{V_Y}} + z_{1-\alpha}\right) \quad (16.9)$$

其中，$V_Y = \sum_{i=T,R} \left[n_i^{-1}(\beta_1^2 \sigma_{Xi}^2 + \sigma_{Wi}^2) + 0.5(n_i-1)^{-1}(\beta_1^2 \sigma_{Xi}^2 + \sigma_{Wi}^2)^2\right]$ 和 $\Phi(\cdot)$ 是标准正态分布的累积分布函数。使用 y 数据需要的样本量可以通过 n_T 和 n_R 的最小值来获得，这样式 16.9 给出的概率大于预期的水平。另一方面，只要 x 数据被观察并采用式 16.8 给出的规则，则生物相似性检验的效能近似等于：

$$\Phi\left(\frac{\delta - 0.5(\sigma_{Wd+}^2 - \sigma_{Wd}^2) - d}{\sqrt{V_X}} - z_{1-\alpha}\right) - \Phi\left(\frac{-\delta + 0.5(\sigma_{Wd}^2 - \sigma_{Wd-}^2) - d}{\sqrt{V_X}} + z_{1-\alpha}\right) \quad (16.10)$$

其中 $d = \log \mu_T - \log \mu_R$ 和 $V_X = \sum_{i=T,R} \left[n_i^{-1} \beta_1^2 \sigma_{Xi}^2 + 0.5(n_i-1)^{-1} \beta_1^4 \sigma_{Xi}^4\right]$。需要注意的是，基于式 16.10 给出的 x 数据的效能在使用 V_X、$\sigma_{Wd+}^2 - \sigma_{Wd}^2$ 和 $\sigma_{Wd}^2 - \sigma_{Wd-}^2$ 时是缩小的。因此，σ_{Wd}^2 的边界越大，效能越小。然而，由于 $V_X < V_Y$，基于 x 数据检验的效能不一定小于基于 y 数据检验的效能。类似地，为实现预期效能水平而需要的样本量取 n_T 和 n_R 的最小值，这样式 16.10 给出的概率大于目标水平。

16.3.3 基于概率评估生物相似性的标准

为了检验两种生物制品是否为基于 PB 标准的生物类似药，考虑以下假设：

$$H_0: p \leqslant p_0 \quad vs. \quad H_1: p > p_0 \quad (16.11)$$

其中

p 在式 16.1 中定义

p_0 是相似性界限

16.3.3.1 参数估计

基于对模型 16.2 的假设，$\log Y_T - \log Y_R$ 服从正态分布 $N(\beta_1 \mu_{Xd}, \sigma_{LT}^2 + \sigma_{LR}^2)$，其中 $\sigma_{Li}^2 = \beta_1^2 \sigma_{Xi}^2 + \sigma_{Wi}^2$ $(i = T,R)$。那么，概率为：

$$p = \Phi\left(\frac{-\log(1-\delta) - \beta_1 \mu_{Xd}}{\sqrt{\sigma_{LT}^2 + \sigma_{LR}^2}} - z_{1-\alpha}\right) - \Phi\left(\frac{\log(1-\delta) - \beta_1 \mu_{Xd}}{\sqrt{\sigma_{LT}^2 + \sigma_{LR}^2}} + z_{1-\alpha}\right) \quad (16.12)$$

如果 σ_{WT}^2 和 σ_{WR}^2 是已知的，则基于 x 数据，p 可以由下式估计：

$$\hat{p}_1 = \Phi\left(\frac{-\log(1-\delta) - \beta_1 \hat{\mu}_{Xd}}{\sqrt{\beta_1^2(\hat{\sigma}_{XT}^2 + \hat{\sigma}_{XR}^2) + \sigma_{WT}^2 + \sigma_{WR}^2}} - z_{1-\alpha}\right)$$

$$- \Phi\left(\frac{-\log(1-\delta) - \beta_1 \hat{\mu}_{Xd}}{\sqrt{\beta_1^2(\hat{\sigma}_{XT}^2 + \hat{\sigma}_{XR}^2) + \sigma_{WT}^2 + \sigma_{WR}^2}} + z_{1-\alpha}\right) \qquad (16.13)$$

其中 $\hat{\mu}_{Xd} = \beta_1 (\hat{\mu}_{XT} + \hat{\mu}_{XR})$。然而，通常 σ_{WT}^2 和 σ_{WR}^2 是未知的。在这种情况下，假设 $\sigma_{WT}^2 + \sigma_{WR}^2 \leqslant \sigma_{W+}^2$，其中 σ_{W+}^2 已知。然后，p 可以由下式估计：

$$\hat{p}_2 = \Phi\left(\frac{-\log(1-\delta) - \beta_1 \hat{\mu}_{Xd}}{\sqrt{\beta_1^2(\hat{\sigma}_{XT}^2 + \hat{\sigma}_{XR}^2) + \sigma_{W+}^2}} - z_{1-\alpha}\right) - \Phi\left(\frac{\log(1-\delta) - \beta_1 \hat{\mu}_{Xd}}{\sqrt{\beta_1^2(\hat{\sigma}_{XT}^2 + \hat{\sigma}_{XR}^2) + \sigma_{W+}^2}} + z_{1-\alpha}\right)$$

$$(16.14)$$

另一方面，基于 y 数据，p 可以由下式估计：

$$\hat{p} = \Phi\left(\frac{-\log(1-\delta) - (\bar{z}_T - \bar{z}_R)}{\sqrt{S_{ZT}^2 + S_{ZR}^2}} - z_{1-\alpha}\right) - \Phi\left(\frac{\log(1-\delta) - (\bar{z}_T - \bar{z}_R)}{\sqrt{S_{ZT}^2 + S_{ZR}^2}} + z_{1-\alpha}\right)$$

$$(16.15)$$

其中 3.2.2 节给出的 $\bar{z}_T - \bar{z}_R$、S_{ZT}^2 和 S_{ZR}^2 分别是基于 y 数据的无偏估计量 $\beta_1 \mu_{Xd}$、σ_{LT}^2 和 σ_{LR}^2。

16.3.3.2　效能和样本量

为了评估效能和实现目标效能水平需要的样本量，$\hat{p}$ 的分布是需要的。按照 Tse 等（2006）的类似想法，可以证实

$$\frac{\hat{p} - p - B(\hat{q})}{\sqrt{C(\hat{q})}} \xrightarrow{d} N(0,1)$$

其中 $B(\hat{q})$、$C(\hat{q})$ 和 $\hat{q} = (\bar{z}_T - \bar{z}_R, S_{ZT}^2, S_{ZR}^2)$ 分别是 $B(\theta)$、$C(\theta)$ 和 $q = (\beta_1 \mu_{Xd}, \sigma_{LT}^2, \sigma_{LR}^2)$ 的估计值。$B(\theta)$、$C(\theta)$、$B_2(\psi)$ 和 $C_2(\psi)$ 的推导概述如下。

用 $\hat{p}$ 在 p 的泰勒展开式，得到：

$$\hat{p} = p + \frac{\partial p}{\partial \mu_{Xd}}(\beta_1^{-1}(\bar{z}_T - \bar{z}_R) - \mu_{Xd}) + \frac{\partial p}{\partial \sigma_{LT}^2}(S_{ZT}^2 - \sigma_{LT}^2) + \frac{\partial p}{\partial \sigma_{LR}^2}(S_{ZR}^2 - \sigma_{LR}^2)$$

$$+ \frac{1}{2}\left[\frac{\partial^2 p}{\partial \mu_{Xd}^2}(\beta_1^{-1}(\bar{z}_T - \bar{z}_R) - \mu_{Xd})^2 + \frac{\partial^2 p}{\partial(\sigma_{LT}^2)^2}(S_{ZT}^2 - \sigma_{LT}^2)^2\right.$$

$$\left. + \frac{\partial^2 p}{\partial(\sigma_{LR}^2)^2}(S_{ZR}^2 - \sigma_{LR}^2)^2\right] + \cdots$$

二阶偏导数的其他项不考虑，因为它们会得到阶数 $O(n^{-2})$ 的预期值或更高值。需要注意的是，$\bar{z}_T - \bar{z}_R$ 服从 $N(\beta_1 \mu_{Xd}, n_T^{-1}\sigma_{LT}^2 + n_R^{-1}\sigma_{LR}^2)$，$(n_i - 1)S_{Zi}^2/\sigma_{Li}^2$ 是自由度为 $n_i - 1$ 的卡方分布。另外，$\partial p/\partial \sigma_{LT}^2 = \partial p/\partial \sigma_{LR}^2$ 和 $\partial^2 p/\partial(\sigma_{LT}^2)^2 = \partial^2 p/\partial(\sigma_{LR}^2)^2$。因此，$E(\hat{p}) = p + B(q) + O(n^{-2})$ 和 $\mathrm{Var}(\hat{p}) = C(q) + O(n^{-2})$，其中

$$B(q) = \frac{1}{2}\left[\frac{\partial^2 p}{\partial \mu_{Xd}^2}\beta_1^{-2}\left(\frac{\sigma_{LT}^2}{n_T} + \frac{\sigma_{LR}^2}{n_R}\right) + \frac{2\partial^2 p}{\partial(\sigma_{LT}^2)^2}\left(\frac{\sigma_{LT}^4}{n_T-1} + \frac{\sigma_{LR}^4}{n_R-1}\right)\right]$$

和

$$C(q) = \left[\left(\frac{\partial p}{\partial \mu_{Xd}}\right)^2\beta_1^{-2}\left(\frac{\sigma_{LT}^2}{n_T} + \frac{\sigma_{LR}^2}{n_R}\right) + 2\left(\frac{\partial p}{\partial \sigma_{LT}^2}\right)^2\left(\frac{\sigma_{LT}^4}{n_T-1} + \frac{\sigma_{LR}^4}{n_R-1}\right)\right]$$

偏导数如下：

$$\frac{\partial p}{\partial \mu_{Xd}} = \left(\frac{-\beta_1}{\sqrt{\beta_1^2(\sigma_{XT}^2 + \sigma_{XR}^2) + \sigma_{WT}^2 + \sigma_{WR}^2}}\right)[\phi(z_2) - \phi(z_1)] \qquad (16.16)$$

$$\frac{\partial p}{\partial \sigma_{LT}^2} = \left(\frac{-1}{2[\beta_1^2(\sigma_{XT}^2 + \sigma_{XR}^2) + \sigma_{WT}^2 + \sigma_{WR}^2]}\right)[z_2\phi(z_2) - z_1\phi(z_1)] \qquad (16.17)$$

$$\frac{\partial^2 p}{\partial \mu_{Xd}^2} = \left(\frac{-\beta_1^2}{\beta_1^2(\sigma_{XT}^2 + \sigma_{XR}^2) + \sigma_{WT}^2 + \sigma_{WR}^2}\right)[z_2\phi(z_2) - z_1\phi(z_1)] \qquad (16.18)$$

$$\frac{\partial^2 p}{\partial(\sigma_{LT}^2)^2} = \frac{1}{4[\beta_1^2(\sigma_{XT}^2 + \sigma_{XR}^2) + \sigma_{WT}^2 + \sigma_{WR}^2]^2}[(3z_2 - z_2^3)\phi(z_2) - (3z_1 - z_1^3)z_1\phi(z_1)] \quad (16.19)$$

其中

$$z_1 = \frac{\log(1-\delta) - \beta_1\mu_{Xd}}{\sqrt{\sigma_{LT}^2 + \sigma_{LR}^2}}, \; z_2 = \frac{-\log(1-\delta) - \beta_1\mu_{Xd}}{\sqrt{\sigma_{LT}^2 + \sigma_{LR}^2}},$$

$$\phi(z) = \frac{1}{\sqrt{2\pi}}\exp(-0.5z^2)$$

按照类似的想法，得到 $\hat{p}_2$ 的以下结果：

$$E(\hat{p}_2) = p_2 + B_2(y) + O(n^{-2})$$

和

$$\mathrm{var}(\hat{p}_2) = C_2(y) + O(n^{-2})$$

其中

$$B_2(y) = \frac{1}{2}\left[\frac{\partial^2 p_2}{\partial \mu_{Xd}^2}\left(\frac{\sigma_{XT}^2}{n_T} + \frac{\sigma_{XR}^2}{n_R}\right) + \frac{2\partial^2 p_2}{\partial(\sigma_{LT}^2)^2}\beta_1^4\left(\frac{\sigma_{XT}^4}{n_T-1} + \frac{\sigma_{XR}^4}{n_R-1}\right)\right]$$

和

$$C_2(y) = \left[\left(\frac{\partial p_2}{\partial \mu_{Xd}}\right)^2\left(\frac{\sigma_{XT}^2}{n_T} + \frac{\sigma_{XR}^2}{n_R}\right) + 2\left(\frac{\partial p_2}{\partial \sigma_{LT}^2}\right)^2\beta_1^4\left(\frac{\sigma_{XT}^4}{n_T-1} + \frac{\sigma_{XR}^4}{n_R-1}\right)\right]$$

式 16.6 至式 16.9 中的 $\partial p_2/\partial \mu_{Xd}$、$\partial p_2/\partial \sigma_{LT}^2$、$\partial^2 p_2/\partial \mu_{Xd}^2$ 和 $\partial^2 p_2/\partial(\sigma_{LT}^2)^2$ 分别与 $\partial p/\partial \mu_{Xd}$、$\partial p/\partial \sigma_{LT}^2$、$\partial^2 p_2/\partial \mu_{xd}^2$ 和 $\partial^2 p/\partial(\sigma_{LT}^2)^2$ 相同，但 $\sigma_{WT}^2 + \sigma_{WR}^2$ 被 σ_{W+}^2 替换（包括 z_1 和 z_2 中的）。因此，由下式给出 p 的近似 $(1-\alpha)\times100\%$ 置信下限：

$$\hat{p}_L = \hat{p} - B(\hat{q}) - z_{1-\alpha} \sqrt{C(\hat{q})} \qquad (16.20)$$

如果 $\hat{p}_L > p_0$，则在显著性水平 α 上拒绝式 16.11 中定义的零假设 H_0。因此，基于 PB 标准检验的效能可以近似为：

$$1 - F\left(\frac{p_0 - p}{\sqrt{C(q)}} + z_{1-\alpha}\right)$$

设 $n = n_T = n_R$。基于 $C(\theta)$ 的表达式，给出实现 $(1-\beta)$ 效能水平需要的样本量为：

$$n = \frac{(z_{1-\alpha} + z_{1-\beta})^2}{(p - p_0)^2}\left[\left(\frac{\partial p}{\partial \mu_{Xd}}\right)^2 \beta_1^{-2}(\sigma_{LT}^2 + \sigma_{LR}^2) + 2\left(\frac{\partial p}{\partial \sigma_{LT}^2}\right)^2(\sigma_{LT}^4 + \sigma_{LR}^4)\right] \qquad (16.21)$$

基于 $\hat{p}_2$ 的渐近正态性，给出 p_2 的近似 $(1-\alpha) \times 100\%$ 置信下限为

$$\hat{p}_{2L} = \hat{p}_2 - B_2(\hat{y}) - z_{1-\alpha} \sqrt{C_2(\hat{y})}$$

其中 $\hat{p}_2$ 通过在式 16.13 中用 σ_{W+}^2 替换 $\sigma_{WT}^2 + \sigma_{WR}^2$ 获得，$B_2(\hat{y})$、$C_2(\hat{y})$ 和 $\hat{y} = (\hat{\mu}_{Xd}, \hat{\sigma}_{XT}^2, \hat{\sigma}_{XR}^2)$ 分别是 $B_2(y)$、$C_2(y)$ 和 $y = (\mu_{Xd}, \sigma_{XT}^2, \sigma_{XR}^2)$ 的估计值。使用 x 数据，如果 $\hat{p}_{2L} > p_0$，则在显著性水平 α 上拒绝式 16.11 中定义的零假设。因此，基于 PB 准则的检验效能可以近似为：

$$1 - \Phi\left(\frac{p_0 - p_2}{\sqrt{C_2(y)}} + z_{1-\alpha}\right)$$

设 $n = n_T = n_R$。使用前面给出的 $C_2(\theta)$ 表达式，基于 x 数据，给出实现效能水平 $(1-\beta)$ 需要的样本量为：

$$n = \frac{(z_{1-\alpha} + z_{1-\beta})^2}{(p_2 - p_0)^2}\left[\left(\frac{\partial p_2}{\partial \mu_{Xd}}\right)^2(\sigma_{XT}^2 + \sigma_{XR}^2) + 2\left(\frac{\partial p_2}{\partial \sigma_{XT}^2}\right)^2(\sigma_{XT}^4 + \sigma_{XR}^4)\right] \qquad (16.22)$$

16.4　数值研究

对于 MB 标准，可以通过数值研究来了解随机误差及其方差界值对样本量的影响。不失一般性，可以假设 $\beta_1 = 1$，同时为了简单起见，设 $n = n_T = n_R$。需要注意的是，样本量的计算中不需要参数 β_0。在数值研究中，设定 $\alpha = 0.05$，$1 - \beta = 0.80$。设 $1 - \Delta = 0.80$，即 FDA（2003）建议的评估 ABE 的等效性界值 $\delta = 0.223$。表 16.1 列出了参数 μ_{Xd}、σ_{Xi}^2 和 σ_{Wi}^2（$\sigma_{WR}^2 = 0.04$）的不同取值下，主要研究终点 y（依据公式 16.9 计算）的检验效能达到 0.80 所需的样本量 n。如果采用公式 16.8 的判定标准。为了简单起见，假设 $\sigma_{Wd+}^2 = -\sigma_{Wd-}^2$。则可以按照 $\sigma_{Wd+}^2 \geqslant \sigma_{XT}^2 - \sigma_{XR}^2$ 在表 16.1 中根据相应的 σ_{XT}^2 和 σ_{XR}^2 值确定适当的样本量。表 16.2 列出了替代研究终点 x 按照公式 16.10 达到 0.80 检验效能的最小样本量 n。从表 16.1 中的结果可见，对于给定的 μ_{Xd}、σ_{Xd}^2 和 σ_{Wd}^2 值，样本量在 σ_{Wi}^2 和 σ_{Xi}^2，$i = T, R$ 中是

增加的。这一结论与公式 16.9 给出的效能函数一致。另一方面，表 16.2 的结果表明样本量在 σ^2_{Wd+} 中是增加的。即当公式 16.9 中的其他参数固定时，对于给定的 σ^2_{Wd+}，$n_X - n_Y$ 是增加的，其中 n_x 和 n_y 分别是基于 x 数据和 y 数据的检验样本量。然而，当参数 μ_{Xd}、σ^2_{Xi} 和 β_1 的取值相同时，n_x 可能大于或小于 n_Y。这种模式与 16.3 节末尾得出的结论一致。与表 16.1 的结果类似，对于给定的 μ_{Xd}、σ^2_{Xd} 和 σ^2_{Wd+} 值，样本量在 σ^2_{Xi} 中是增加的。

表 16.1　研究终点 y 所需样本量（基于矩）

s^2_{XR}		$s^2_{XT}=0.10$			$s^2_{XT}=0.20$			$s^2_{XT}=0.30$			$s^2_{XT}=0.40$		
		0.05	0.10	0.15	0.15	0.20	0.25	0.25	0.30	0.35	0.35	0.40	0.45
$\mu_{Xd}=0.00$	$\sigma^2_{WT}=0.02$	40	50	65	81	91	111	125	135	161	172	183	214
	$\sigma^2_{WT}=0.04$	46	53	66	88	94	110	133	139	158	183	186	209
	$\sigma^2_{WT}=0.06$	52	57	68	97	99	111	145	144	158	198	193	207
$\mu_{Xd}=0.04$	$\sigma^2_{WT}=0.02$	51	53	59	102	96	101	158	144	146	219	195	194
	$\sigma^2_{WT}=0.04$	62	60	64	120	107	107	183	158	153	251	212	202
	$\sigma^2_{WT}=0.06$	77	70	70	143	121	115	215	176	163	293	236	214
$\mu_{Xd}=0.08$	$\sigma^2_{WT}=0.02$	85	75	70	172	137	119	267	205	172	369	278	229
	$\sigma^2_{WT}=0.04$	110	92	81	213	164	135	326	242	194	447	326	257
	$\sigma^2_{WT}=0.06$	143	114	96	268	198	157	403	289	223	548	387	294

表 16.2　研究终点 x 所需样本量（基于矩）

s^2_{XR}		$s^2_{XT}=0.10$			$s^2_{XT}=0.20$			$s^2_{XT}=0.30$			$s^2_{XT}=0.40$		
		0.05	0.10	0.15	0.15	0.20	0.25	0.25	0.30	0.35	0.35	0.40	0.45
$\mu_{Xd}=0.00$	$\sigma^2_{Wd+}=0.02$	33	41	55	77	85	101	126	132	152	179	183	207
	$\sigma^2_{Wd+}=0.04$	36	45	60	86	93	112	140	145	168	198	201	229
	$\sigma^2_{Wd+}=0.06$	40	50	67	95	103	125	155	160	187	220	222	255
$\mu_{Xd}=0.04$	$\sigma^2_{Wd+}=0.02$	46	47	53	109	97	98	179	152	147	254	211	200
	$\sigma^2_{Wd+}=0.04$	52	53	58	126	109	108	205	170	162	291	235	220
	$\sigma^2_{Wd+}=0.06$	61	59	64	146	122	119	238	191	179	338	265	244
$\mu_{Xd}=0.08$	$\sigma^2_{Wd+}=0.02$	84	75	68	204	155	127	333	243	191	474	337	260
	$\sigma^2_{Wd+}=0.04$	102	87	77	247	181	144	405	283	217	575	394	295
	$\sigma^2_{Wd+}=0.06$	126	103	89	306	215	165	501	336	249	713	466	338

基于 MB 标准的统计方法评价采用只针对 x 数据的模拟研究，模拟数据按照模型 16.2 产生。模拟研究采用表 16.2 中给出的样本量，根据式 16.8 中的判定标准，通过 50 000 次模拟的结果来计算经验效能。表 16.3 中给出的结果表明，当两种生物制品是生物类似药时，检验显现出良好的性能。应该注意的是，如果按照下式来近似效能函数公式 16.10，则有可能造成样本量的高估：

表 16.3　研究终点 x 在表 16.2 中样本量下的检验效能（%）

μ_{Xd}	s^2_{XR}	$s^2_{XT}=0.10$			$s^2_{XT}=0.20$			$s^2_{XT}=0.30$			$s^2_{XT}=0.40$		
		0.05	0.10	0.15	0.15	0.20	0.25	0.25	0.30	0.35	0.35	0.40	0.45
$\mu_{Xd}=0.00$	$\sigma^2_{Wd+}=0.02$	80.00	79.31	79.98	79.37	80.00	79.35	79.33	80.06	79.53	79.58	80.11	79.73
	$\sigma^2_{Wd+}=0.04$	79.49	79.25	79.22	79.65	79.72	79.64	79.72	79.97	79.58	79.62	79.64	80.01
	$\sigma^2_{Wd+}=0.06$	79.75	79.95	79.50	79.37	80.34	79.75	79.41	79.87	79.51	79.44	79.48	80.08
$\mu_{Xd}=0.04$	$\sigma^2_{Wd+}=0.02$	79.34	79.81	80.24	79.94	79.79	79.97	79.53	79.62	79.50	79.78	79.80	79.76
	$\sigma^2_{Wd+}=0.04$	79.08	80.25	79.92	79.71	80.09	80.07	79.40	79.82	79.41	79.74	79.79	79.59
	$\sigma^2_{Wd+}=0.06$	79.57	79.60	79.80	79.28	79.72	79.84	79.78	79.73	79.61	79.67	79.55	79.80
$\mu_{Xd}=0.08$	$\sigma^2_{Wd+}=0.02$	79.26	79.91	79.95	79.73	80.18	80.09	79.81	79.92	80.12	79.88	79.99	79.92
	$\sigma^2_{Wd+}=0.04$	79.38	79.66	80.14	79.82	79.84	80.16	79.52	79.75	80.24	79.83	79.90	79.61
	$\sigma^2_{Wd+}=0.06$	79.39	79.82	80.52	79.96	80.23	80.14	79.44	79.70	80.04	79.81	79.98	79.90

$$2\Phi\left(\frac{\delta - 0.5\sigma_{Wd+}^2 - |\log v_T - \log v_R| - z_{1-\alpha}}{\sqrt{V_X}}\right) - 1$$

其中 $\sigma_{Wd+}^2 = -\sigma_{Wd-}^2$。对于表 16.2 给出的参数值组合，模拟结果表明，大多数经验效能大于 0.88，远大于名义值 0.80。此外，值得注意的是，当零假设 $|\log\mu_T - \log\mu_R| = \delta$ 成立时，样本量为 50 和 100 的模拟结果（此处未给出）表明，I 型错误率能够控制在名义水平，并在 σ_{Wd+}^2 和 σ_{Xi}^2 中减少。

对于 PB 标准，我们使用类似的方法来研究模型 16.2 中随机误差 ε_i 和其方差界限的影响。生物相似性界值 p_0 设置为 0.60。设 $\delta = 0.40$ 和 $\sigma_{WR}^2 = 0.02$。表 16.4 和表 16.5 分别为基于 y 数据和 x 数据在各种参数组合下的样本量。

表 16.4　研究终点 y 所需样本量（基于概率）

| s_{XR}^2 | $s_{XT}^2 = 0.06$ | | | $s_{XT}^2 = 0.08$ | | | $s_{XT}^2 = 0.10$ | | | $s_{XT}^2 = 0.12$ | | |
	0.14	0.16	0.18	0.14	0.16	0.18	0.10	0.12	0.14	0.10	0.12	0.14
$\mu_{Xd}=0.00$　$\sigma_{WT}^2=0.01$	33	50	81	46	73	127	29	43	68	42	66	112
$\sigma_{WT}^2=0.02$	38	60	100	55	91	167	35	53	86	53	84	151
$\sigma_{WT}^2=0.03$	46	73	127	68	117	230	42	66	112	67	111	212
$\mu_{Xd}=0.04$　$\sigma_{WT}^2=0.01$	34	53	85	48	77	134	30	45	71	44	69	118
$\sigma_{WT}^2=0.02$	40	63	105	58	96	177	36	55	91	55	89	160
$\sigma_{WT}^2=0.03$	48	77	134	71	124	246	44	69	118	70	117	227
$\mu_{Xd}=0.08$　$\sigma_{WT}^2=0.01$	39	60	98	54	89	158	34	52	83	51	81	141
$\sigma_{WT}^2=0.02$	45	72	122	67	112	214	41	64	107	64	105	195
$\sigma_{WT}^2=0.03$	54	89	158	83	147	306	51	81	141	82	140	284

表 16.5　研究终点 x 所需样本量（基于概率）

| s_{XR}^2 | $s_{XT}^2 = 0.06$ | | | $s_{XT}^2 = 0.08$ | | | $s_{XT}^2 = 0.10$ | | | $s_{XT}^2 = 0.12$ | | |
	0.14	0.16	0.18	0.14	0.16	0.18	0.10	0.12	0.14	0.10	0.12	0.14
$\mu_{Xd}=0.00$　$\sigma_{W+}^2=0.05$	32	53	95	47	84	171	27	44	78	44	76	150
$\sigma_{W+}^2=0.06$	36	63	120	56	107	240	31	53	99	53	96	211
$\sigma_{W+}^2=0.07$	42	77	159	69	141	369	36	64	131	64	127	323
$\mu_{Xd}=0.04$　$\sigma_{W+}^2=0.05$	33	56	100	50	89	184	29	47	83	47	81	162
$\sigma_{W+}^2=0.06$	38	66	128	59	114	261	33	56	106	56	103	230
$\sigma_{W+}^2=0.07$	44	82	170	73	152	408	38	69	141	69	137	359
$\mu_{Xd}=0.08$　$\sigma_{W+}^2=0.05$	38	65	120	58	107	230	34	55	100	55	98	204
$\sigma_{W+}^2=0.06$	44	78	155	71	140	340	39	67	130	67	127	302
$\sigma_{W+}^2=0.07$	52	98	213	88	192	567	46	83	178	83	174	503

表 16.4 的结果显示需要的样本量在 μ_{Xd}，σ_{Wi}^2 和 σ_{Xi}^2 中是递增的。表 16.4 中显示的模式

与表 16.1 中的模式不同。表 16.5 的结果表明样本量在 μ_{Xd}，σ_{W+}^2 和 σ_{Xi}^2 中是递增的。但表 16.5 与表 16.2 所呈现的 μ_{Xd} 和 σ_{Xi}^2 对样本量影响的变化模式不同。需要注意，MB 标准是针对 Y_T 和 Y_R 的平均值的比值，其取决于 σ_{Xd}^2 和 σ_{Wd}^2（或 σ_{Wd+}^2），但不取决于 σ_{Xi}^2 和 σ_{Wi}^2。另一方面，PB 标准是为 Y_T 和 Y_R 的比值设定的。因此，σ_{Xi}^2 和 σ_{Wi}^2 会影响 PB 标准中定义的参数 p。所以，PB 标准需要较小的 σ_{Xi}^2 和 σ_{Wi}^2 值，以保证 $p > p_0$。

考虑只有 x 数据的情况，同时设定两制剂满足生物相似性的判定标准为 $\hat{p}_{2L} > p_0$。根据表 16.5 中给出的样本量，通过 50 000 次模拟研究得到检验的经验效能。表 16.6 中的结果表明，当两种生物制品满足生物相似性时，基于 PB 的检验显现出良好的性能。此外，检验的效能更接近名义值。例如，表 16.6 中每个 σ_{XT}^2 的取值中，第 3 列的效能比第 1 列的效能大 2% 左右。进一步的模拟表明，当需要的样本量小于 30 时，相应的效能通常小于 0.75。可能的原因是当样本量不够大时，参数 $\hat{p}_2$ 正态近似值和（或）$\hat{p}_2$ 偏差和方差近似值不准确。表 16.7 给出了当零假设 H_0（$p = p_0$）成立时，样本量为 100 的 50 000 次模拟研究结果。模拟研究发现 I 型错误略有放大，但在可接受的范围内。

16.5 结语

Chow 等（2010）在平行组设计下，使用生物标志物数据比较基于矩的标准和基于概率的标准评估生物相似性。结果表明，基于概率的标准不仅是一个更严格的标准，而且对变异性的任何小变化都很敏感。如果希望生物相似性具有一定的准确性和可靠性，使用基于概率的标准评估生物相似性被证明是合理的。

如前所述，生物类似药与化学仿制药有根本的区别。重要的差异包括大小和活性物质的复杂性以及生产工艺的特性。与传统的仿制药不同，生物类似药不同于其原研产品，因此不应该使用与仿制药相同的程序进入市场。与小分子仿制药相比，这部分反映了生物类似药在制造、安全性和功效控制中的复杂性（Chirino and Mire-Sluis，2004；Schellekens，2004；Crommelin et al.，2005；Roger，2006；Roger and Mikhail，2007）。由于生物制品通常是在活细胞中制造的重组蛋白分子，其生产工艺非常复杂，需要数百次特定的分离和纯化步骤。实际上，生产生物制品完全相同的复制品是不可能的，因为生产工艺的变化可能导致分子结构的改变。由于蛋白质在工艺中可以被修饰（例如可以添加侧链，结构可能因蛋白质的错误折叠而改变等），不同的生产工艺可能总是使最终产品存在结构差异，这可能导致疗效差异并可能对患者的免疫反应产生负面影响。因此，生物仿制药或生物类似药的开发对生产工艺的微小变化非常敏感。所以，现行生物等效性评估的法规用于评估生物类似药的生物相似性可能不适当（或者可能过于宽松而无法应用）。尽管基于概率的标准比基于矩的标准更严格，但是强烈建议评估生物类似药与原研生物制品之间生物相似性的变异性（也许除了评价平均生物相似性之外）。

本章在基本生物等效性假设下，在基于矩的标准和基于概率的标准的基础上，考虑使用生物标志物数据评估生物制品之间的生物相似性。在 MB 和 PB 标准的平行组设计下，推导评估生物类似药之间平均生物标志物响应的生物相似性的统计方法。如果变异性之间的相似性是主要关注的内容，那么尽管类似的想法可用于推导生物类似药之间生物标志物变异性的生物相似性评估的统计方法，但在这个领域仍需要进一步的研究。

表16.6 研究终点 x 在表16.5 中样本量下的检验效能(%)

μ_{Xd}	s^2_{XR}		$s^2_{XT}=0.06$			$s^2_{XT}=0.08$			$s^2_{XT}=0.10$			$s^2_{XT}=0.12$		
			0.14	0.16	0.18	0.14	0.16	0.18	0.10	0.12	0.14	0.10	0.12	0.14
$\mu_{Xd}=0.00$	$\sigma^2_{w+}=0.05$		76.31	77.40	78.15	76.68	77.87	79.36	74.72	76.46	78.15	76.63	78.17	79.05
	$\sigma^2_{w+}=0.06$		76.19	77.56	78.68	76.97	78.45	78.92	74.75	77.58	78.22	77.02	78.26	79.13
	$\sigma^2_{w+}=0.07$		76.21	77.61	78.90	77.93	78.97	79.20	75.19	77.20	78.83	77.22	78.43	79.31
$\mu_{Xd}=0.04$	$\sigma^2_{w+}=0.05$		75.93	77.77	78.18	77.20	78.13	79.02	75.82	77.35	78.07	77.51	78.35	79.23
	$\sigma^2_{w+}=0.06$		76.43	77.70	78.56	77.15	78.50	79.15	75.83	77.28	78.20	77.49	78.43	79.35
	$\sigma^2_{w+}=0.07$		76.20	78.09	78.37	77.66	78.86	79.21	75.75	77.43	78.78	77.81	78.67	79.51
$\mu_{Xd}=0.08$	$\sigma^2_{w+}=0.05$		76.58	77.84	78.68	76.93	78.36	79.02	76.48	77.21	78.40	77.42	78.43	79.26
	$\sigma^2_{w+}=0.06$		76.37	77.97	78.48	77.80	78.50	79.45	76.21	78.03	78.42	77.53	78.99	79.55
	$\sigma^2_{w+}=0.07$		77.08	78.07	78.99	78.05	79.13	79.76	76.73	77.54	78.67	77.26	78.78	79.32

表 16.7　基于研究终点 x 的生物相似性检验的 I 型错误（%）

		$s^2_{XT}=0.06$			$s^2_{XT}=0.08$			$s^2_{XT}=0.10$			$s^2_{XT}=0.12$		
	s^2_{XR}	0.14	0.16	0.18	0.14	0.16	0.18	0.10	0.12	0.14	0.10	0.12	0.14
$\mu_{Xd}=0.00$	$\sigma^2_{W+}=0.05$	6.102	5.930	6.044	5.754	5.714	5.700	5.648	5.398	5.670	5.590	5.534	5.362
	$\sigma^2_{W+}=0.06$	5.964	5.822	5.986	5.804	5.730	5.926	5.530	5.542	5.696	5.548	5.474	5.494
	$\sigma^2_{W+}=0.07$	5.882	5.960	6.058	5.658	5.750	5.786	5.604	5.512	5.496	5.562	5.336	5.354
$\mu_{Xd}=0.04$	$\sigma^2_{W+}=0.05$	5.846	5.852	5.856	5.824	5.794	5.506	5.520	5.616	5.662	5.672	5.364	5.418
	$\sigma^2_{W+}=0.06$	5.818	5.914	5.874	5.776	5.592	5.928	5.626	5.898	5.502	5.624	5.488	5.420
	$\sigma^2_{W+}=0.07$	5.916	5.996	6.058	5.728	5.826	5.674	5.666	5.392	5.746	5.544	5.544	5.294
$\mu_{Xd}=0.08$	$\sigma^2_{W+}=0.05$	6.010	5.900	5.962	5.646	5.730	5.704	5.750	5.656	5.644	5.690	5.576	5.438
	$\sigma^2_{W+}=0.06$	5.922	6.022	6.146	5.834	5.808	5.910	5.756	5.666	5.584	5.614	5.482	5.562
	$\sigma^2_{W+}=0.07$	5.914	6.202	5.808	5.812	5.888	5.888	5.802	5.808	5.692	5.648	5.556	5.378

17

生物类似药研究的现状

17.1 引言

 与小分子仿制药物产品审批的生物等效性评价相似，生物类似药的生物相似性评价过程包括了评价终点的选择、生物相似性的标准、研究设计、数据分析的统计学方法，以及监管申请递交、审查和批准。正如此前章节所述，生物类似药由活的细胞或微生物以混合的复杂结构组成，即使并非不能描述，其结构特征也难以完全描述。因此，针对小分子药物的生物等效性标准评价方法，不能恰当和直接地应用于生物相似性评价。此外，已知生物类似药对环境因素（诸如光照、温度）敏感，因此，在生产过程的任何关键阶段，微小的改变或变化都可能导致临床结局的剧烈变化。

 《生物制品价格竞争与创新法案》（BPCI）通过后，为了获得针对 BPCI 法案执行的具体问题和质疑信息，FDA 于 2010 年 11 月 2—3 日在马里兰州 Silver Spring 进行了为期 2 天关于生物类似药和可替换性生物制品的评审路径的公众听证会。在听证会上，就一些科学性要素和（或）问题进行了讨论。这些科学性要素和（或）实际问题中与统计学相关的有：①何种程度的相似将被认定为（高度）相似？②应采用什么样的终点指标评价生物类似药？（或者，是否一定需要临床试验？）③评估生物类似药应采用什么标准？（或者，针对 PK 参数的通用准则是否合适？）④交叉设计对于生物类似药评价是否恰当？⑤是否应该对制造过程中关键质量属性进行可比性检验？⑥CMC（化学、制造和控制）方面的监管要求是否存在不同？此外，还就生物类似药可替换性的解释与评价问题进行了讨论。其中的部分科学性要素和（或）问题也在随后 FDA 于 2011 年 12 月 16 日在马里兰州 Silver Spring 举行的用户费用公开会议上进行了讨论。2012 年 2 月 9 日，FDA 发布了 3 个指南草案征求意见，其中之一与生物类似药评价的科学性考虑有关。在这个指南草案中，FDA 介绍了生物相似性评价的递进式概念与证据链完备性，但药物的可替换性问题未曾述及（参见 FDA，2012a，b，c）。为了获得公众对指南草案的意见和建议，FDA 于 2012 年 5 月 11 日在 Silver Spring 举行了公开听证会（Chow et al.，2013）。

 本章中，针对生物相似性和药物可替换性评价的这些科学要素和现实问题的说明将在接下来的两节中论述，之后是结语部分。

17.2　生物类似药研究中的科学要素

本节，我们将着重讨论科学要素，包括：研究终点的选择、通用准则、相似性程度（即何等程度的相似被认为是高度相似）、研究设计，以及制造过程不同阶段关键质量属性的可比性检验。

17.2.1　研究终点的选择

研究终点的选择与以下问题有关：

1. 药动学/药效学（pharmacokinetic/pharmacodynamic，PK/PD）或生物利用度/生物等效性（bioavailability/bioequivalence，BA/BE）指标是否已经足以评价生物相似性？

2. 是否总是需要通过临床试验研究以评价生物相似性？

3. 需要多少研究以达到证据链完备，从而支持 FDA 指南草案中关于生物相似性的要求？

此外，还经常问及以下问题：

1. 如果我们的一些研究成功了，但其余的研究没有成功怎么办？

2. 在这些采用了不同研究终点的研究中，哪一个说明了真实情况？

3. 这些研究终点能够相互解释吗？

在下文中，将试图解决或至少对这些问题作出评论。第一，终点的选择取决于所进行的特定生物类似药研究。例如，AUC（血液或血浆浓度-时间曲线下面积）和 C_{max}（峰浓度）是药动学和（或）生物利用度/生物等效性研究的研究终点，而在临床研究中，应考虑采用诸如应答率（有效性）和不良事件发生率（安全性）等指标作为研究终点。第二，为了解决是否一定需要进行临床试验的问题，我们可以重温 BPCI 法案对生物相似性的定义。要证明生物产品与某个 FDA 已注册的生物产品高度相似，可以依靠已知的有关参照药的安全性、纯度（质量）和效价（有效性）的特定科学知识。因此，如果想说明一个生物类似药产品的安全性和有效性与参照药高度相似，则必须进行临床试验。在某些情况下，如果有确实的证据表明，替代终点或生物标志物能够预测临床结局，则评估生物相似性的临床试验可以舍去。另一方面，临床试验研究被要求应用于药物可替换性的验证，以呈现生物类似药与其参照药物在研究中针对任意来自患者人群的给定患者，均具有 BPCI 法案中所描述的相似性。同样，如果监管机构要求证明一个生物类似药产品的纯度（质量）与参照药高度相似，那么就需要一些体外研究来评估生物活性。

第三，需要多少研究以支持一个生物类似药与其参照药物具有生物相似性？USP/NF（2000）就优质药品的重要特征诸如特性、纯度、规格、安全性、质量、稳定性给予了描述。当以上特征的明显差异对所研究生物类似药产品的临床结局有影响时，理想的情况下，申办者应进行尽可能多的研究，以表明试验药和参照药在上述重要特征方面具有高度的相似性。例如，如果已知制造过程中特定阶段的关键质量属性的微小变化对临床结局产生影响，则有必要进行比较研究以表明试验药与参照药在生物类似药制造过程特定阶段的质量属性方面不存在具有临床意义的差别。根据 FDA 指南的建议，需要完成多少研究以验证生物相似性，取决于这些研究是否足以达到评估生物相似性的证据链完备性。因此，强烈建议在开展生物类似药研究之前，与 FDA 的生物类似药评价委员会成员咨询和（或）沟通。

就"这些不同的研究终点中，哪一个说明了真实情况"这一问题而言，由于生物类似药产品的研发/制造是一个非常复杂的过程，它不可能通过一个研究的一个或多个终点或者通过来自其他一些生物类似药研究的研究终点充分说明。这就是为什么 FDA 要求具备证据链完备性（包括所有功能领域或所有制作过程范畴的重要功能属性），以实现对所研究生物类似药产品的完整评价。最后，需要进行校准研究，以解决这些可能以某种方式相互关联的研究终点之间的转化问题。

17.2.2　通用准则

自 20 世纪 70 年代以来，通用准则已经在所有治疗领域应用于小分子药物产品的生物等效性评价。通用准则是基于对平均生物利用度（对药物吸收的测量）的评估发展而成，已经被许多研究人员和（或）学术界和制药界的科学家批评过（参见 Chow and Liu，2008）。建议考虑采用一种更灵活的标准：①通过个体内变异和（或）治疗指数（窗口）进行调整；②或者采用不对称边界（取决于有效性和安全性治疗指数）。基于这一思路，FDA 公布了个体生物等效性（IBE）和群体生物等效性（PBE）评价指南，试图通过考虑个体内和个体间的变异以及产品与个体交互作用引起的变异对通用准则进行调整。

如果我们对所有要求的生物类似药研究采取通用准则，所带来的变化可能是我们也许会在一些研究中取得成功，但在其他研究中失败。在这种情况下，建议在某些生物类似药的生物相似性评价中采用灵活的标准，因为在一些研究中观察到的差异可能对临床结果不敏感。对于这些对临床结局不敏感的研究，可能更适合使用更宽的生物相似性界限。

关于对小分子药物产品生物等效性评价使用更灵活的标准，最近，FDA 建议对高变异性药品（Haidar et al.，2008）采用比例标化平均生物等效性法（SABE）。针对高变异性药品的 SABE 准则是一个针对参照药品的变异性做出调整的灵活准则。EMA 提出了一个高度相关的方法（EMA，2010c）。由于生物类似药通常具有相对较大的变异，SABE 准则是否可应用于生物类似药的评价，最近吸引了人们的大量关注。

17.2.3　何等程度的相似可被称为相似

如 BPCI 法案所表明的，一个生物类似药产品被定义为与参比产品高度相似的产品。然而，在 BPCI 法案和 FDA 指南草案中，针对高度相似的定义都没有明确给出、提及或讨论。这引发了以下问题：何等程度的相似将被认定为高度相似？相似性的标准是什么？如何定义高度相似的相似程度？

目前采用的诸如 AUC 和 $C_{\max}$ 等 PK 响应指标判定生物等效性有助于判断一个生物类似药是否与参照药品相似。但是，它们没有进一步提供关于相似程度的信息。如第 4 章和第 5 章所述，我们可以考虑比较 "T 和 R" 之间的距离（即 $d(T, R)$）和 "R 与其自身"的距离（即 $d(R, R)$）来判断：

$$rd = \frac{d(T,R)}{d(R,R)}$$

如果 rd 接近 1，我们可以说 T 与 R 高度相似。例如，将 rd 限定在（90％，110％）范围内，此界限用于评价局部作用药物的体外生物等效性试验的限度。或者，我们可以考虑首先评估平均生物相似性，然后比较生物相似性的变异。如果我们通过了平均生物相似性验证，则可以认为这两种产品是相似的。如果我们也通过了相似性在变异程度方面的验证，我们可以认为它们高度相似。这些相似性和高度相似性的评估标准已经在文献中述及。然而最近的 FDA 指南草案并没有提供关于高度相似性的定义，而且没有或几乎没有关于相似程度的讨论。

在实践中，对于申办者意义重大的是："如果一个生物类似药优于参比品，又该怎样？"一个简单的回答是：试验药物与参比产品并不相似。如第 7 章所述，非劣效性检验的概念包括了等效性检验和优效性检验的概念。因此，建议进行非劣效性检验。由于封闭测试过程的性质，当非劣效性已经成立的时候，我们就可以验证非优效性，而不必付出任何统计代价。

17.2.4 研究设计

不同于小分子药物产品将交叉设计作为生物等效性评价的设计选择，由于大多数生物类似药拥有相对较长的半衰期，生物相似性评价经常考虑使用平行组设计。虽然平行设计可以用于药物产品之间的相似性评价，但它有如下缺点。首先，我们无法在每个受试者中比较试验产品和参比产品。此外，我们无法估计个体内（受试者内）的变异。在实践中，人们认识到：①生物类似药产品一般对环境因素如光照、温度非常敏感；②制造过程中任何关键阶段的微小改变（变化）都可能导致临床结果的急剧变化。为了克服这个问题，Kang 和 Chow（2013）提出的三臂设计是有用的。在实践中，如果使用双臂平行组设计，可以考虑将参考臂随机分成两组，以获得参比产品与其自身比较的一些观察信息。

另外，也建议考虑采用结合了平行设计和交叉设计的 Balaam 设计。以 T 和 R 分别代表试验产品和参比产品。Balaam 设计可以表达为：

Balaam 设计——（TT，RR，TR，RT），这是一个 4×2（四序列、二周期）交叉设计。注意，前两个试验序列构成一个重复的平行设计。Balaam 设计下，我们能够对试验产品和参比产品的个体内和个体间变异均完成估计。另外，可以考虑 2×2 交叉设计，即（TR，RT），并重复第二周期。换言之，以下设计通常被认为是 Balaam 设计的替代设计：

2×3 交叉设计——（TRR，RTT）。

另外，以下的 2×3 交叉设计是评价生物相似性的有用设计：

2×3 双重设计——（TRT，RTR）。

2×3 附加参比设计——（TRR，RTR）。

Zhang 等（2013）比较了上述针对生物相似性评价的研究设计，并建议采用 2×3 附加参比设计（TRR，RTR），从而在充分控制 I 型错误率的情况下获得理想的把握度。

针对从交替和转换两方面评价药物的可替换性，BPCI 法案指出：对于施用于个体一次以上的生物制品，相对于参照药品，生物类似药由于交替和转换所带来的安全性和有效性降低的风险应不大于使用未经交替和转换的参照药品的风险。良好的研究设计应完成 T-T、T-R、R-T 和 R-R 的转换评价，以及 R-T-R 和 T-R-T 的交替评价。针对这一目标，第 11 章所述的有关交替、转换、交替/转换的研究设计是有益的。

17.2.5 关键质量属性可比性的检验

如 BPCI 法案明确指出的，生物类似药可以定义为与参照药品高度相似的产品，尽管临床非活性成分存在微小差异，但在安全性、纯度和效价方面不具有临床意义上的差别。基于这一定义，我们可以做出如下解释：如果一个生物药与其参照药品在安全性、纯度和效价方面高度相似，则可以认为它与参照药品间生物相似。换言之，验证生物类似药与参照药品高度相似，需要依靠有关参照药品安全性、纯度和效价方面某些现有的科学知识。纯度的高度相似性被视为制造过程关键阶段高度相似性的关键属性，包括原料、生产中（或使用中）材料和最终产品。因此，关键质量属性的可比性评价在实现生物相似性评价的证据链完备性方面发挥了重要作用。

关键质量属性的可比性验证包括：①在生产过程的每个关键阶段建立产品规格和最终产品的出厂标准；②生产中或使用中材料的质量保证和质量控制；③稳定性测试。鉴于在生产过程的任何关键阶段，微小的改变或变化都可能导致临床结局［例如，安全性和（或）有效性］的剧烈变化，建议采用更严格的判定准则或控制目标以控制与制造过程中的每个关键阶段有关的变异，进而提高产品质量。

如前所述，生物制品的制造过程非常复杂，并涉及混合结构的特征鉴定。因此，针对可比性研究的方案应包括抽样计划、判定准则和测试程序，以获得具有代表性的样本（数据），从而实现准确和无偏倚的可比性评估，包括：①不同批次、相同制造工艺的可比性；②不同制造工艺（场所）间的可比性；③测试产品和参比产品间的可比性。可比性研究方案确认后，基于所采用的抽样计划和判定准则可以确立相应的统计方法（参见 Chow and Liu，1995）。虽然生物制品可比性检验的一般原则已有论述，然而针对这些特定制造过程关键阶段的特定质量属性的抽样计划和（或）判定准则，尚无指南可依。

17.3 生物类似药研究中的实际问题

针对生物相似性和药物可替换性评价，除了在上一节中列出的科学要素，还有许多实际问题。这些实际问题在后面简要描述。对于每一个实际问题，正确的统计方法都必须基于正确的研究设计而产生。

17.3.1 参考标准

在实践中，关于参比产品的重要信息通常无法获得。因此，进行 R-R 研究（即将参比产品与自身进行比较）就非常重要。请注意，对于 R-R 研究，为了获得有关参比产品的重要信息，参比产品可以来自两个不同的制造过程（地点）或同一生产过程的不同批次。R-R 研究不仅将提供与参比产品相关的可变性信息，而且还为比较研究（即 T 与 R 和 R 与 R 的比较）建立了基线（即 R 和 R 之间的相似性）。

为此，可以前瞻性地考虑 Kang 和 Chow（2013）提出的三臂平行设计（即一臂为试验产品，两臂为参比产品）。作为双臂研究的后续研究方法，很多时候可以将对照臂随机分为样本量相同的 R_1 和 R_2 两组。然后可以为参比产品建立标准（或规范）。根据所建立的标准，可以确定所谓高度相似的相似程度。

17.3.2　生物相似性标准

目前针对生物相似性标准的考虑，主要是基于平均生物利用度或个体/群体生物等效性（PBE）中的生物等效性概念，其中包括了对变异性（包括个体内和个体间变异）的考虑。由于生物药产品的复杂性、异质性和机制的复杂性，生物类似药与原研生物药之间在 PK、PD 和临床反应上的变异性差异要远大于一般化学创制药物与其仿制药之间所观察到的差异。因此，仅有平均水平的生物相似性可能对于确立生物相似性是不充分的。另一方面，由于掩蔽效应，群体和个体生物等效性的总体指标无法说明生物类似药与原研生物产品相应分布特征的接近性（Liu，1998；Carrasco and Jover，2003）。分隔指标可以消除总体指标所遭遇的掩蔽效应并且找到不等效的原因。然而，利用不同的解释来确定个体的等效性界值并非易事。此外，由于涉及多种参数，任何基于分隔指标的原研生物产品与其仿制药之间等效性评价的过程均趋于保守，特别是在小样本时。再者，目前基于概率、基于矩、汇集或分隔的准则所导出的方法，都以正态性假设为基础。而正态性假设要么非常难以证实，要么根本就是错误的。为了解决前面提到的关于等效性（相似性）评价的难题，Chow 和 Liu（2010）提出了随机等效或随机非劣效的概念。

设 $f(x)$ 和 $G(y)$ 分别是生物类似药和原研生物产品响应指标的累积分布函数。假设一个大的响应值代表较好的有效性，如果对于所有 x，$F(x)$ 和 $G(x)$ 之间的绝对差值均在预先设定的界值之内，则称仿制药与其原研生物产品随机等效（双侧）。换言之，度量标准 $\theta = \sup | F(x) - G(x) |$，并且等效性假设可表述为：

$$H_0 : \sup | F(x) - G(x) | \geqslant \eta \qquad 对于部分 x$$
$$vs. \tag{17.1}$$
$$H_1 : \sup | F(x) - G(x) | < \eta \qquad 对于所有 x$$

相似地，如果 $F(x)$ 和 $G(x)$ 的差异大于 $-\eta$，则称生物类似药随机非劣效于原研药产品，相应的检验假设如下：

$$H_0 : \sup | F(x) - G(x) | \leqslant -\eta \qquad 对于部分 x$$
$$vs. \tag{17.2}$$
$$H_1 : \sup | F(x) - G(x) | > -\eta \qquad 对于所有 x$$

然而，式 17.1 和式 17.2 中的假设只能用于评价一个研究终点的等效性，如 AUC 或一些主要疗效终点。它们不能用来评估将 AUC 等产品特性外推到主要有效性终点的等效性。对于每一个患者，都会对定义明确的产品特性和主要有效性终点进行测量。因此，针对明确定义的产品特性，可以分别计算生物类似药和原研生物产品各剂量组的平均值。以明确定义的特性参数的组平均值为自变量，主要有效性终点指标为因变量，分别对生物类似药和原研生物产品进行简单线性方程拟合。由此，平行线生物分析中的相对效价的概念，可以用于研究以产品特性的等效性推断有效性的等效性（Finney，1979）。换言之，如果生物类似药和原研生物产品之间的相对效价在预设的界值之内，则可以认为产品特性的等效性可以外推至有效性的等效性上。

图 17.1 提供了平行线分析法在以产品特性等效性外推有效性的等效性能力方面的图形描述。令 ρ 为生物类似药产品相对于原研生物产品的效价，则外推能力的检验假设如下：

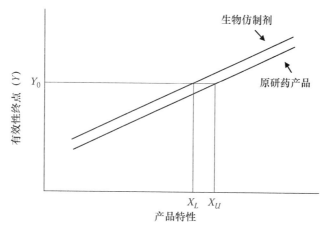

图 17.1 平行线分析的外推能力评价

$$H_0: \rho \leqslant \rho_L \quad \text{或} \quad \rho \leqslant \rho_U \quad vs. \quad H_a: \rho_L < \rho < \rho_U \tag{17.3}$$

其中 $0 < \rho_L < 1 < \rho_U$。

虽然基于 Kolmogorov-Smirnov 统计的方法已被广泛研究（Serfling，1980），但针对随机等效或非劣效性统计检验的文献相对较少。一种方法是对 $\theta = \sup|F(x) - G(x)|$ 或 $\theta = \sup[F(x) - G(x)]$ 采用单纯的渐近置信带作为假设 17.1 和 17.2 的统计检验。如果 $(1 - 2\alpha) \times 100\%$ 置信带完全包含在由等效性界值 $(-\eta, \eta)$ 所构成的区间之内，则可以在 α 显著性水平上做出生物类似药和原研生物产品等效的结论。相似地，如果 $(1 - \alpha) \times 100\%$ 置信带下界处在由 $-\eta$ 定义的下界值之上，则可以在 α 显著性水平上做出生物类似药非劣效于原研生物产品的结论。针对假设 17.1 和 17.2 中无效假设界值的统计量以及相应分布和置信区间的推导需要进一步研究。然而，置换法（permutation）和 bootstrap 方法也可以用来经验性地寻找检验统计量的分布和相应的置信区间。

17.3.3   可替换性标准

如 Chow（2013）所指出的，根据 BPCI 法案的定义，生物类似药的生物相似性和可替换性有着明确的区分。生物相似性评价着重于 T（试验产品）和 R（参照产品）的比较。然而，可替换性是指多个 T 和 R 之间的比较（相对风险）。在最近 FDA 针对生物类似药的指南草案中，没有提及药物的可替换性以及可替换性的评价标准。基于小分子药物产品的以往经验，药物的可替换性（根据药物处方可选择性和药物可转换性概念）被认为与药物和个体间的交互作用引起的变异有关。然而，可替换性的标准应当基于药物与个体间交互作用引起的变异，还是以个体内变异校正后的药物与个体间交互作用引起的变异，尚不清楚。与小分子药物产品不同，BPCI 法案根据交替和转换的概念，对药物可替换性给出了明确的定义（参见第 11 章）。

对于生物类似药产品的可替换性，目前的问题包括：①根据交替和转换的概念，BPCI 法案中所给出的关于药物可替换性的定义和解释；②可替换性的标准；③适当的研究设计和有效的数据分析统计方法。如 BPCI 法案所述，可替换性指期望在任何给定患者身上获得相同的临床结果，这可以解释为，对于每一个患者可以预期获得相同的临床结果。在现实中，如果一个患者从使用一种药品转换到另一种药品后产生了不良反应记录，是可以提起诉讼的。Chow（2013）将可替换性解释为：确保在任何给定的患者身上产生相同的临床结果。如果这一解释被 FDA 接受，那么可以根据变异或 CV 来制定可替换性的标准。

17.3.4　可比性标准

可比性检验的概念涉及：①制造过程的确认；②制造过程间的可比性检验。

工艺验证的主要目的是提供书面证据，以证明制造过程确实可靠地表明了它的意图。为了达到这一预期，通常会制订一个验证方案。验证方案应包括：①制造过程的关键阶段；②在每个关键阶段使用的设备；③可能的问题；④将要执行的检验；⑤抽样计划；⑥检验计划；⑦判定准则；⑧相关的信息；⑨用作参考的检验或规范；⑩验证总结。当在制造过程中观察到问题时，关键是找出问题发生在哪个阶段以便纠正它，并使制造过程可以实现它的设计意图。

对于生物类似药产品与其参比产品制造过程的可比性检验，需要确定制造过程中关键阶段的关键质量属性。由于制造过程的任何关键阶段都可能发生小的改变或变化，这可能导致临床结果的剧烈变化，因此，建议对生产过程中关乎质量保证/控制的变异来源和可能的原因给予识别、消除和（或）控制。在实践中，变异的来源可分为：①可预期且可控的；②可预期但不可控的；③不可预期但可控的；④不可预期且不可控的。对于那些可预期和（或）可控的关键质量属性，必须针对质量保证/控制的统计程序制定更严格的标准。一旦过程失去控制（即超出内部质量保证/控制规范要求），必须采取适当的行动以减少或控制变异，提升质量。应尽可能检查变异对临床结果的影响。

17.3.5　确定非劣效界值

如第 7 章所述，非劣效性检验包括等效性检验和优效性检验（统计优效和临床优效）。因此，非劣效性可以被认为是单侧的等效性。因此，非劣效界值与等效界值相同。在临床研究中，确定等效界值或非劣效界值是至关重要的，且极具争议性。

经过一系列内部讨论，FDA 发布了一份关于非劣效性临床试验的指南草案，目前正在征求意见（FDA，2010）。该指南草案基本上由四部分组成，分别是：①对使用非劣效性研究确证新药有效性的相关法规、研究设计、科学和统计问题进行一般性讨论；②关于非劣效性研究中确定非劣效界值的定量分析和统计方法的一些细节问题；③一些常见问题的问答；④确定非劣效界值以及进行非劣效性研究的五个成功或不成功的案例。

原则上，2010 年的 FDA 指南草案与 ICH E10 指导原则非常相似。不过，2010 年的 FDA 指南草案针对有关研究设计和统计问题的论述更为详细。例如，2010 年的 FDA 指南草案定义了两个非劣效界值，命名为 M_1 和 M_2。M_1 定义为在非劣效性研究中阳性对照所预期呈现的全部效应；M_2 是试验药物与阳性对照相比，临床上可以接受的最大差异（劣效的程度）。如 2010 年的 FDA 指南草案所述，M_1 基于以下估计：①来自历史经验的阳性对照药物治疗效应的估计；②阳性对照药物当前疗效与既往疗效相似的可能性评估（不变性假设）；③非劣效性试验的质量评价，特别是寻找会减少阳性对照和新药之间差异的缺陷。另一方面，M_2 是一种临床判断，永远不大于 M_1，即使对于疗效很小的阳性对照药物，临床判断可能会认为较大的差异在临床上并不重要。排除阳性对照与试验药物之间的差异大于 M_1 的研究结果，是支持有效性结论的关键发现。

正如指南草案所说明的，本质上有两种不同的方法来分析非劣效性研究：一种是固定界值法（或称两个置信区间法），另一种是综合法。在固定界值法中，界值 M_1 是依据先前完成的研究中阳性对照的有效性结果获得的估计值，并针对试验环境的变化作出必要的调整。然后，非劣效界值就预先设定了，它通常会选择小于 M_1 的界值（例如 M_2）。综合法结合（或综合）了非劣效性临床试验中相对于对照治疗的治疗效应估计以及历史试验研究结果 meta 分析的对照治疗效应估计。如果在非劣效性试验中使用安慰剂，则这一方法将两种数据视为来自同一随机试验，以估计安慰剂效应。

17.3.6　生物等效性桥接试验

仿制药对于发展中国家人民的健康和福利至关重要。例如，在有些国家，仿制药实际上占处方总数的 70% 以上。为了确保仿制药的有效性、安全性和质量，仿制药的审批是发展中国家监管部门的一项非常重要的任务。然而，这些国家的仿制药要么来自国外，要么来自本国的企业。因此，仿制药的审批是发展中国家的监管部门必须面对的一个非常复杂且具有挑战性的问题。

在这一小节中，我们会描述发展中国家批准仿制药经常遇到的情况之一。在下文中，新地区将被用作发展中国家的通用代名称。假设由于创新药的价格或新地区的市场规模等原因，诞生于原地区的创新药产品在新地区没有上市。创新药专利在原地区到期后，原地区生产的仿制药被原地区监管部门批准上市。然而，由于其负担能力，原地区的这一仿制药在新地区被监管部门引进并批准上市。另一份由当地企业制造的创新药仿制产品正寻求在新地区批准上市。然而，两个仿制药之间的等效性并不代表着本地仿制药与原研创新药之间的生物等效性（Chow and Liu，1997；Fleming，2000）。因此，为了确保本地仿制药的有效性和安全性，新地区的监管部门可能仍然要求本地仿制药和原研创新药之间的平均生物等效性证据，尽管后者在新地区并未应用。

因为来自原地区的仿制药已被原地区和新地区审查批准，依据 ICH E5 指导原则针对国外数据可接受性的人种因素所提出的桥接概念，可以利用原地区生物等效性研究所提供的数据，评估新地区的本地仿制药与原地区原研创新药之间的平均生物等效性。这个问题被称为桥接生物等效性问题，原地区的原研创新药称为原创参照药物。假设进行本地的生物等效性研究，对本地仿制药与原地区仿制药进行比较。在这个本地生物等效性研究中，原地区的仿制药被当作参照药物。另一方面，原地区的仿制药在原地区进行的生物等效性研究中是试验药物。作为结果，本地企业在新地区制造的仿制药相对于原地区原创药物的平均生物等效性，可以通过原地区的仿制药获得评估。因此，在新地区完成的本地生物等效性研究被称为桥接生物等效性研究（bridging bioequivalence study，BBES）。在新地区由本地企业生产的仿制药被称为试验药物，原地区的仿制药被称为桥接参照药物。我们还将在原地区进行的比较桥接参照药物与原研参照药物生物等效性的研究称为原初生物等效性研究（original bioequivalence study，OBES）。为了避免偏倚，非常关键的是，两个生物等效性研究应具有相同的纳入/排除标准、相同的研究设计、相同的采样时间点，并且每个采样时间点的采血量相同，以及最重要的是，活性成分血浆浓度检测的分析程序相同。

针对在国外进行的生物相似性研究的评估，建议考虑桥接生物等效性研究的设想。

17.3.7　使用生物标志物的生物等效性评估

对于一些药品，FDA 指出：体外溶出试验可以比较药品间的溶出特征，从而作为体内生物等效性试验的替代试验。在某些情况下，如果两种药物的溶出特征相似，则它们的药物吸收特征可以被认为是相似的。这些药品包括：①1962 年以前划分为 "AA" 类的药品；②低给药浓度规格药品；③剂量增加和上市后变更药品；④证明了体内与体外相关性的药品（Chow and Shao，2002）。基于这一思路，Chow 等（2004）提出使用基因组数据评估生物等效性。换言之，假设 PK 参数和基因组数据之间存在良好的相关关系，如果两种药品的基因组图谱相似，那么它们的药物吸收特征就相似。这一概念在建立生物等效性方面是有用的，特别是当一种新的（或改进的）药物以一种无专利保护的原研药为参比进行验证，而且这种方式被监管部门所接受的时候。

设 x 为 PK 响应指标的基因组预测。通常，x 是基因组数据［例如基因标记、DNA 序列、mRNA 转录谱、连锁和物理图谱、基因定位和数量性状位点（quantitative trait loci，QTL）定位］的一个函数。Chow 等（2004）试图在生物等效性评价中，以基因组预测 x 作为 PK 响应指标的替代终点。更具体地说，如果我们能用 x 代替 PK 响应指标来证明两种药物产品之间的生物等效性，但设计了与 PK 数据同样的统计检验，那么我们是否可以在没有生物利用度/生物等效性研究的情况下说明这两种药物之间的生物等效性呢？如果 x 可以完美预测 PK 响应指标，答案是肯定的。然而在实践中，由于存在变异性、模型设置错误和（或）缺失重要的基因变量，基因组预测通常是不完美的。Chow 等（2004）的想法是评价基因组预测和 PK 响应指标的分布差异对生物等效性评价的影响。对于 ABE，推导出了可接受的差异极限，如果差值在可接受范围内，则可以使用基因组预测来评估 ABE。对于 PBE 和 IBE，Chow 等（2004）设计了在某些预定范围内，针对预测偏倚和变异差异的敏感性分析。

同样，在特定假设下，我们可以用生物标志物数据评价生物相似性。

17.3.8　逐步递进法与证据链完备性

逐步递进法的概念是容易理解的。然而，"逐步递进法" 一词很容易被误认为是统计中的 "逐步回归"。因此，建议将 "逐步递进法" 改为 "循序渐进法"，以澄清混淆。

循序渐进法主要是针对生物相似性证据的证明过程而提出的，是为了达到所需的证据链完备性对整体 I 型错误进行控制。在实践中，不同步骤中获得的证据其临床重要性的权重可能不同，它可能达到或未达到统计学意义。此外，循序渐进法测试程序的顺序可能会对最终测试结果产生影响。另外，变量的多重性可能会影响 I 型错误率，这需要澄清。在每个步骤，需要计算 "残余不确定度"，这对于说明生物相似性的可靠性仍然是需要的。在这一系列步骤的最后，指南草案提及了临床研究，从而使我们留下这样的印象：只有在评估了之前的步骤（包括结构分析、功能分析和动物研究）之后，仍然存在 "残余的不确定性"时，临床研究和数据才是必需的。另一方面，BPCI 法案要求以非序贯的方式完成"一个或多个足以证明安全性、纯度和效价的临床研究（包括免疫原性和 PK/PD 的评估）"。澄清有歧义的解释是很重要的。

证据链完备性的概念实际上是贯穿不同领域的整体生物相似性。FDA 似乎建议相似性验证应该贯穿不同的领域。然而，不同领域中相似性的程度可能会对临床结果（例如安全性和有效性）产生不同程度的影响。因此，建议针对不同领域的生物等效性验证，考虑采用不同的标准。所以，不同领域中生物相似性的标准和程度将对整体相似性的证据链完备性产生影响。Chow 等（2011）提出了一种基于重现概率的总体相似性指数，它对于实现生物相似性评估的证据链完备性是有帮助的。但是，关于不同功能区域或领域生物相似性评价标准的选择以及不同领域中不同评价权重的问题尚待解决。

17.3.9　制造过程中的污染

实践中，制造过程中细胞培养的病毒污染是可能发生的。病毒污染可能增加安全隐患。它通常始于重组传代细胞系的出现，这种细胞系无限复制，并可以在大型生物反应器中培养。传代细胞系来源于肿瘤。一些传代细胞系产生大量内源性反转录病毒样颗粒。传代细胞系支持了某些可能污染细胞培养过程的病毒复制和扩增。在制造过程中病毒污染的一个典型例子是最近发生在 Genzyme 公司的事件，简要描述如下。

据《波士顿环球报》2009 年 6 月 17 日报道，该州最大的生物科技公司 Genzyme 公司在其 Allston 工厂的生产设备中发现病毒后，由于罕见的基因异常，已停止生产两种药物（Cerezyme 和 Fabrazyme）。Cerezyme 用于治疗戈谢病，这是一种酶缺乏性疾病，脂肪会堆积于脾、肝、肺、骨髓，并且有时会堆积在大脑。它可以引起瘀伤、器官扩大、肺和肾脏疾病。Fabrazyme 用于治疗法布里病，该病由于酶的缺失或缺陷阻碍了人体对油质、蜡质和脂肪的分解，导致脂肪酸在眼、肾以及神经系统和心血管系统堆积。

这些药物在全世界有 8000 人使用，每年每人花费约 200 000 美元。使用这些酶替代药物治疗的疾病是罕见的。例如，世界范围内有 5500 人依赖 Genzyme 公司最畅销的药物 Cerezyme，而有 2500 人使用 Fabrazyme。Fabrazyme 可治疗阻碍人体分解油质和脂肪进而导致其在眼和肾堆积的法布里病。由于工厂的关闭，戈谢病患者会缺失一两次治疗，而服用 Fabrazyme 的患者可能要跳过四次治疗。患者通常每两周静脉注射一次药物。缺失的治疗剂量不会引起严重的健康问题，因为大多数患者体内的脂肪物质已经被清除，并且多次治疗缺失后脂肪物质才会重现于体内。

自从 FDA 对 Allston 工厂的检查发现"生产许可的治疗药品、原料药和药物成分的过程明显偏离了生产质量管理规范"，Genzyme 公司在 Allston 工厂检出病毒后，已花了很多精力重新立足。联邦监管机构警告医生，寻找使用 Genzyme 公司生产的五种药物治疗罕见遗传疾病的患者，包括 Cerezyme 和 Fabrazyme 这两种去年夏天在 Allston 工厂因检测到病毒污染而被限制的药物。这五种药物约占 Genzyme 公司 46 亿美元年销售额的一半。此外，Genzyme 公司收到 FDA 的判决书，包括了 1.75 亿美元的前期追缴费。

自 Genzyme 事件后，WHO 修改了关于细胞基质的指南。越来越多的生物技术公司开始建立和执行病毒防控流程（viral process barriers）（见图 17.2）并认识到应急准备的重要性。此外，多种新的病毒检测和鉴别方法研发成功并得以实际应用。相比以往，生物技术公司对病毒污染持更开放的态度。但污染事件数据库的共享尚仅限于企业内部。

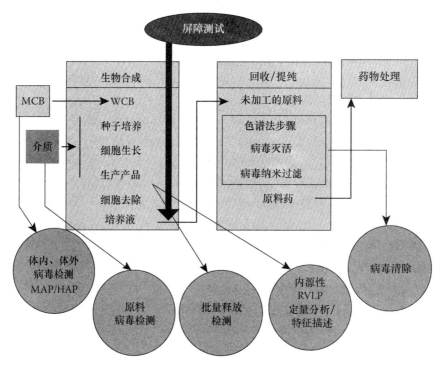

图 17.2　病毒过程屏障（转载自演示幻灯片 M. E. Wiebe，Quantum Consulting，Red-wood City，CA.）

＊译者注：MAP，Mouse antibody production test，小鼠抗体生成实验；HAP，Hamster antibody production test，仓鼠抗体生成实验；RVLP，Retrovirus－like Particles，反转录病毒样粒子。

17.3.10　生物相似性的 meta 分析

正如第 1 章所述，除非 FDA 确认在生物等效性研究中仿制药与专利药同样出色，否则没有仿制药会被同意投入生产。当一个仿制药声称与专利药生物等效，则假定它们将达到相同的治疗效果，或者它们的治疗等效。只有在基本生物等效性假设下，这种说法才是正确的。假如已经说明了一个仿制药与专利药生物等效，则在很多情况下，患者可以从专利药切换到它的仿制药。对于医生和患者来说，一个有趣的问题是，专利药及其仿制药是否可以互换使用，尤其是当同一种创新药有多种仿制药可供选择，而且仿制药之间的竞争异常激烈的时候。基于 BPCI 法案的陈述，关于生物类似药和专利药可替换性的相同问题被提出，只是语境不同。

随着越来越多的仿制药出现，患者很可能从一种仿制药转换到另一种，所以仿制药的质量、安全性和有效性已经成为公众关注的问题。这种情况在只有廉价仿制品的发展中国家更为显著。就结合与膨化、涂层与着色而言，仿制药物的非活性成分并不完全相同，而且版本间也可能有所不同，所以关于仿制药的质量、安全性和有效性存在巨大争议。目前FDA 的指南和世界各地许多监管机构只要求提供仿制药与专利药平均生物利用度等效的证据，并未要求提供仿制药与专利药的生物等效性证据。因此，专利药及其仿制药是否可以互换使用已成为一个安全问题。为了解决这个问题，Chow 和 Liu（1997）提出了基于平均生物等效性的生物等效性评价的 meta 分析。meta 分析的设想是基于独立生物等效性试验（或提交资料）数据，以提供仿制药生物等效性的概述。其目的不仅是评估同一专利药的仿制药间的生物等效性，还提供了一种工具来监测已批准的同一专利药的仿制药的性能。在 Chow 和 Liu 的方法中，对个体内和个体间变异作出了相当严格而且强大的假设，这限制了它的实际应用。为了克服这个问题，Chow 和 Shao（1999）提出了一种替代的分析方法，放宽了假设。当个体间变异不太大的时候，推荐的备选 meta 分析方法提高了统计效能。

请注意，由于可替换性的交替和转换概念涉及参比药（R）和多个生物类似药（即多个已被证明与参比药高度相似的 T），针对小分子生物等效性分析的 meta 分析的概念可以适用于生物类似药的可替换性（interchangeability）。基于已获批准的生物类似药产品数据的 meta 分析有助于监管机构监控生物类似药产品与其参照药品之间交替和（或）转换应用的潜在风险。

17.3.11　特征分析

自从 4.2.3 节中描述的 bootstrap 程序被 FDA 推荐，其受到了广泛的关注和批评。主要的批评意见如下。

首先，这一过程的统计性质尚不清晰。这包括两个方面。其一，FDA 指南草案对于用以描述特征数据的统计学模型并未给出明确的定义。此外，即使在适当的统计模型下，bootstrap 过程的统计性质仍然未知。更具体地说，尚不清楚 bootstrap 样本均值是否为 $E(rd)$ 的一致估计。因此，bootstrap 样本的第 95 百分位数可能不是 $E(rd)$ 的 95% 置信区间上限。这些问题并未在 FDA 指南草案中说明。

其次，没有就生物等效性/生物相似性研究的通过或失败给出标准。这是大多数研究者/科学家在实践中感到困惑的问题。在依据 FDA 指南草案完成了有效的临床试验以及适当的统计分析后，申办者仍然不知道其产品是否通过了生物等效性/相似性测试。这是上述第一点的直接结果（即所推荐的 bootstrap 过程的统计特性是未知的）。

最后，采用不同随机数生成方案的模拟研究可能产生彼此矛盾的结果。这有可能使一个好产品在生物等效性/生物相似性验证中失败，仅仅是因为运气不好。这也有可能使一个坏产品通过随机数生成方案的"适当"选择而在生物等效性/生物相似性验证中获得成功。因此，研究者和科学家们倾向于更多地依赖对两种产品的描述性统计分析以替代 bootstrap 过程，评估其生物等效性/生物相似性。FDA 所推荐采用的 bootstrap 过程并未呈现其应有的可靠性。

因此，对特征分析的进一步研究成为实践中关心的问题。更具体地说，感兴趣的问题包括：①应该用什么统计模型来描述特征数据？②FDA 所定义的 $E(rd)$ 是确定试验产品和参照药品之间生物等效性的一个很好的参数吗？（我们能够分别定义试验-对照间距离和对照-对照间变异吗？）③基于适当的模型、参数和生物等效性标准，在体外生物等效性研究中，我们应该采用怎样的界值以判断两种产品的生物等效性/生物相似性？

17.4　结语

对于小分子药物的生物等效性评价，我们认为如果主要 PK 参数的均数比（以% 表示）完全在等效性界值（80%，125%）之内，则可以认为试验药物与参比（创新）药品生物等效。这个通用准则只关注平均生物利用度，而忽略了变异的异质性。因此，对于生物等效性评价，它不是合乎科学的/统计学合理的。在实践中，由于生物类似药是可变的，并对环境的微小变化敏感，故而建议提出可以考虑变异的异质性的适当标准。

在 FDA 公开听证会上，常见的问题是："何等程度的相似将被认定为相似？"以及"如何测量相似性程度并将其转化为临床结果（例如安全性和有效性）？"对于已经验证与原研药生物相似的生物类似药或生物仿制药来说，这些问题与其可替换性密切相关。对于化学药品的生物等效性评价，通常考虑采用交叉设计，但不包括半衰期较长的药品。由于大多数生物类似药产品有比较长的半衰期，故而应考虑采用平行组设计。然而，平行组设计不能提供针对个体内、个体间以及个体和制剂间的交互作用等变异成分的独立估计。因此，这是采用平行组设计评价生物类似药的一个重大挑战。由于与产品的特性有关，虽然欧盟 EMA 基于概念文件已经发布了一些针对特定产品的指导原则，但由于缺少生物类似药评价的客观标准而受到了批评。针对特定产品的标准似乎提示，应考虑采用灵活的生物相似性标准，并且这个灵活的标准应该根据原研（或参比）药品的变异性和（或）治疗指数进行调整。如前所述，在针对生物类似药的生物相似性和可替换性评价中存在很多不确定性。因此，在存在不确定性的情况下，针对生物相似性和可替换性建立有效且稳健的临床/统计方法学原则是临床科学家和生物统计学家的一大挑战。此外，如何解决在制造过程中的质量和可比性问题是制药学家和生物统计学家面临的另一个挑战。所建议的利用相似性指数（基于重现概率的概念导出）的方法可能是有用的。然而，所建议的生物相似性指数的统计特性需要进一步研究。

虽然 FDA 指南草案已经发布了三稿，以帮助申办者说明生物类似药产品的生物相似性，但是许多科学要素和统计学问题仍然没有答案。此外，尚有许多其他问题，如制造和营销问题需要加以解决（Simoens et al.，2011）。

参考文献

Aitchison, J. and Dunsmore, I.R. (1975). *Statistical Prediction Analysis*. Cambridge University Press, New York.

Anderson, S. and Hauck, W.W. (1990). Consideration of individual bioequivalence. *J. Pharmacokinet. Biopharm.*, 18, 259–273.

Arnold, B. and Groeneveld, R. (1979). Bound on expectations of linear systematic statistics based on dependent samples. *Ann. Statist.*, 7, 220–223.

Berger, R.L. (1982). Multiparametric hypothesis testing and acceptance sampling. *Technometrics*, 24, 295–300.

Boddy, A.W., Snikeris, F.C., Kringle, R.O., Wei, G.C.G., Opperman, J.A., and Midha, K.K. (1995). An approach for widening the bioequivalence limits in the case of highly variable drugs. *Pharm. Res.*, 12, 1865–1868.

Box, G.E.P. and Tiao, G.C. (1973). *Bayesian Inference in Statistical Analysis*. Addison-Wesley, Reading, MA.

Brown, M.B. and Forsythe, A.B. (1974). Robust tests for the equality of variances. *J. Am. Statist. Assoc.*, 69, 364–367.

Carrasco, J.L. and Jover, L. (2003). Assessing individual bioequivalence using structural equation model. *Stat. Med*, 22, 901–912.

Carstenson, J.T., Franchini, M., and Ertel, K. (1992). Statistical approaches to stability protocol design. *J. Pharm. Sci.*, 81, 303–308.

Casella, G. and Berger, R. (2002). *Statistical Inference*, 2nd edn. Duxbury, Pacific Grove, CA.

CBER/FDA. (1993). Points to consider in the characterization of cell lines to produce biologicals. Center for Biologic Evaluation and Research, Food and Drug Administration, Rockville, MD.

CBER/FDA. (1999). *Summary of CBER Considerations on Selected Aspects of Active Controlled Trial Design and Analysis for the Evaluation of Thrombolytics in Acute MI*, Center for Biological Evaluation and Research, Food and Drug Administration, Rockville, MD.

CD. (2003). Commission Directive 2003/63/EC of 25 June 2003 amending Directive 2001/83/EC of the European Parliament and of the Council on the Community code relating to medicinal products for human use. *Off. J. Eur. Union* L 159/46.

Chen, B.L. (2009). CMC issues and regulatory requirements for biosimilars. *Trends Bio/Pharm. Ind.*, 5, 19–26.

Chen, C. (1996). FDA's views on bracketing and matrixing. *EFPIA Symposium: Advanced Topics in Pharmaceutical Stability Testing—Building in the ICH Guideline*, Brussels, Belgium, October 1996.

Chen, K.W., Chow, S.C., and Li, G. (1997). A note on sample size determination for bioequivalence studies with higher-order crossover designs. *J. Pharm. Biopharm.*, 25, 753–765.

Chen, K.W., Li, G., Sun, Y., and Chow, S.C. (1996). A confidence region approach for assessing equivalence in variability of bioavailability. *Biom. J.*, 4, 475–487.

Chen, M.L. (1995). Individual bioequivalence. Invited Presentation at *International Workshop: Statistical and Regulatory Issues on the Assessment of Bioequivalence*, Dusseldorf, Germany, October 19–20, 1995.

Chen, M.L. (1997). Individual bioequivalence—A regulatory update. *J. Biopharm. Stat.*, 7, 5–11.

Chen, M.L., Shah, V., Patnaik, R., Adams, W., Hussain, A., Conner, D., Mehta, M., Malinowski, H., Lazor, J., Huang, S.M., Hare, D., Lesko, L., Sporn, D., and Williams, R. (2001). Bioavailability and bioequivalence: A FDA regulatory overview. *Pharm. Res.*, 18, 1645–1650.

Chinchilli, V.M. and Esinhart, J.D. (1996). Design and analysis of intra-subject variability in cross-over experiments. *Stat. Med.*, 15, 1619–1634.

Chirino, A.J. and Mire-Sluis, A. (2004). Characterizing biological products and assessing comparability following manufacturing changes. *Nat. Biotechnol.*, 22, 1383–1391.

Chiu, S.T., Chen, C., Chow, S.C., and Chi, E. (2013). Assessing biosimilarity using the method of generalized Pivotal quantities. Generics Biosimilars Initiatives to appear.

Chow, S.C. (1988). A new procedure for the estimation of variance components. *Stat. Prob. Lett.*, 6, 349–355.

Chow, S.C. (1992). Statistical design and analysis of stability studies. *Proceedings of the 48th Annual Conference on Applied Statistics*, Atlantic City, NJ, 1992.

Chow, S.C. (1999). Individual bioequivalence-A review of the FDA draft guidance. *Drug Inf. J.*, 33, 435–444.

Chow, S.C. (2007). *Statistical Design and Analysis of Stability Studies*, Chapman and Hall/CRC Press/Taylor & Francis Group, New York.

Chow, S.C. (2010). On Scientific factors of biosimilarity and interchangeability. Presented at *FDA Public Hearing on Approval Pathway for Biosimilar and Interchangeable Biological Products*. Silver Spring, MD, November 2–3, 2010.

Chow, S.C. (2011). Quantitative evaluation of bioequivalence/biosimilarity. *J. Bioequiv. Bioavailab.*, Suppl. 1-002, 1–8, http://dx.doi.org/10.4172/jbbs1-002.

Chow, S.C. (2013). Assessing biosimilarity and drug interchangeability of biosimilar products. *Stat. Med.*, 32, 361–363.

Chow, S.C., Endrenyi, L., and Lachenbruch, P.A. (2013a). Comments on FDA draft guidances on biosimilar products. *Stat. Med.*, 32, 364–369.

Chow, S.C., Endrenyi, L., Lachenbruch, P.A., Yang, L.Y., and Chi, E. (2011). Scientific factors for assessing biosimilarity and drug interchangeability of follow-on biologics. *Biosimilars*, 1, 13–26.

Chow, S.C., Hsieh, T.C., Chi, E., and Yang, J. (2010a). A comparison of moment-based and probability-based criteria for assessment of follow-on biologics. *J. Biopharm. Stat.*, 20, 31–45.

Chow, S.C., Lu, Q., Tse, S.K., and Chi, E. (2010b). Statistical methods for assessment of biosimilarity using biomarker data. *J. Biopharm. Stat.*, 20, 90–105.

Chow, S.C., Shao, J., and Ho, H.C. (2000). Statistical analysis for placebo-challenging design in clinical trials, *Stat. Med.*, 19, 1029–1037.

Chow, S.C., Shao, J., and Li, L. (2004). Assessing bioequivalence using genomic data. *J. Biopharm. Stat.*, 14, 869–880.

Chow, S.C., Shao, J., and Wang, H. (2002). Individual bioequivalence testing under 2×3 crossover designs. *Stat. Med.*, 21, 629–648.

Chow, S.C., Shao, J., and Wang, H. (2008). *Sample Size Calculation in Clinical Research*, 2nd edn., Chapman & Hall/CRC Press/Taylor & Francis Group, New York.

Chow, S.C., Wang, J., Endrenyi, L., and Lachenbruch, P.A. (2013b). Scientific considerations for assessing biosimilar products. *Stat. Med.*, 32, 370–381.

Chow, S.C., Yang, L.Y., Starr, A, and Chiu, S.T. (2013c). Statistical methods for assessing interchangeability of biosimilars. *Stat. Med.*, 32, 442–448.

Chow, S.C. and Chang, M. (2011). *Adaptive Design Methods in Clinical Trials*, 2nd edn., Chapman and Hall/CRC Press/Taylor & Francis Group, New York.

Chow, S.C. and Chiu, S.T. (2013). Sample size and data monitoring for clinical trials with extremely low incidence rate. *Therapeutic Innovation of Regulatory Science,* In press.

Chow, S.C. and Ki, F. (1997). Statistical comparison between dissolution profiles of drug products. *J. Biopharm. Stat.*, 7, 241–258.

Chow, S.C. and Liu, J.P. (1995). *Statistical Design and Analysis in Pharmaceutical Science.* Marcel Dekker, Inc., New York.

Chow, S.C. and Liu, J.P. (1997). Meta-analysis for bioequivalence review. *J. Biopharm. Stat.*, 7, 97–111.

Chow, S.C. and Liu, J.P. (2008). *Design and Analysis of Bioavailability and Bioequivalence Studies*, 3rd edn. Chapman and Hall/CRC Press/Taylor & Francis Group, New York.

Chow, S.C. and Liu, J.P. (2010). Statistical assessment of biosimilar products. *J. Biopharm. Stat.*, 20, 10–30.

Chow, S.C. and Shao, J. (1991). Estimating drug shelf-life with random batches. *Biometrics*, 47, 1071–1079.

Chow, S.C. and Shao, J. (1997). Statistical methods for two-sequence dual crossover designs with incomplete data. *Stat. Med.*, 16, 1031–1039.

Chow, S.C. and Shao, J. (1999). Bioequivalence review for drug interchangeability. *J. Biopharm. Stat.*, 9, 485–497.

Chow, S.C. and Shao, J. (2002a). *Statistics in Drug Research.* Marcel Dekker, Inc., New York.

Chow, S.C. and Shao, J. (2002b). A note on statistical methods for assessing therapeutic equivalence. *Controll. Clin. Trials*, 23, 515–520.

Chow, S.C. and Shao, J. (2006). On non-inferiority margin and statistical test in active control trials. *Stat. Med.*, 25, 1101–1113.

Chow, S.C. and Tse, S.K. (1990). A related problem in bioavailability/bioequivalence studies—Estimation of intrasubject variability with a common CV. *Biomet. J.*, 32, 597–607.

Chow, S.C. and Tse, S.K. (1991). On the estimation of total variability in assay validation. *Stat. Med.*, 10, 1543–1553.

Church, J.D. and Harris, B. (1970). The estimation of reliability from stress–strength relationships. *Technometrics*, 12, 49–54.

Conover, W.J. (1973). Rank tests for one sample, two samples, and k samples without the assumption of a continuous distribution function. *Ann. Stat.*, 1, 1105–1125.

Conover, W.J. (1999). *Practical Nonparametric Statistics*, 3rd edn., Wiley, New York.

Cornell, R.G. (1990). The evaluation of bioequivalence using nonparametric procedures. *Commun. Stat.: Theory Methods*, 19, 4153–4169.

CPMP. (1997). Reduced stability testing plan—Bracketing and matrixing. CPMP/QWP/157/96. London, U.K.

CPMP. (2001). Guideline on comparability of medicinal products containing biotechnology-derived proteins as active substance: Non-clinical and clinical issues. EMEA/CPMP/3097/02/Final8. London, U.K.

Crommelin, D., Bermejo, T., Bissig, M., Damianns, J., Kramer, I., Rambourg, P., Scroccaro, G., Strukelj, B., Tredree, R., and Ronco, C. (2005). Biosimilars, generic versions of the first generation of therapeutic proteins: Do they exist? *Contrib. Nephrol.*, 149, 287–294.

David, H. (1981). *Order Statistics.* Wiley, New York.

David, H. and Nagaraja, H. (2003). *Order Statistics.* John Wiley & Sons, New York.

Davis, G.C., Beals, J.M., Johnson, C., Mayer, M.H., Meiklejohn, B.I., Mitlak, B.H., Roth, J.L., Towns, J.K., and Veenhuizen, M. (2009). Recommendations regarding technical standards for follow-on biologics: Comparability, similarity, interchangeability. *Curr. Med. Res. Opin.*, 25, 1655–1661.

Davit, B.M., Conner, D.P., Fabian-Fritsch, B. et al. (2008). Highly variable drugs: Observations from bioequivalence data submitted to the FDA for new generic drug applications. *AAPS J*, 10, 148–156.

De Weck, A.L. (1974). Low molecular weight antigens. In: *The Antigens*, Vol. 2, Sela, M., Ed. Academic Press, New York, pp. 141–248.

DeWoody, K. and Raghavarao, D. (1997). Some optimal matrix designs in stability studies. *J. Biopharm. Stat.*, 7, 205–213.

Dragalin, V., Fedorov, V., Patterson, S. et al. (2003). Kullback-Leibler divergence for evaluating bioequivalence. *Stat. Med.*, 22, 913–930.

Edwards, W., Lindman, H., and Savage, L.J. (1963). Bayesian statistical inference for psychological research. *Psycol. Rev.*, 70, 193.

EMA. (2001). Note for guidance on the investigation of bioavailability and bioequivalence. The European Medicines Agency Evaluation of Medicines for Human Use. EMEA/EWP/QWP/1401/98, London, U.K.

EMA. (2003a). Note for guidance on comparability of medicinal products containing biotechnology-derived proteins as drug substance—Non clinical and clinical issues. The European Medicines Agency Evaluation of Medicines for Human Use. EMEA/CHMP/3097/02, London, U.K.

EMA. (2003b). Rev. 1 guideline on comparability of medicinal products containing biotechnology-derived proteins as drug substance—Quality issues. The European Medicines Agency Evaluation of Medicines for Human Use. EMEA/CHMP/BWP/3207/00/Rev 1, London, U.K.

EMA. (2006a). Guideline on similar biological medicinal products. The European Medicines Agency Evaluation of Medicines for Human Use. EMEA/CHMP/437/04, London, U.K.

EMA. (2006b). Draft guideline on similar biological medicinal products containing biotechnology-derived proteins as drug substance: Quality issues. The European Medicines Agency Evaluation of Medicines for Human Use. EMEA/CHMP/49348/05, London, U.K.

EMA. (2006c). Draft annex guideline on similar biological medicinal products containing biotechnology-derived proteins as drug substance—Non clinical and clinical issues—Guidance on biosimilar medicinal products containing recombinant erythropoietins. The European Medicines Agency Evaluation of Medicines for Human Use. EMEA/CHMP/94526/05, London, U.K.

EMA. (2006d). Draft annex guideline on similar biological medicinal products containing biotechnology-derived proteins as drug substance—Non clinical and clinical issues—Guidance on biosimilar medicinal products containing recombinant granulocyte-colony stimulating factor. The European Medicines Agency Evaluation of Medicines for Human Use. EMEA/CHMP/31329/05, London, U.K.

EMA. (2006e). Draft annex guideline on similar biological medicinal products containing biotechnology-derived proteins as drug substance—Non-clinical and clinical issues—Guidance on biosimilar medicinal products containing somatropin. The European Medicines Agency Evaluation of Medicines for Human Use. EMEA/CHMP/94528/05, London, U.K.

EMA. (2006f). Draft annex guideline on similar biological medicinal products containing biotechnology-derived proteins as drug substance—Non clinical and clinical issues—Guidance on biosimilar medicinal products containing recombinant human insulin. The European Medicines Agency Evaluation of Medicines for Human Use. EMEA/CHMP/32775/05, London, U.K.

EMA. (2006g). Guideline on the clinical investigating of the pharmacokinetics of therapeutic proteins. The European Medicines Agency Evaluation of Medicines for Human Use. EMEA/CHMP/89249/04, London, U.K.

EMA. (2006h). Guideline on similar biological medicinal products containing biotechnology-derived proteins as active substance: Non-clinical and clinical issues. EMEA/CHMP/BMWP/42832, London, U.K.

EMA. (2007). Guideline on immunogenicity assessment of biotechnology-derived therapeutic proteins. The European Medicines Agency Evaluation of Medicines for Human Use. EMEA/CHMP/MWP/14327/2006, London, U.K.

EMA. (2009a). Guideline on non-clinical and clinical development of similar biological medicinal products containing low-molecular-weight-heparins. EMEA/CHMP/BMWP/118264/2007. London, U.K., 19 March.

EMA. (2009b). Non-clinical and clinical development of similar medicinal products containing recombinant interferon alfa. EMEA/CHMP/BMWP/102046/06, London, U.K.

EMA. (2010a). Draft guideline on similar biological medicinal products containing monoclonal antibodies. EMA/CHMP/BMWP/403543/2010, London, U.K.

EMA. (2010b). Concept paper on similar biological medicinal products containing recombinant follicle stimulation hormone. EMA/CHMP/BMWP/94899/2010, London, U.K.

EMA. (2010c). Guideline on the investigation of bioequivalence. CPMP/EWP/QWP/1401/98 Rev. 1/Corr, London, U.K.

EMA. (2011a). Concept paper on the revision of the guideline on similar biological medicinal product. EMA/CHMP/BMWP/572643, London, U.K.

EMA. (2011b). Concept paper on the revision of the guideline on similar biological medicinal products contain biotechnology-derived proteins as active substance: Quality issues. EMEA/CHMP/BWP/617111, London, U.K.

EMA. (2011c). Concept paper on the revision of the guideline on similar biological medicinal products containing biotechnology-derived proteins as active substance: Non-clinical and clinical issues. EMEA/CHMP/BMWP/572828, London, U.K.

EMA. (2011d). Guideline on similar biological medicinal products containing interferon beta. EMA/CHMP/BMWP/652000/2010, London, U.K.

Endrenyi, L., Chang, C., Chow, S.C., and Tothfalusi, L. (2013). On the interchangeability of biologic drug products. *Stat. Med.*, 32, 434–441.

Endrenyi, L., Fritsch, S., and Wei, Y. (1991). C_{max}/AUC is a clearer measure than C_{max} for absorption rates in investigations of bioequivalence. *Int. J. Clin. Pharm. Ther. Toxicol.*, 29, 394–399.

Endrenyi, L. and Tothfalusi, L. (2009). Regulatory and study conditions for the determination of bioequivalence of highly variable drugs. *J. Pharm. Pharm. Sci.*, 12, 138–149.

Enis, P. and Geisser, S. (1971). Estimation of the probability that Y < X. *J. Am. Stat. Assoc.*, 66, 162–168.

Fairweather, W.R., Lin, T.D., and Kelly, R. (1994). Regulatory and design aspects of complex stability studies. *Proceedings of the Biostatistics Subsection/Clinical Data Management Group of Pharmaceutical Research and Manufacturers of America,* Washington, DC, October 1994.

Fairweather, W.R., Lin, T.D., and Kelly, R. (1995). Regulatory, design, and analysis aspects of complex stability studies. *J. Pharm. Sci.*, 84, 1322–1326.

FDA. (1987). *Guideline for Submitting Documentation for the Stability of Human Drugs and Biologics.* Center for Drugs and Biologics, Office of Drug Research and Review, Food and Drug Administration, Rockville, MD.

FDA. (1988). *Guideline for the Format and Content of the Clinical and Statistical Sections of New Drug Application.* U.S. Food and Drug Administration, Rockville, MD.

FDA. (1992). *Guidance on Statistical Procedures for Bioequivalence Using a Standard Two-treatment Crossover Design.* Division of Bioequivalence, Office of Generic Drugs, Center for Drug Evaluation and Research, U.S. Food and Drug Administration, Rockville, MD.

FDA. (1996). FDA guidance concerning demonstration of comparability of human biological products, including therapeutic biotechnology-derived products, the U.S. Food and Drug Administration, Rockville, MD.

FDA. (1997). Guidance for industry: Dissolution testing of immediate release solid oral dosage forms. The U.S. Food and Drug Administration, Rockville, MD.

FDA. (1998). Data sets of bioequivalence for individual and population bioequivalence. www.fda.gov/cder/bioeuivdata/index.htm.

FDA. (1999). *Guidance for Industry on Nasal Spray and Inhalation Solution, Suspension and Spray Drug Products.* Center for Drug Evaluation and Research, U.S. Food and Drug Administration, Rockville, MD.

FDA. (2001). Guidance on statistical approaches to establishing bioequivalence. Center for Drug Evaluation and Research, the U.S. Food and Drug Administration, Rockville, MD.

FDA. (2002). Guidance for industry—Immunotoxicology evaluation of investigational new drugs. Center for Drug Evaluation and Research, the U.S. Food and Drug Administration, Rockville, MD.

FDA. (2003). Guidance on bioavailability and bioequivalence studies for orally administrated drug products—General considerations. Center for Drug Evaluation and Research, the U.S. Food and Drug Administration, Rockville, MD.

FDA. (2004). *Guidance for Industry—Botanical Drug Products.* The United States Food and Drug Administration, Rockville, MD.

FDA. (2005). Q5E comparability of biotechnological/biological products subject to changes in their manufacturing process. The U.S. Food and Drug Administration, Rockville, MD.

FDA. (2010). Guidance for industry—Non-inferiority clinical trials. Center for Drug Evaluation and Research, Center for Biologics Evaluation and Research, the U.S. Food and Drug Administration, Siler Spring, MD.

FDA. (2012a). Scientific considerations in demonstrating biosimilarity to a reference product. The U.S. Food and Drug Administration, Silver Spring, MD.

FDA. (2012b). Quality considerations in demonstrating biosimilarity to a reference protein product. The U.S. Food and Drug Administration, Silver Spring, MD.

FDA. (2012c). Biosimilars: Questions and answers regarding implementation of the Biologics Price Competition and Innovation Act of 2009. The U.S. Food and Drug Administration, Silver Spring, MD.

Fieller, E. (1954). Some problems in interval estimation. *J. R. Stat. Soc., Series B*, 16, 175–185.

Finney, D.J. (1979). *Statistical Method in Biological Assay*, 3rd edn. Oxford University Press, New York.

Fleming, T.R. (2000). Design and interpretation of equivalence trials. *Am. Heart J.*, 139, S172–S176.

Fox, A. (2010). Biosimilar medicines—New challenges for new class of medicine. *J. Biopharm. Stat.*, 20, 1–9.

GaBI Online. (2012a). Generics and biosimilars initiative. Generics grab 80% share of US market and fill 78% of prescriptions [www.gabionline.net]. Mol, Belgium: Pro Pharma Communications International. www.gabionline.net/Reports/Generics-grab-80-share-of-US-marketand-fill-78-of-prescriptions. Accessed on March 23, 2012.

GaBI Online. (2012b). Generics and Biosimilars Initiative. Biosimilars approved in Europe [www.gabionline.net]. Mol, Belgium: Pro Pharma Communications International. www.gabionline.net/Biosimilars/General/Biosimilars-approved-in-Europe. Accessed on March 23, 2012.

Goodman, S.N. (1992). A common on replication, p-values and evidence. *Stat. Med.*, 11, 875–879.

Gould, A.L. (1995). Group sequential extensions of Standard bioequivalence testing procedure. *J. Pharmacokinet. Biopharm.*, 23, 57–85.

GPhA. (2004). Biopharmaceuticals (follow-on protein products): Scientific considerations for an abbreviated approval pathway. Generic Pharmaceutical Association, December 8, 2004. Docket No. 2004N-0355 Scientific Considerations Related to Developing Follow-on Protein Products, U.S. Food and Drug Administration, Rockville, MD.

Graybill, F. and Wang, C.M. (1980). Confidence intervals on nonnegative linear combinations of variances. *J. Am. Stat. Assoc.*, 75, 869–873.

Gumbel, E.J. (1954). The maxima of the mean largest value and of the range. *Ann. Math. Statist.*, 25, 76–84.

Haidar, S.H., Davit, B.M., Chen, M.L. et al. (2008). Bioequivalence approaches for highly variable drugs and drug products. *Pharm. Res.*, 25, 237–241.

Haidar, S.H., Makhlouf, F., Schuirmann, D.J., Hyslop, T., Davit, B., Conner, D., and Yu, L.X. (2008). Evaluation of a scaling approach for the bioequivalence of highly variable drugs. *AAPS J.*, 10, 450–454.

Hartley, H.O. and David, H.A. (1954). Universal bounds for mean range and extreme observation. *Ann. Math. Statist.*, 25, 85–99.

Hauschke, D., Steinijans, V.W., Diletti, E., and Burke, W. (1992). Sample size determination for bioequivalence assessment using a multiplicative model. *J. Pharmacokinet. Biopharm.*, 20, 557–581.

Hauschke, D., Steinijans, V.W., and Diletti, E. (1990). A distribution-free procedure for the statistical analyses of bioequivalence studies. *Int. J. Clin. Pharmacol. Ther. Toxicol.*, 28, 72–78.

Health Canada. (1992). Guidance for industry: Conduct and analysis of bioavailability and bioequivalence studies—Part A: Oral dosage formulation used for systemic effects. Ottawa, Ontario, Canada.

Health Canada. (2006). *Guidance for Industry, Bioequivalence Requirements: Critical Dose Drugs*. Health Canada, Ottawa, Ontario, Canada.

Health Canada. (2010). Guidance for sponsors: Information and submission requirements for subsequent entry biologics (SEBs). Ottawa, Ontario, Canada.

Health Canada. (2012). Guidance document: Comparative bioavailability standards: Formulations used for systemic effects. Ottawa, Ontario, Canada.

Helboe, P. (1992). New designs for stability testing programs: Matrix or factorial designs. Authorities' viewpoint on the predictive value of such studies. *Drug Inform. J.*, 26, 629–634.

Howe, W.G. (1974). Approximate confidence limits on the mean of X + Y where X and Y are two tabled independent random variables. *J. Am. Stat. Assoc.*, 69, 789–794.

Hsieh, T.C., Chow, S.C., Liu, J.P., Hsiao, C.F., and Chi, E. (2010). Statistical test for evaluation of biosimilarity of follow-on biologics. *J. Biopharm. Stat.*, 20, 20, 75–89.

Hsieh, T.C., Chow, S.C., Yang, L.Y., and Chi, E. (2013). The evaluation of biosimilarity index based on reproducibility probability for assessing follow-on biologics. *Stat. Med.*, 32, 406–414.

Hung, H.M.J., Wang, S.J., Tsong, Y., Lawrence, J., and O'Neil, R.T. (2003). Some fundamental issues with non-inferiority testing in active controlled trials. *Stat. Med.*, 22, 213–225.

Hyslop, T., Hsuan, F., and Holder, K.J. (2000). A small-sample confidence interval approach to assess individual bioequivalence. *Stat. Med.*, 19, 2885–2897.

ICH. (1993). Stability testing of new drug substances and products. *Tripartite International Conference on Harmonization Guideline*, Q1A, Geneva, Switzerland.

ICH. (1996). Q5C guideline on quality of biotechnological products: Stability testing of biotechnological/biological products. Center for Drug Evaluation and Research, Center for Biologics Evaluation and Research, the U.S. Food and Drug Administration, Rockville, MD.

ICH. (1997). Guidance for industry—S6 preclinical safety evaluation of biotechnology-derived pharmaceuticals. Center for Drug Evaluation and Research, Center for Biologics Evaluation and Research, the U.S. Food and Drug Administration, Rockville, MD.

ICH. (1998). E5 guideline on ethnic factors in acceptability of foreign data. *The U.S. Federal Register*, 83, 31790–31796.

ICH. (1999). Q6B guideline on test procedures and acceptance criteria for biotechnological/biological products. Center for Drug Evaluation and Research, Center for Biologics Evaluation and Research, the U.S. Food and Drug Administration, Rockville, MD.

ICH. (2000). Guideline E-10. International Conference on Harmonization Guideline: Guidance on choice of control group and related design and conduct issues in clinical trials. Food and Drug Administration, DHHS, Rockville, MD.

ICH. (2003). Guidance for industry. Q1A(R2) stability testing of new drug substances and products. Center for Drug Evaluation and Research, Center for Biologics Evaluation and Research, the U.S. Food and Drug Administration, Rockville, MD, November 2003.

ICH. (2003). Guidance for industry. Q1D bracketing and matrixing designs for stability testing of new drug substances and products. Center for Drug Evaluation and Research, Center for Biologics Evaluation and Research, the U.S. Food and Drug Administration, Rockville, MD, November 2003.

ICH. (2004). Guidance for industry. Q1E evaluation of stability data. Center for Drug Evaluation and Research, Center for Biologics Evaluation and Research, the U.S. Food and Drug Administration, Rockville, MD, June 2004.

ICH. (2005). Q5E guideline on comparability of biotechnological/biological products subject to changes in their manufacturing process. Center for Drug Evaluation and Research, Center for Biologics Evaluation and Research, the U.S. Food and Drug Administration, Rockville, MD.

Ju, H.L. and Chow, S.C. (1995). On stability designs in drug shelf-life estimation. *J. Biopharm. Stat.*, 5, 210–214.

Kang, S.H. and Chow, S.C. (2013). Statistical assessment of biosimilarity based on relative distance between follow-on biologics. *Stat. Med.*, 32, 382–392.

Karalis, V., Symillides, M., and Macheras, P. (2004). Novel scaled average bioequivalence limits based on GMR and variability considerations. *Pharm. Res.*, 21, 1933–1942.

Karalis, V., Symillides, M., and Macheras, P. (2004). Novel scaled average bioequivalence limits based on GMR and variability considerations. *Pharm. Res.*, 21, 1933–1942.

Kendrick, B.S., Chrimes, G., Cockrill, S.L., Gabrielson, J.P., Arthur, K.K. et al. (2009). Comparability of biotechnological/biological products subject to changes in their manufacturing. *BioPharm Int.*, 22, 32–44.

KFDA. (2011). Korean guidelines on the evaluation of similar biotherapeutic products (SBPs). Korean Food and Drug Administration, South Korea.

Kimber, I., Kerkvliet, N.I., Taylor, S.L., Astwood, J.D., Sarlo, K., and Dearman, R.J. (1999). Toxicology of protein allergenicity: Prediction and characterization. *Toxicol. Sci.*, 48, 157–162.

Korn, E.L., Albert, P.S., and McShane, L.M. (2005). Assessing surrogated as trial endpoints using mixed models, *Stat. Med.*, 24, 163–182.

Kozlowski, S. (2007). FDA policy on follow on biologics. *Proceedings of the Biosimilars 2007*, George Washington University, Washington, DC.

Kuhlmann, M. and Covic, A. (2006). The protein science of biosimilars. *Nephrol. Dial. Transplant.*, 21, Suppl 5: v4–v8.

Lanthier, M., Behrman, R., and Nardinelli, C. (2008). Economic issues with follow-on protein products. *Nat. Rev. Drug Discov.*, 7, 733–737.

Laster, L.L. and Johnson, M.F. (2003). Non-inferiority trials: the 'at least as good as' criterion. *Stat. Med.*, 22, 187–200.

Lee, M.S., Chen, M.C., Liao, Y.C., and Hsiung, A.G. (2007). Identifying potential immunodominant positions and predicting antigenic variants of influenza A/H3N2 viruses. *Vaccine*, 25, 8133–8139.

Lee, M.S. and Chen, M.C. (2004). Predicting antigenic variants of influenza A/H3N2 viruses. *Emerg. Infect. Dis.*, 10, 1385–1390.

Lee, Y., Shao, J., and Chow, S.C. (2004). Modified large-sample confidence intervals for linear combinations of variance components: Extension, theory, and application. *J. Am. Stat. Assoc.*, 99, 467–478.

Lee, Y., Shao, J., Chow, S.C., and Wang, H. (2002). Test for inter-subject and total variabilities under crossover designs. *J. Biopharm. Stat.*, 12, 503–534.

Leeson, L.J. (1995). In vitro/in vivo correlation. *Drug Inform. J.*, 29, 903–915.

Lei, L. and Olson, K. (2010). Evaluating statistical methods to establish clinical similarity of two biologics. *J. Biopharm. Stat.*, 20, 62–74.

Levene, H. (1960). Robust tests for the equality of variances. In: *Contributions to Probability and Statistics*. Olkin, I., Ed. Stanford University Press, Palo Alto, CA, pp. 278–292.

Levy, N.W. (1986). Bioequivalence of Solid oral dosage forms. A presentation to the *U.S. Food and Drug Administration Heaving on Bioequivalence of Solid Oral Dosage Forms*, September 29–October 1, Pharmaceutical Manufacturer Association, Section II, pp. 9–11.

Li, Y., Liu, Q., Wood, P., and Johri, A. (2013). Statistical considerations in biosimilar clinical efficacy trials with asymmetrical margins. *Stat. Med.*, 32, 393–405.

Liang, B.A. (2007). Regulating follow-on biologics. *Harvard J. Legis.*, 44, 363–373.

Liao, J.J.Z. and Darken, P.F. (2013). Comparability of critical quality attributes for establishing biosimilarity. *Stat. Med.*, 32, 462–469.

Liao, J.J.Z and Heyse, J.F. (2011). Biosimilarity for follow-on biologics. *Stat. Biopharm. Res.*, 3, 445–455.

Liao, Y.C., Lee, M.S., Ko, C.Y., and Hsiung, C.A. (2008). Bioinformatics models for predicting variants of influenza A/H3N2 viruses. *Bioinformatics*, 24, 505–512.

Lin, D. (1997). Stability studies at the FDA. PERI Course: Non-Clinical Statistics for Drug Discovery and Development, Arlington, VI, March 1997.

Lin, J.R., Chow, S.C., Chang, C.H., Lin, Y.C., and Liu, J.P. (2013). Application of the parallel line assay to assessment of biosimilar products based on binary endpoints. *Stat. Med.*, 32, 449–461.

Lin, T.D. (1994). Applicability of matrix and bracket approach to stability study design. *Proceedings of the Biopharmaceutical Section of the American Statistical Association*, Alexandria, VA, pp. 142–147.

Lindley, D.V. (1965). *Introduction to Probability and Statistics for a Bayesian Viewpoint, Part II Inference*. Cambridge University Press, Cambridge, U.K.

Liu, J.P. (1998). Statistical evaluation of individual bioequivalence. *Commun. Stat.: Theory Methods*, 27, 1433–1451.

Liu, J.P., Lin, J.R., and Chow, S.C. (2009). Inference on treatment effects for targeted clinical trials under enrichment design. *Pharm. Stat.*, published on line. DOI: 10.1002/pst.364.

Liu, J.P. and Chow, S.C. (1992). On assessment of bioequivalence in variability of bioavailability. *Comm. Stat. Theory Methods*, 21, 2591–2608.

Liu, J.P. and Chow, S.C. (2008). Statistical issues on the diagnostic multivariate index assay and targeted clinical trials, *J. Biopharm. Stat.*, 18, 167–182.

Liu, J.P. and Lin, J.R. (2008). Statistical methods for targeted clinical trials under enrichment design. *J. Formosan Med. Assoc.*, 107, S34–S41.

Liu, J.P. and Weng, C.S. (1992). Estimation of direct formulation effect under lognormal distribution in bioavailability/bioequivalence studies. *Stat. Med.*, 11, 881–896.

Liu, J.P. and Weng, C.S. (1994). Estimation of log-transformation in assessing bioequivalence. *Comm. Stat. Theory Methods*, 23, 421–434.

Liu, J.P. and Weng, C.S. (1995). Bias of two one-sided tests procedures in assessment of bioequivalence. *Stat. Med.*, 14, 853–861.

Liu, J.P., Ma, M.C., and Chow, S.C. (1997). Statistical evaluation of similarity factor f_2 as a criterion for assessment of similarity between dissolution profiles. *Drug Inf. J.*, 31, 1255–1271.

Los, M., Roodhart, J.M., and Voest, E.E. (2007). Target practice: Lessons from phase III trials with bevacizumab and vatalanib in the treatment of advanced colorectal cancer. *Oncologist*, 12, 443–450.

Lu, Q., Chow, S.C., and Tse, S.K. (2007). Statistical quality control process for traditional Chinese medicine with multiple correlative components. *J. Biopharm. Stat.*, 17, 791–808.

Lu, Q., Tse, S.K., Chow, S.C., and Yang, J. (2009). On assessing bioequivalence using genomic data with model misspecification. *J. Biopharm. Stat.*, 19, 571–579.

Ma, M.C., Lin, R.P., and Liu, J.P. (1999). Statistical evaluation of dissolution similarity. *Stat. Sin.*, 9, 1011–1027.

Mann, H.B. and Whitney, D.R. (1947). On a test of whether one or two random variables is stochastically larger than the other. *Ann. Math. Stat.*, 18, 50–60.

Markovic, I. (2007). Chemistry, manufacturing and control issues in production of therapeutic biologic protein products. Presented at *NCI Biological Resources Branch Workshop "Working with FDA: Biological Products and Clinical Development"*. National Cancer Institute, Bethesda, MD.

Markovic, I. (2009). Chemistry, manufacturing and control issues in production of therapeutic biologic protein products. *Proceedings of the Working with FDA: Biological Products and Clinical Development*, Rockville, MD.

McCamish, M. and Woollett, G. (2011). Worldwide experience with biosimilar development. *mAbs*, 3, 209–217.

MHLW. (2009). Guidelines for the quality, safety and efficacy assurance of follow-on biologics (Yakushoku shinsahatu 0304007). Japan.

Moore, J.W. and Flanner, H.H. (1996). Mathematical comparison of curves with an emphasis on dissolution profiles. *Pharm. Technol.*, 20, 64–74.

Morgan, W.A. (1939). A test for the significance of the difference between the two variances in a sample from a normal bivariate population. *Biometrika*, 31, 13–19.

Murphy, J.R. (1996). Uniform matrix stability study designs. *J. Biopharm. Stat.*, 6, 477–494.

Nordbrock, E. (1989). Statistical study design. *Proceedings of the National Stability Discussion Group*; October 1989, Washington, DC.

Nordbrock, E. (1991). Statistical comparison of NDA stability study designs. *Proceedings of the Midwest Biopharmaceutical Statistics Workshop*, Chelsea, MI, May 1991.

Nordbrock, E. (1992). Statistical comparison of stability study designs. *J. Biopharm. Stat.*. 2, 91–113.

Nordbrock, E. (1994a). Computing power details. PERI: Training Course in Non-Clinical Statistics, Dallas, TX, February 1994.

Nordbrock, E. (1994b). Design and analysis of stability studies. *Proceedings of the Biopharmaceutical Section of the American Statistical Association*, Alexandria, VA, pp. 291–294.

Nordbrock, E. (1994c). Statistically designed stability studies, an industry perspective. *Proceedings of the Biostatistics Subsection/Clinical Data Management Group of Pharmaceutical Research and Manufacturers of America*, Washington, DC, October 1994.

Nordbrock, E. (2003). Stability matrix designs. In *Encyclopedia of Biopharmaceutical Statistics*, 2nd Edn., Ed. Chow, S.C., Marcel Dekker, Inc., New York, pp. 934–939.

Nordbrock, E. (2009). Use of statistics to establish a stability trend: Matrixing. In: *Pharmaceutical Testing to Support Global Markets*. Kim Kuynh-Ba Ed. Springer, New York, 2009.

Nordbrock, E. and Valvani, S. (1995). PhRMA Stability Working Group. In: *Guideline for Matrix Designs of Drug Product Stability Protocols*, January 1995.

Owen, D.B. (1965). A special case of a noncentral *t* distribution. *Biometrika*, 52, 437–446.

Papadatos, N. (1995). Maximum variance of order statistics. *Ann. Inst. Stat. Math*, 47, 185–193.

Patel, H.I. (1994). Dose-response in pharmacokinetics. *Comm. Stat. Theory Methods*, 23, 451–465.

Phillips, K.F. (1990). Power of the two one-sided tests procedure in bioequivalence. *J. Pharm. Biopharm.*, 18, 137–144.

Phillips, K.F. (2003). A new test of non-inferiority for anti-infective trials. *Stat. Med.*, 22, 201–212.

PIC/S. (2009). *Guide to Good Manufacturing Practice for Switzerland Annexes*. Pharmaceutical Inspection Convention Pharmaceutical Inspection Co-operation Scheme, Geneva, Switzerland.

Pitman, E.J.G. (1939). A note on normal correlation. *Biometrika*, 31, 9–12.

Pocock, S.J. (1983). *Clinical Trials—A Practical Approach*. John Wiley & Sons, New York.

Pong, A. and Raghavarao, D. (2000). Comparison of bracketing and matrixing designs for a two-year stability study, *J. Biopharm. Stat.*, 10, 217–228.

Quan, H. and Shih, W.J. (1996). Assessing reproducibility by the within-subject coefficient of variation with random effects models. *Biometrics*, 52, 1195–1203.

Raines, L.J. (2002). Bad medicine: Why the generic drug regulatory paradigm is inapplicable to biotechnology products. *Biolaw. Bus.*, 5, 6–13.

Rodda, B.E. and Davis, R.L. (1980). Determining the probability of an important difference in bioavailability. *Clin. Pharmacol. Ther.*, 28, 247–252.

Roger, S.D. (2006). Biosimilars: How similar or dissimilar are they? *Nephrology*, 11, 341–346.

Roger, S.D. and Mikhail, A. (2007). Biosimilars: Opportunity or cause for concern? *J. Pharm. Sci.*, 10, 405–410.

Sargent, D.F., Wieand, S., Haller, D.G. et al. (2005). Disease-free survival versus overall survival as a primary end point for adjuvant colon cancer studies. *J. Clin. Oncol.*, 23, 8864–8670.

Schall, R. and Luus, H.G. (1993). On population and individual bioequivalence. *Stat. Med.*, 12, 1109–1124.

Schellekens, H. (2003). Relationship between biopharmaceutical immunogenicity of epoetin alfa and pure red cell aplasia. *Curr. Med. Res. Opin.*, 19, 433–434.

Schellekens, H. (2004). How similar do 'biosimilar' need to be? *Nat. Biotechnol.*, 22, 1357–1359.

Schellekens, H. (2005). Follow-on biologics: Challenges of the "next generation." *Nephrol. Dial. Transplant.*, 20(Suppl 4), 31–36.

Schuirmann, D.J. (1981). On hypothesis testing to determine if the mean of a normal distribution is continued in a known interval. *Biometrics*, 37, 617.

Schuirmann, D.J. (1987). A comparison of the two one-sided tests procedure and the power approach for assessing the equivalence of average bioavailability. *J. Pharmacokinet. Biopharm.*, 15, 657–680.

Serfling, R.J. (1980). *Approximation Theorems of Mathematical Statistics*, John Wiley, New York.

Shah, V.P., Tsong, Y., Sathe, P., and Liu, J.P. (1998). In Vitro dissolution profile comparison—Statistics and analysis of the similarity factor f_2. *Pharm. Res.*, 15, 889–896.

Shah, V.P., Yacobi, A., Barr, W.H. et al. (1996). Evaluation of orally administered highly variable drugs and drug formulations. *Pharm. Res.*, 13, 1590–1594.

Shao, J. and Chen, L. (1997). Prediction bounds for random shelf-lives. *Stat. Med.*, 16, 1167–1173.

Shao, J. and Chow, S.C. (1994). Statistical inference in stability analysis. *Biometrics*, 50, 753–763.

Shao, J. and Chow, S.C. (2002). Reproducibility probability in clinical trials. *Stat. Med.*, 21, 17727–1742.

Simoens, S., Verbeken, G., and Huys, I. (2011). Market access of biosimilars: Not only a cost issue. *Oncologie*, 13(5), 218–221.

Suh, S.K. and Park, Y. (2011). Regulatory guideline for biosimilar products in Korea. *Biologicals*, 39, 336–338.

SUPAC-IR. (1995). *The United States Food and Drug Administration Guideline Immediate Release Solid Oral Dosage Forms: Scale-Up and Postapproval Changes: Chemistry, Manufacturing, and Controls, In Vitro Dissolution Testing, and In Vivo Bioequivalence Documentation.* Rockville, MD.

Ting, N., Burdick, R.K., Graybill, F.A., Jeyaratnam, S., and Lu, T.-F.C. (1990). Confidence intervals on linear combinations of variance components that are unrestricted in sign. *J. Stat. Comput. Simul.*, 35, 135–143.

Torti, F. (2008). FDA response to house subcommittee on health. Letter to the House on biosimilar issues. FDA, Rockville, MD, September 2008.

Tothfalusi, L., Endrenyi, L., and Arieta, A.G. (2009). Evaluation of bioequivalence for highly variable drugs with scaled average bioequivalence. *Clin. Pharmacokinet.*, 48, 725–743.

Tothfalusi, L., Endrenyi, L., Midha, K.K., Rawson, M.J., and Hubbard, J.W. (2001). Evaluation of the bioequivalence of highly variable drugs and drug products. *Pharm. Res.*, 18, 728–733.

Tothfalusi, L., Speidl, S., and Endrenyi, L. (2008). Exposure-response analysis reveals that clinically important toxicity difference can exist between bioequivalent carbamazepine tablets. *Br. J. Clin. Pharmacol.*, 65, 110–122.

Tothfalusi, L. and Endrenyi, L. (2003). Limits for the scaled average bioequivalence of highly variable drugs and drug products. *Pharm. Res.*, 20, 382–389.

Tse, S.K., Chang, J.Y., Su, W.L., Chow, S.C., Hsiung, C., and Lu, Q. (2006). Statistical quality control process for traditional Chinese medicine. *J. Biopharm. Stat.*, 16, 861–874.

Tsong, Y., Chen, W.J., and Chen, C.W. (2008). ANCOVA approach for shelf life analysis of stability study of multiple factor designs. *J. Biopharm. Stat.*, 13, 375–393.

Tsong, Y., Higgins, K., Wang, S.J., and Hung, H.M.J. (1999). An overview of equivalence testing—CDER reviewers' perspective. *Proceedings of the Biopharmaceutical Section of American Statistical Association*, Alexandria, VA, pp. 214–219.

Tsou, H.H., Chien, T.Y., Liu, J.P., and Hsiao, C.F. (2011). A consistency approach to evaluation of bridging studies and multiregional trials. *Stat. Med.*, 30, 2171–2186.

USP/NF XXI. (2000). *United States Pharmacopeia 24 and National Formulary 19.* United States Pharmacopeial Convention, Inc., Rockville, MD.

Wang, J. and Chow, S.C. (2012). On regulatory approval pathway of biosimilar products. *Pharmaceuticals*, 5, 353–368.

Wang, Y.M. and Chow, A.T. (2010). Development of biosimilars—Pharmacokinetic and pharmacodynamic considerations. *J. Biopharm. Stat.*, 20, 46–61.

Webber, K.O. (2007). Biosimilars: Are we there yet? *Proceedings of the Biosimilars 2007*, George Washington University, Washington, DC.

WHO. (1992). World Health Organization technical report series, No. 822. Geneva, Switzerland.

WHO. (2005). World Health Organization draft revision on multisource (generic) pharmaceutical products: Guidelines on registration requirements to establish interchangeability. Geneva, Switzerland.

WHO. (2009). Guidelines on evaluation of similar biotherapeutic products (SBPs). Geneva, Switzerland.

WHO. (2010). Guideline for the production and control of specified starting materials. Geneva, Switzerland.

Wilcoxon, F. (1945). Individual comparisons by ranking methods. *Biometrics*, 1, 80–83.

Wolff, R. (2011). CMC requirements for biological products. *Proceedings of the Workshop Sponsored by Korean Food and Drug Administration*, Seoul, South Korea, June 1, 2011.

Woodcock, J. (2007). The FDA's assessment of follow-on protein products: A historical perspective. *Nat. Rev. Drug Discov.*, 6, 437–442.

Woodcock, J., Griffin, J., Behrman, R. et al. (2007). The FDA's assessment of follow-on protein products: A historical perspective. *Nat. Rev. Drug Discov.*, 6, 437–442.

Yang, J., Zhang, N., Chow, S.C., and Chi, E. (2013). An extended F-test for heterogeneity of variability in follow-on biological products. *Stat. Med.*, 32, 415–423.

Zhang, N., Yang, J., Chow, S.C., Endrenyi, L., and Chi, E. (2013). Impact of variability on the choice of biosimilarity limits in assessing follow-on biologics. *Stat. Med.*, 32, 424–433.